AF544615

rüffer & rub cares

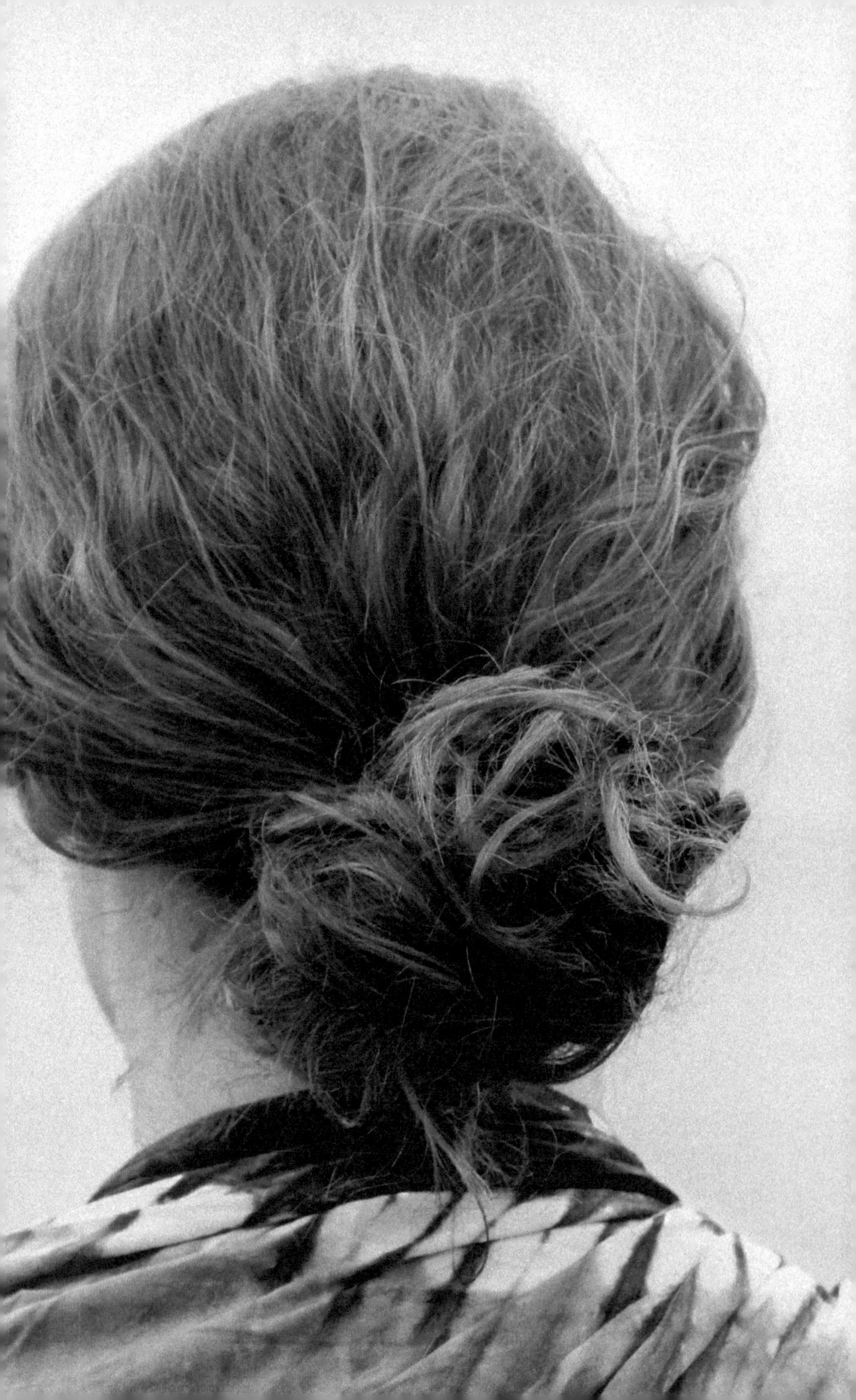

Margrit Dobler

Mitten im Leben und dement

Fronto-
temporale
Demenz
verstehen

Der rüffer & rub Sachbuchverlag wird vom Bundesamt für Kultur mit einem Strukturbeitrag für die Jahre 2021–2025 unterstützt.

Erste Auflage Herbst 2024

info@ruefferundrub.ch | www.ruefferundrub.ch

Umschlag, Kapitelseiten: © Tyler McRobert | unsplash.com

Schrift: GT Sectra
Druck und Bindung: GRASPO CZ, a.s.
Papier: Munken print white, 90 g/m², 1.5

ISBN 978-3-907351-31-4

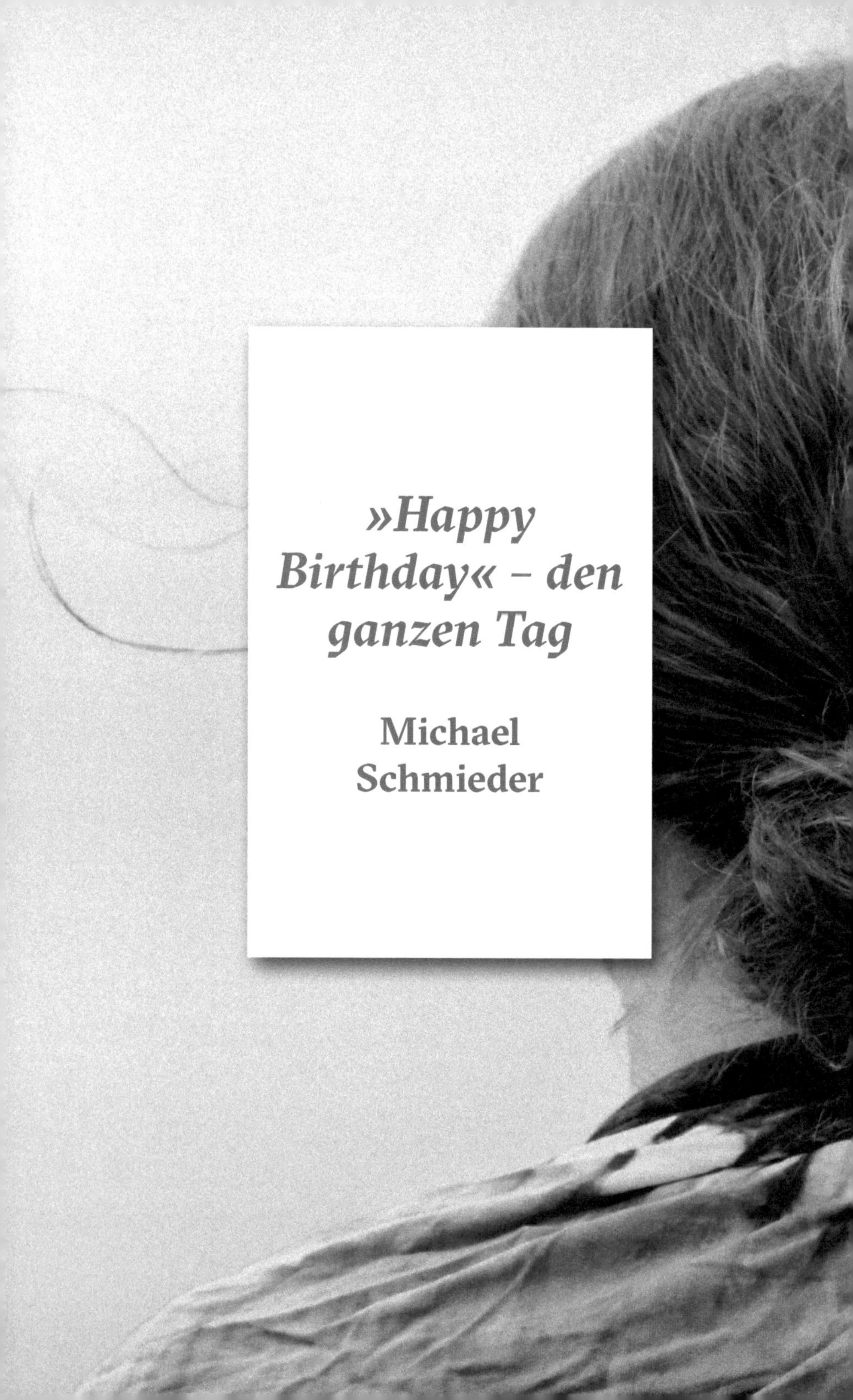

»Happy Birthday« – den ganzen Tag

Michael Schmieder

Noch ein Buch zum Thema Demenz – das war mein erster Gedanke, als mich Margrit Dobler für ein Vorwort zu dem vorliegenden Werk anfragte. Ein weiteres Buch, dessen Thema nicht in den oberflächlichen Mainstream passt. Wieder ein Buch, das sich mit Abgründen einer Erkrankung befasst, die so total quer in unserer Welt steht.

Das sind zwei Gründe von vielen, warum es genau dieses Buch braucht. Menschen mit einer Frontotemporalen Demenz leiden, sie leiden sehr. Und Angehörige dieser Erkrankten leiden nicht weniger. Vor meinem inneren Auge steigen Bilder aus meiner Berufszeit auf, als ich einem Menschen begegnete, der sich nicht hinlegen konnte, der deshalb immer in Bewegung blieb, bis er im Stehen einschlief, vornüber stürzte und mit dem Gesicht aufschlug, aufstand und weiterlief. Oder ein Mensch, der »Happy Birthday« sang, jeden Tag den ganzen Tag, oder zu Hause das Auto vollstopfte mit Kleidern und Gegenständen, bis unters Dach. Bei dem amerikanischen Schauspieler Bruce Willis, vor allem bekannt als stets siegreicher Action-Held, steht die Sprachlosigkeit als als sichtbares, nein, als »nicht mehr hörbares Zeichen« im Vordergrund. Dass sich dahinter noch so viel anderes verbirgt, das lässt sich aus den Aussagen, vor allem seiner Tochter, nur erahnen.

Eine Diagnose, aber so viele Krankheitsgesichter wie es Menschen gibt, die daran erkranken. Es hat mich immer wieder fasziniert, wie verschieden sich dementielle Erkrankungen zeigen. Bei einer Frontotemporalen Demenz (FTD) zeigt sich diese Verschiedenartigkeit am deutlichsten: Es gibt wenig bis fast keine gemeinsamen Zeichen. Vielleicht sind die Veränderungen im sozialen Zusammensein, im kommunikativen Bereich, die stärksten Merkmale dieser Erkrankung. Dazu der Hang zu Enthemmung, zu unangebrachtem, oft sozial geächtetem Verhalten. Die Auswirkungen im sozialen Bereich sind für die Angehörigen oft das Herausforderndste in solchen Momenten, wenn ein Verhalten für einen selbst noch erklärbar ist, aber es Außenstehenden nicht mehr vermittelt werden kann, was da gerade abgeht.

In diesem Buch werden Geschichten erzählt, die wahr sind, die real sind, die es wirklich gibt. Diese Schicksale geben einen Einblick, wie verschiedenartig die Krankheit verlaufen kann und verläuft, wie verschiedenartig auch die Ansätze sein müssen, um mit diesen Menschen im Kontakt sein zu können. Dieses Buch ist aber auch Zeuge davon, wie wenig wir als Gesellschaft mit Andersartigkeit umgehen können und wie schwer es für Angehörige sein muss, Teil einer Gesellschaft zu sein, die keine Strategien kennt, um Menschen an gemeinsamen Aktivitäten teilhaben zu lassen, die sich oft jenseits der geltenden gesellschaftlichen Normen bewegen. Wir wollen keinen Spiegel vorgehalten bekommen, wie eine normverlierende Welt in ihrer letzten Konsequenz aussehen könnte. Genau damit müssen wir uns aber auseinandersetzen, wenn wir mit Menschen zu tun haben, die diese geltenden Normen als für sie nicht gültig verstehen. Nicht weil sie das nicht wollen, sondern weil sie das nicht können. Der innere Kompass, was man tut und was nicht, was gilt und was nicht, was man sagt und was nicht, all das geht verloren. Und diese Menschen spüren oft, dass sie etwas Wichtiges verlieren, aber sie können sich nicht dagegen wehren.

Deshalb braucht es dieses Buch von Margrit Dobler. Wir nehmen Teil an verschiedenen Krankheitsverläufen und deren Auswirkungen; wir erhalten Einblicke in die Not der Kranken und der Angehörigen und wir werden auf extreme Weise damit konfrontiert, was es bedeutet, zunehmend die Normen zu verlieren, die unser aller Zusammenleben regeln. Hinter den einzelnen Schicksalen das Grundsätzliche sehen, und hinter dem Grundsätzlichen dem einzelnen Menschen mit seinem Schicksal Respekt und Würde zukommen lassen, das ist die Intention, mit der Margrit Dobler dieses Buch geschrieben hat. Herzlichen Dank dafür. Dank auch an Anne Rüffer, die sich immer wieder auf Projekte einlässt, die Menschen eine Stimme geben, die wir sonst nicht hören würden. Das ist nicht selbstverständlich.

Wetzikon im August 2024
www.demenzworld.com

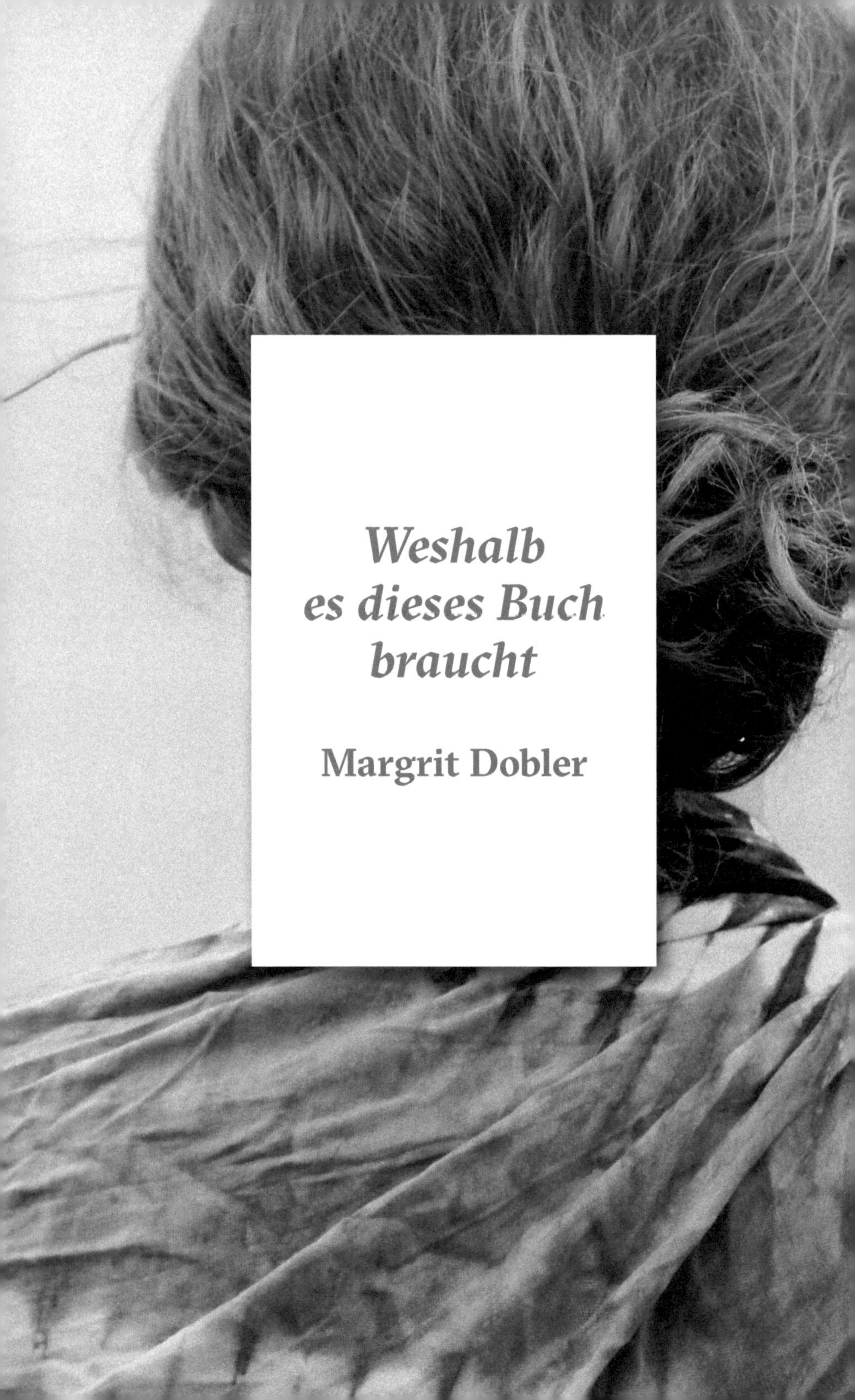
Weshalb es dieses Buch braucht
Margrit Dobler

Seit 1998 leite ich Gesprächsgruppen für Angehörige von Menschen mit einer Demenz. Als drei Personen in die Gruppe kamen, deren Partner oder Partnerin von einer FTD betroffen waren, realisierte ich, dass diese Form der Krankheit etwas ganz anderes ist als eine Alzheimer-Demenz. Selbst ich als erfahrene Fachperson im Bereich Demenz, hatte keine Ahnung von FTD.

Literatur im deutschsprachigen Raum gab es praktisch nicht, Alzheimer Schweiz (ALZ CH) hatte ein Infoblatt, Alzheimer Deutschland eine Broschüre verfasst. Weiterbildungen existierten lange Zeit in der Schweiz keine. Deshalb habe ich diverse Weiterbildungen in Deutschland besucht. An dieser Stelle ein herzliches Dankeschön an die Alzheimer Gesellschaft Deutschland für ihr innovatives Engagement.

In Chur gründete ich 2013 eine FTD-Angehörigengruppe. Durch die Teilnahme an einem Symposium ergab sich die Zusammenarbeit mit dem FTD-Spezialisten Prof. Dr. med. Marc Sollberger, heutiger Leiter ad Interim der Memory Klinik Basel am Felix Platter Spital. Nach einem halben Jahr eröffnete ich zusammen mit ALZ CH zwei Gruppen in Olten, danach mit ALZ ZH zwei in Zürich und dann noch eine mit der Stiftung Basler Wirrgarten in Basel.

Dank der Initiative von Nadia Leuenberger, Geschäftsführerin von Alzheimer Solothurn (ALZ SO), organisierten wir zusammen mit ALZ CH Schulungstage für Angehörige. Diese finden einmal jährlich statt und wurden über die letzten Jahre weiterentwickelt. Mittlerweile gibt es auch eine Broschüre über FTD von Alzheimer Schweiz.

Die Angehörigen sind mir ein großes Anliegen, denn sie werden im ganzen Prozess oft vergessen. Man fragt nach, wie es den Betroffenen geht, aber nicht, wie den Angehörigen. In diesem Buch geht es mir deshalb vor allem um die Angehörigen. Es soll aufgezeigt werden, was es ganz konkret heißt, einen lieben Menschen an diese Krankheit zu verlieren. Sie sprechen offen darüber, welchen Belastungen sie ausgesetzt sind, was sie alles zu stemmen haben und wie viel Pionierarbeit sie letztendlich leisten. Oft haben selbst Fachleute, im Gesundheitswesen wie in der öffentlichen Verwaltung, wenig Ahnung vom vielschichtigen Krankheitsbild einer FTD. Das Buch soll ihnen helfen, mehr Verständnis für Betroffene und Angehörige zu entwickeln.

An dieser Stelle ein herzliches Dankeschön an alle Angehörigen für das entgegengebrachte Vertrauen. Am meisten gelernt habe ich von euch. Und ich bin immer wieder tief beeindruckt, über euer großes Engagement.

Über all die Jahre, in denen ich mich nun dem Thema FTD widme, habe ich bemerkt, dass es vermehrt Zusammenhänge gibt zwischen FTD und Autismus Spektrum Störungen (ASS). Da ich selbst in der Familie damit konfrontiert bin, verstehe ich Einiges besser und die Angehörigen können daran teilhaben.

Einen herzlichen Dank möchte ich ALZ CH, ALZ ZH und Wirrgarten Basel für die regelmäßige Unterstützung der

Gruppen sowie an ALZ SO, die mir 2018 den Fokuspreis verliehen haben, aussprechen. Ein weiterer Dank geht an Michael Schmieder, der mich stets unterstützt und ermutigt hat und nun das Vorwort für dieses Buch verfasst hat. Ebenfalls danke ich Prof. Dr. med. Marc Sollberger für die gute Zusammenarbeit in all den Jahren sowie für sein Fachwissen, dass er uns großzügig für dieses Buch zur Verfügung gestellt hat. Nicht zuletzt danke ich Marianne Pletscher und Dr. med. Irene Bopp, die mich seit langer Zeit immer wieder unterstützen und ermutigen.

Möge dieses Buch den Menschen eine hilfreiche Begleitung bieten.

August 2024

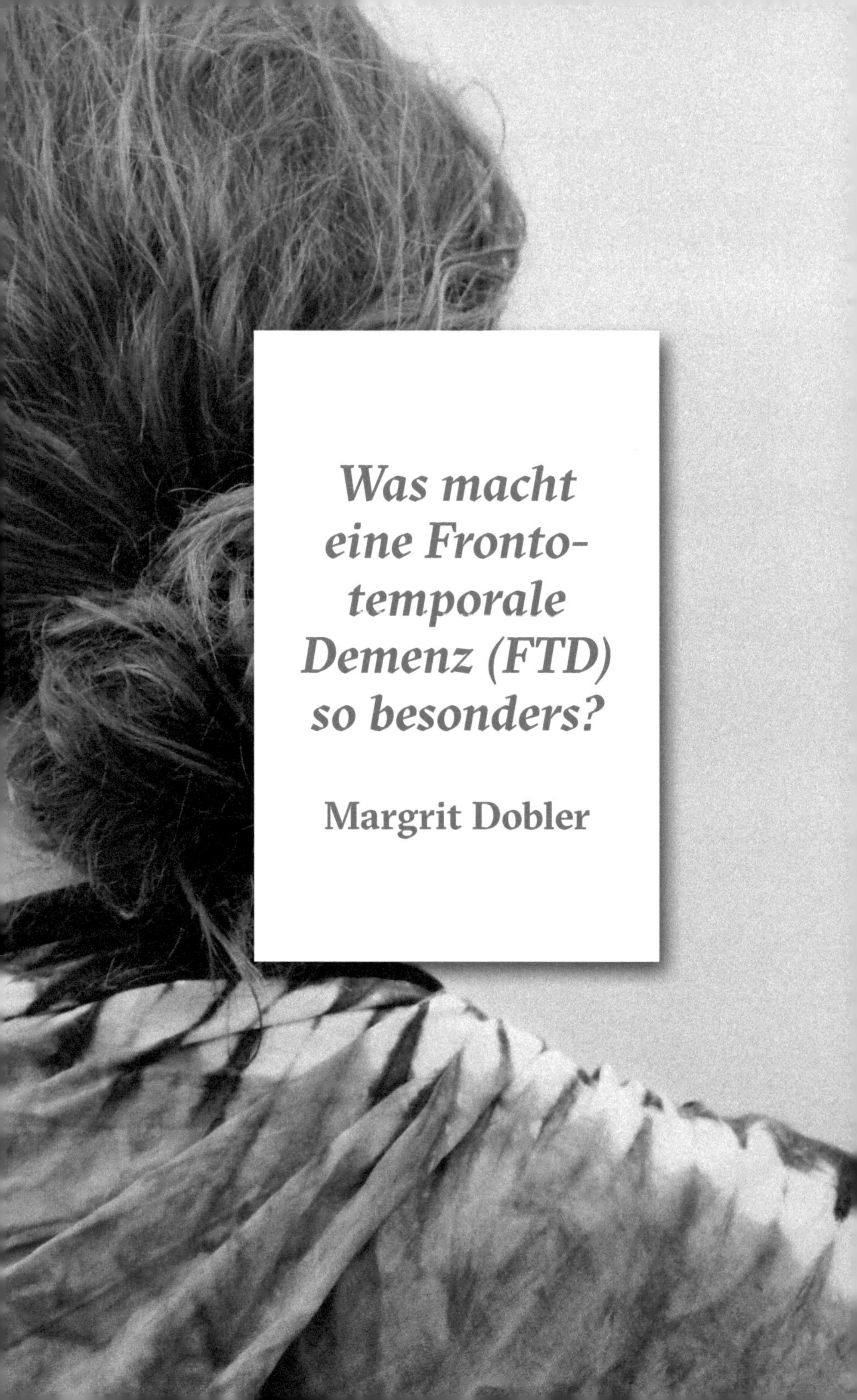
Was macht eine Fronto-temporale Demenz (FTD) so besonders?
Margrit Dobler

Pauline: Nun hat mein Mann die Diagnose Frontotemporale Demenz erhalten.
Petra: Ah ja, mein Großvater war auch dement.
Pauline: Mein Mann ist aber erst 51 und nicht über 80.
Petra: Du wirst sehen, er wird bald alles vergessen und dich und die Kinder nicht mehr kennen.

So verlaufen Gespräche meist, wenn die Rede von einer Demenz ist, denn viele gehen davon aus Demenz = Alter = Vergessen = Alzheimer. Doch eine FTD unterscheidet sich in einigen Punkten von anderen Demenz-Formen.

Das oft junge Alter bei einer FTD

Die meisten der an FTD erkrankten Menschen sind unter 60 Jahren alt. Häufig stehen sie noch mitten im Berufsleben, haben oft Kinder oder Jugendliche, die bei ihnen zu Hause wohnen und miterleben müssen, wie ihre Mutter, ihr Vater sich immer mehr verändert und ihnen fremd wird.

Aufgrund der sich anbahnenden Arbeitsunfähigkeit entstehen zudem oft finanzielle Probleme, denn bis eine exakte Diagnosestellung erfolgt und die IV zahlt, vergehen oft lange Monate der Ungewissheit. Der/die gesunde Partner:in arbeitet meist noch und sieht sich nun mit einer Mehrfachbelastung konfrontiert: Beruf, Betreuung des Erkrankten, Begleitung der Kinder, Haushalt, administrativer Aufwand, Verhandeln mit Ärzten und Ämtern. Für das eigene Leben bleibt kaum mehr Kapazität. Freunde, Verwandte, Nachbarn ziehen sich zurück, da die erkrankte Person oft nur schwer erklärbare Verhaltensveränderungen zeigt.

Beispiel: Frau A., 43, stets sehr aktiv und unternehmungslustig, war plötzlich immer müde, hatte kein Interesse mehr, auch nicht an ihrem 4-jährigen Kind. Sie vergaß teilweise Termine, holte das Kind nicht im Kindergarten ab. Zunächst vermutete man eine Eisenmangelanämie, dann eine Depression, doch beides traf nicht zu. Nach diversen Abklärungen stellte sich heraus, dass Frau A. an einer Mischform von FTD und Alzheimer litt. Nun musste möglichst rasch vieles geregelt werden, und zwar solange die betroffene Person aus juristischer Sicht noch handlungsfähig ist: ein Vorsorgeauftrag musste erstellt werden, eine Patientenverfügung sowie ein Ehe- und Erbvertrag verfasst werden. Zudem war es in dieser Situation wichtig, dass auch das Kind fachliche Betreuung erhält.

Persönlichkeitsveränderung

Menschen mit einer FTD vergessen kaum etwas oder erst im späteren Verlauf der Erkrankung. Auffallend ist vor allem, dass sich ihre Persönlichkeit stark verändert: es interessiert sie nichts mehr, sie sind apathisch oder reagieren extrem getrieben, ihr Empfinden für Hygiene lässt nach. Viele der Betroffenen werden verbal sehr ausfällig, schimpfen grundlos massiv und verhalten sich ohne Anlass gegenüber anderen aggressiv. Ebenfalls zeigen viele von ihnen ein heftiges Suchtverhalten, sie benehmen sich völlig enthemmt, stehlen in Geschäften oder in privater Umgebung.

Der Frontallappen ist quasi unser Zivilisationsorgan; wenn er erkrankt und Zellen absterben, dann äußert sich das in den oben genannten Verhaltensänderungen. Für Angehörige ist das alles sehr schwer zu ertragen und oft mit großer Scham verbunden. Wenn eine sehr gepflegte Dame wildfremde Männer auf der Straße anspricht und fragt, ob sie gut im Bett seien, dann ist das für ihren Partner schwierig zu handhaben. Kommen die Betroffenen mit dem Gesetz in Konflikt, weil sie beim Stehlen erwischt werden, wird meist ein Betretungsverbot ausgesprochen, an das sich in der Regel die wenigsten von ihnen halten: Eine Frau hat ganz gezielt in ihre Jacken kleine Säcke eingenäht und das Diebesgut darin verschwinden lassen, weshalb sie seltener ertappt wurde.

Oftmals können sich die Erkrankten noch sehr gut ausdrücken oder sich im äußeren Umfeld angepasst benehmen. Doch zu Hause gelingt das kaum mehr: sie werfen mit Beleidigungen um sich, fluchen ausufernd und traktieren ihre Angehörigen mit Vorwürfen bis hin zu körperlichen Angriffen.

Hygiene

Menschen mit einer FTD vernachlässigen oft ihre körperliche Pflege, sie duschen nicht mehr, waschen sich nur selten, wechseln ihre Kleider nur, wenn die Angehörigen mit Nachdruck darauf bestehen. FTD-Betroffene lassen sich nichts sagen, schon gar nicht von ihren Nächsten, was diese hilflos zurücklässt. Gerade die mangelnde Hygiene der Betroffenen ist für die Familie mit Scham behaftet, was dazu führt, dass man nicht mehr ausgeht, niemanden mehr einlädt und auch keine Einladungen mehr annimmt. Vereinsamung und Erschöpfung sind nicht selten die Konsequenz.

Exzessives Verhalten

Die Suchtproblematik ist ein weiteres, schwieriges Thema. FTD-Betroffene haben sehr oft ein enormes Verlangen nach Süßem und essen alles, was ihnen in die Hände fällt. Eine Alkohol- oder Medikamentenabhängigkeit ist bei dieser Erkrankung ebenfalls nicht selten. Das bedeutet für die Angehörigen: möglichst wenig Süßes zu Hause haben, keinen Alkohol einkaufen, Medikamente nicht offen herumliegen lassen. Solange jedoch die Betroffenen noch selber einkaufen können, beschaffen sie sich ihren »Stoff« selbst. Eine Frau versteckte gar entlang ihrer Wohnstraße in den Sträuchern verschiedene Alkoholflaschen. Kein Wunder, dass die Nachbarschaft überzeugt war, dass diese Frau ein Alkoholproblem hat; die Nachbarn wissen in der Regel nichts von der Erkrankung und können mangels Kenntnisse über die FTD die Symptome auch nicht richtig einschätzen.

Beispiel 1: Herr J. ist Messersammler und bestellte Messer im Ausland mit der Kreditkarte seiner Ehefrau. Am Zoll wurde entdeckt, dass diese Messer nicht ohne Waffenschein in die Schweiz eingeführt werden dürfen. Da der Kauf über die Kreditkarte der Frau getätigt wurde, bekam sie eine Aufforderung, sich bei der Polizei an ihrem Wohnort zu melden. Sie erklärte dort, dass ihr Mann eine FTD habe, und dass er sehr viele Messer besitze. Die Polizei besuchte daraufhin den Mann und beschlagnahmte alle nicht erlaubten Messer. Die Frau musste eine neue Kreditkarte bestellen und dafür sorgen, dass diese für ihren Mann nicht zugänglich ist.

Beispiel 2: Herr B. bestellt reihenweise verschiedene Werkzeuge über das Internet oder kauft sie im Laden. Alle Werkzeuge besitzt er in x-facher Ausführung. Darunter sind auch Sachen, die er gar nie benutzt.

Beispiel 3: Frau L. besteht darauf, immer noch selbst einzukaufen. Jedes Mal bringt sie eine große Packung WC-Papier mit nach Hause. Ihr Ehemann: »WC-Papier haben wir für die nächsten 20 Jahre genug.«

Autofahren

Das Aufgeben des Autofahrens ist für Betroffene äußerst schwierig. Jemand mit einer Alzheimer-Demenz fährt oft eher verhalten, hat einige Beulen und Kratzer am Auto, was ihm oder ihr jedoch egal ist. Eine Person mit einer FTD hingegen fährt eher unbeherrscht, z.B. mit 100 km/h durch ein Dorf oder bei Rot über die Kreuzung. Da die Krankheit auch bei den abklärenden Ärzten und dem Straßenverkehrsamt zu wenig bekannt ist, kommt es nicht selten zu grotesken Situationen. Die Betroffenen dürfen noch fahren und die Angehörigen sind in ständiger Sorge und Angst, dass ihre Partner möglicherweise schwere Unfälle verursachen.

Beispiel: Herr M. durfte schon seit drei Jahren nicht mehr Autofahren und hat sich auch daran gehalten. Doch eines Tages, als die Ehefrau nach Hause kam, war der Ehemann weg, Autoschlüssel und Auto fehlten ebenfalls. Sie suchte ihn in der näheren Umgebung, jedoch ohne Erfolg. Kurze Zeit später erhielt sie einen Anruf der Polizei, sie könne ihren Mann auf dem Polizeiposten abholen. Er sei mit dem Auto in eine Seitengasse gefahren und konnte weder vorwärts noch rückwärts rangieren. Die Konsequenzen: Die Ehefrau musste entweder CHF 2000 bezahlen oder vier Tage Haft absitzen. Der Ehemann war schuldunfähig. Da sie wusste, dass er nicht mehr fahren durfte, war sie dafür verantwortlich, dass der Schlüssel für ihn nicht zugänglich ist.

Es wäre sehr wichtig, dass der Arzt persönlich der/dem Betroffenen mitteilt, dass sie nicht mehr fahren dürfen und dies nicht der Partnerin oder dem Partner überlässt.

Diagnostik

Da viele FTD-Betroffenen noch sehr jung sind, manche nicht einmal 40, und nicht die typischen Anzeichen einer Alzheimerdemenz zeigen, ist die Diagnostik schwierig. Mehr als die Hälfte von ihnen erhalten zunächst die Diagnose Burnout oder Depression, besonders dann, wenn sie sich apathisch verhalten. In den üblichen Demenz-Tests schneiden sie meistens noch sehr gut ab, diese sind jedoch für die Abklärung einer Alzheimer-Demenz entwickelt worden und nicht für die FTD.

Es lohnt sich, für die Diagnostik einer FTD einen erfahrenen Spezialisten zu konsultieren und/oder eine Zweitmeinung einzuholen.

Krankheitsuneinsichtigkeit

Eine Person, die an einer Alzheimerdemenz erkrankt ist, bemerkt oft ihre Vergesslichkeit. Demgegenüber realisiert eine Person mit einer FTD nicht, dass sie krank ist und dass sich ihr Verhalten verändert hat. Zwar erzählte ein Mann allen, dass er eine FTD-Diagnose erhalten hat; aber auf die Frage, was das für ihn bedeutet, meinte er, gar nichts. Er sah nicht ein, dass er sich verändert hatte und er verstand auch nicht, dass er nur noch zwei Stunden im Betrieb »arbeiten« darf, weil die sehr verständnisvolle Arbeitgeberin bereit war, den geschätzten Mitarbeiter weiterhin im Rahmen seiner reduzierten Möglichkeiten zu beschäftigen.

Hilfestellungen

Leider sind bisher noch keine wirksamen Medikamente auf dem Markt. Bei großer Unruhe oder übermäßigem sexuellen Getriebensein, hilft manchmal ein ärztlich verordnetes Beruhigungsmittel. Viele Betroffene entwickeln im späteren Verlauf schwerwiegende Schluckstörungen, weshalb eine frühzeitige Verordnung von Logopädie sehr hilfreich ist, denn dadurch bleibt die Sprache länger erhalten und die Schluckreflexe werden gefördert. Auch Physiotherapie kann durchaus gut sein für die gesamte Motorik.

Weiterhin könnte der regelmäßige Besuch einer Tagesstruktur zur Entlastung der Angehörigen beitragen. Leider gibt es bisher für Menschen mit einer FTD kaum oder nur ganz vereinzelt geeignete Angebote in der Schweiz, da sie mehrheitlich eine 1:1-Betreuung bräuchten, die von den Pflegeeinrichtungen jedoch nicht zur Verfügung gestellt werden kann.

Eine fachliche Beratung und Begleitung ist für Angehörige sehr wichtig; erwähnt wird auch immer wieder die zentrale Bedeutung von Gesprächsgruppen. Der Austausch mit den Angehörigen anderer FTD-Betroffener wird als ausgesprochen unterstützend empfunden: Man muss sich nicht erklären, alle verstehen, wovon man spricht. Es ist entscheidend, den Angehörigen gut zuzuhören und ihnen Wertschätzung und Empathie entgegen zu bringen. Zuhause finden sie zwar stets die gleiche Situation vor, doch sie kommen gestärkt und ermutigt zurück.

Hilfreich ist zudem das Einführen von Ritualen und eine gewisse Routine, das gibt dem Alltag der Betroffenen ein Stück weit Struktur. Dazu gehört immer zu denselben Zeiten zu essen, oder zu denselben Zeiten aufzustehen.

Solange der Betroffene noch handlungs- und urteilsfähig ist, sollte unbedingt ein Vorsorgeauftrag aufgesetzt sowie eine Patientenverfügung und eventuell ein Ehe- und Erbvertrag erstellen werden. Bei diesen Themen sind z.B. die Alzheimervereinigungen der örtlichen

Sektionen behilflich oder Pro Senectute und Pro Infirmis sowie das Schweizerische Rote Kreuz.

Nach Möglichkeit sollten frühzeitig außenstehende Personen beigezogen werden, denn die Angehörigen können nicht alles stemmen. Zudem ist es wichtig, dass sich die Betroffenen frühzeitig an andere Personen gewöhnen können – seien dies Mitarbeiter:innen der Spitex, des Entlastungsdienstes, freiwillige Helferinnen und Helfer, oder das Team des Pflegepersonals aus Tagesstätten, sofern solche vorhanden und gut erreichbar sind.

Einmal jährlich bietet Alzheimer Schweiz Schulungstage für Angehörige an, die neu mit der Diagnose einer FTD konfrontiert sind. Es ist sehr zu empfehlen, eine solche Schulung möglichst bald zu besuchen. Dadurch können diverse Hilfestellungen vermittelt werden, um besser mit der Situation umgehen zu können.

Sozialversicherungen

Es gibt verschiedene Möglichkeiten der Unterstützung: eine IV-Rente, ein Assistenzbeitrag, Betreuungsgutschriften, Hilflosenentschädigung (unabhängig vom Einkommen und den Vermögensverhältnissen) oder Ergänzungsleistungen. Wichtig ist, sich diesbezüglich von einer Fachperson beraten zu lassen; für unter 65-Jährige ist Pro Infirmis zuständig, für über 65-Jährige Pro Senectute. Auch die Mitarbeiter:innen in den örtlichen Sektionen der Alzheimervereinigung verfügen über entsprechende Fachkenntnisse.

»Ihr macht uns Mut, von dem zu reden, was ist«

Man darf ihre Namen nennen, denn Bernadette und Franz Inauen sind froh darüber, dass dieses Buch entsteht; es ist ihnen ein Anliegen etwas dazu beizutragen, dass die FTD in der Öffentlichkeit bekannter wird und die Betroffenen mehr Verständnis erfahren. Bevor die Krankheit auftrat, wirkte der Theologe Franz Inauen als Seelsorger. »Ein richtiger Seelsorger, der sich um die Menschen gekümmert hat«, wie seine Frau betont. Franz Inauen hat eine Pfarrei im Raum Luzern geleitet und war am Schluss als Seelsorger in einem Blindenheim tätig.

Wann und woran haben Sie bemerkt, dass sich etwas bei Ihrem Mann verändert?

Einiges an Vergesslichkeit gehört zur Persönlichkeit meines Mannes; er ist ein bisschen schusselig und erinnert dadurch auch gewisse Dinge nicht oder bemerkt etwas nicht. Der Übergangsmoment zur wirklichen Erkrankung ist deshalb schwierig zu definieren. Mir ist aber um 2005 aufgefallen, dass mir Leute von der Gemeinde vermehrt berichtet haben: »Der Franz hat das und jenes vergessen.« Das haben sie allerdings nur mir gesagt, nicht ihm. Richtig kritisch wurde es im Herbst 2012; damals hat unsere mittlere Tochter einmal moniert: »Papi, ich erzähle dir jetzt nichts mehr, es interessiert dich ja doch nicht.« Er hat nicht mehr adäquat reagiert und auch nicht mehr gewusst, was sie erzählt hat, und das hat uns alle ziemlich erschüttert.

Wobei, das ist auch Franz: Er hat immer gehandelt, war sehr aktiv und hat manchmal nicht so genau hingehört. Aber da hat sich etwas mit meinen Vermutungen gedeckt und ich habe zu ihm gesagt: »Das kann nicht das Verhalten in unserer Familie sein. Wir müssen das abklären, denn ich glaube, da steckt noch etwas anderes dahinter.«

Mein Mann war mit der Abklärung einverstanden, doch dem kam ein Zwischenfall zuvor. Wir saßen im Februar 2013 abends zusammen bei einem Glas Wein und ich habe ihm erläutert, was ich noch vor den Ferien erledigen wollte. Plötzlich sagt er: »Aber …«, und danach nichts mehr. Wir sind daraufhin ins Spital gefahren, denn es hätte ja, was wir vermutet haben, ein kleiner Schlaganfall sein können.

Was hat man im Spital herausgefunden?

Dort wurde sofort das Gehirn untersucht und gesagt, es könnte eine Streifung gewesen sein, doch sie müssten das genauer abklären. Sie haben daraufhin verschiedene Tests mit ihm gemacht und kamen nach sechs Tagen zu ihm ans Bett mit der Anweisung: »Sie können nun nach Hause gehen; Sie haben eine demenzielle Entwicklung.« Mein Mann war ganz verunsichert: »So wie ich mich jetzt gerade fühle, sehe ich nicht, dass ich wieder in meinen Beruf einsteigen kann.« Daraufhin meinte der Arzt: »Wenn Sie das nicht mehr schaffen, dann beantragen Sie halt eine IV-Rente.«

Wie alt war Ihr Mann zu diesem Zeitpunkt?

2013 war er 63 Jahre alt. Damals habe ich noch nicht gewusst, was Atrophie bedeutet. Und die haben dort auf der internistischen Abteilung einfach mit diesen Wörtern um sich geworfen. Als ich nachhakte, was Atrophie für uns bedeutet, hieß es bloß »Abnahme der Gehirntätigkeit«. Doch was soll man als Laie damit anfangen?

Sie haben offenbar keine Unterstützung seitens der Mediziner erfahren, obwohl man 2013 schon recht viel über die Erkrankung wusste. Was waren Ihre nächsten Schritte?

Wir sind nach Hause gefahren und haben uns gefragt: »Was kommt bloß auf uns zu?« Dann haben wir es den Kindern – die waren damals 27, 30 und 32 – und auch meiner Schwester erzählt. Sie kannte einen Neurologen, der sehr empathisch sei, und empfahl uns, mit ihm einen Termin zu vereinbaren, um zu erfahren, was das alles beinhaltet und auf was wir uns einstellen müssen.

Wie haben Ihre Kinder auf die Mitteilung reagiert?

»Mami, denkst du wirklich, dass das stimmt?« Vor allem der Sohn hat so reagiert, die mittlere Tochter war sehr zurückhaltend, die Jüngste hat sich am meisten darauf eingelassen. Sie hatte gerade eine Ergotherapie-Ausbildung absolviert und ist für medizinische Themen offen gewesen.

Was hat Sie damals innerlich wie äußerlich am meisten beschäftigt?

Natürlich habe ich aufgeatmet, dass das Verhalten meines Mannes nun einen Namen erhielt. Ich hatte so etwas ja schon seit Jahren vermutet, obwohl der Hausarzt um 2005 nicht weiter auf meine Bedenken eingegangen ist. Zum Glück hatte ich meine Freundin, ihr konnte ich das alles erzählen; sie hat alles mitbekommen und an allem Anteil genommen.

Schämt man sich, dass so etwas passiert oder ist Scham kein Thema zu diesem Zeitpunkt?

Ich habe mich nicht geschämt, denn es ist eine Krankheit, und wenn diese Krankheit auftritt, dann soll man sie auch so bezeichnen. Mein Mann und ich haben nach der Diagnose von Anfang an vereinbart, dass wir das nicht vertuschen.

Konnten Sie vor der Diagnose mit ihm über sein Verhalten reden?

Ich habe es schon probiert, aber mehr durch die Blume. Einmal sagte er: »Ich wünsche mir nur eines: dass mir das nicht zustößt.« Und ich vermute, er hat von Demenz gesprochen, doch er hat das nicht klar benannt.

Was hat diese Diagnose mit Ihnen gemacht?

Ich war immer für sehr vieles in unserer Familie zuständig und habe mir zum Gesundheitszustand von Franz einige Gedanken gemacht. Daher hat mich die Diagnose nicht speziell erschreckt. Das Schlimmste war für mich eher der Gedanke: ich verliere meinen Partner, meinen Gesprächspartner. Und was dann?

Kurz danach haben wir bei dem Neurologen, den meine Schwester empfohlen hatte, eine Zweitmeinung eingeholt. Er hat die MRI-Bilder angeschaut und sie sehr professionell analysiert. Mein Mann hatte ein paar Termine bei ihm, im Sinn einer Begleitung. Und dann ist Folgendes passiert: Franz kann wirklich sehr dramatisch von seinem Defizit und seinem Leiden erzählen. Daraufhin meinte der Arzt: »Sie reden immer vom halb leeren Glas, aber Sie haben doch noch ein halb volles Glas.« Diese Aussage war für meinen Mann eine Katastrophe. Er fühlte sich total unverstanden und ich konnte ihn nicht mehr dazu bewegen, weiterhin zu diesem Arzt zu gehen.

Also hat sich Ihr Mann auch nicht ernst genommen gefühlt?

Richtig; das, was mit einem geschieht, wird durch solche Reaktionen marginalisiert.

Viele Menschen fürchten sich vor Begegnungen mit Betroffenen, weil sie nicht wissen, was sie sagen sollen. Man müsste den Mut haben zu sagen: »Haltet die Zeit mit diesem Menschen in Ruhe aus, seid einfach still bei ihm oder bei ihr.«

Dies ist wohl eine große Kunst, die auch ich erst mal lernen musste. In solchen Momenten ist man wirklich oft alleine, und zwar beide – mein Mann und ich auch.

Hatten Sie nach dem Termin bei diesem Neurologen endlich Klarheit oder wie ging es medizinisch für Sie beide weiter?

Es war eine regelrechte Odyssee; ein kurzer Abriss dieser »Reise«:

- 2013 waren wir wegen der Zweitmeinung bei dem Neurologen; dort war bereits die Rede von einer ischämischen Attacke und auf den Bildern würde man einen »Normaldruck-Hydrocephalus« (Wasserkopf) erkennen.
- Im Juni 2013 gab es auf der Neurologie im Kantonsspital Luzern eine neuropsychologische Untersuchung, bei der eine mittelschwere kognitive Minderleistung festgestellt wurde; im Bericht heißt es »erschwert interpretierbar«.
- Im Juli 2014 erneute Untersuchung auf der Neurologie; im Bericht steht: »Aufgrund der reduzierten Selbstständigkeit im Alltag erachten wir die Kriterien für ein leichtes demenzielles Syndrom als erfüllt.« Und: »Eher untypisch für einen Normaldruck-Hydrocephalus ist die zunehmende Speicherstörung im episodischen Gedächtnis. Eventuell zusätzlicher neurodegenerativer Prozess. Die Arbeitsfähigkeit ist nicht mehr gegeben. Es kann IV beantragt werden.«

Parallel dazu musste er im November 2013 eine schwere Herzoperation mit mehreren Bypässen durchmachen. Am Neujahrstag 2014 ist er zusammengebrochen, musste erneut ins Spital und bekam noch einige Stents.

Hat sich sein Verhalten im Alltag in dieser Zeit auch verändert?

Ja, sehr. Doch man wusste nie, ist das seine Persönlichkeit oder ist das die Krankheit? Für Franz ist es schon immer schwierig gewesen, wenn er etwas Herausforderndes erlebt hat, auch schon früher, in jüngeren Jahren.

Ende 2013 habe ich ihm ein Malbuch geschenkt, also ein leeres Buch und Farbe: »Über vieles können wir nicht reden, oder du kannst es eventuell nur schwer ausdrücken. Vielleicht magst du malen.« Und er hat dann in Bildern dargestellt, wie es ihm geht, wie es in ihm aussieht, und er hat zu jedem Bild einen Text geschrieben. Er hatte das Bedürfnis, jedes Bild mit mir anzuschauen und zu besprechen.

Weil wir beide in der Öffentlichkeit standen – er als Pfarreileiter, ich als Primarlehrerin und Kirchenmusikerin –, wurden wir auch beobachtet. Im Laufe der Jahre habe ich mich immer mehr in der kirchlichen Arbeit engagiert. So kam es zu einem Interview im Luzerner Pfarreiblatt, in dem auch seine Bilder gezeigt wurden. Durch diesen Artikel kam ein Verleger auf uns zu und es entstand im Jahr 2015 ein schönes Buch mit seinen Bildern. Wir haben schließlich einer Geschichte mit der ganzen Familie in der »Schweizer Illustrierte« zugestimmt.

Haben Sie irgendwann zuhause gemeinsam entschieden: Jetzt sagen wir es?

Ziemlich schnell, schon 2013. Das war mir wichtig, ich hätte es gar nicht ertragen, wenn plötzlich jemand gesagt hätte: »Franz wird komisch.« Das hätte mich sehr verletzt, darum dachte ich: Besser, man weiß es, und Franz war damit einverstanden. Viele Menschen kamen auf uns zu und sagten: »Ihr macht uns Mut, von dem zu reden, was ist.«

Haben Sie auch negative Reaktionen bekommen?

Es gab merkwürdige Reaktionen, und das ging über Jahre so, zum Teil noch bis heute. Da hieß es zum Beispiel: »Ja, das ist doch nicht so schlimm.« – »Das ist doch sicher eine Fehldiagnose.« – »Franz ist ja so lustig und er spricht immer noch und er ist ja noch selbständig unterwegs.« Das war wirklich schlimm für mich: wieder einmal nicht ernst genommen zu werden. Wahrscheinlich ist dies ja eine Form der Abwehr von dem, was man nicht sehen und nicht wahrhaben will. Und es ist verständlich, denn mein Mann ist von Natur aus den Menschen sehr zugewandt, er stellt ihnen viele Fragen, er ist charmant, ist fröhlich und kann sich geben, als wenn nichts wäre.

Kann er auf die Antworten noch adäquat reagieren?

Kaum mehr, doch es gibt relativ wenig Menschen, die sehr genau zuhören. Für sie stimmt es, vis-à-vis einem fröhlichen Typ wie mein Mann einer ist zu sitzen, der sie prächtig unterhält und den Anschein vermittelt, sie zu mögen. Das genügt ihnen völlig.

Wann und durch wen haben Sie die definitive medizinische Bestätigung erhalten?

Im Juli 2014 wurde festgehalten, dass die Arbeitsfähigkeit nicht mehr gegeben sei. Zu dieser Zeit hat er 70 % gearbeitet, und das noch bis zum November. Ich habe mich immer gefragt, ob am Arbeitsplatz keiner etwas bemerkt hat. Als Franz dann über seine Situation informiert hat, ist vielen einiges bewusst geworden und es kam zu einer Frühpensionierung.

Ebenfalls im Juli 2014 wurde die Diagnose »progrediente mittelschwere bis schwere kognitive Störung unklarer Ätiologie« gestellt, und man gab ihm ein Medikament, das bei der Alzheimer-Erkrankung eingesetzt wird. Im Januar 2015 war er wieder zu einer Kontrolle auf der Neurologie und man stellte eine schwergradige Einschränkung des episodischen Gedächtnisses und der basalen Geschwindigkeit sowie Stimmungsschwankungen,

Konzentrationsschwierigkeiten und motorische Unruhe fest. Ich habe mir damals notiert, wie schwierig es für mich ist, dass wir keine klare Diagnose haben. Dies vor allem wegen der Reaktionen von Außenstehenden, die alles für harmlos hielten, was es für mich überhaupt nicht war.

Wieso ist es denn für Sie nicht harmlos gewesen?

Immer, wenn ich etwas einwandte, meinte Franz: »Du weißt ja, ich vergesse es halt«, deshalb konnte ich vieles gar nicht mehr sagen oder ansprechen. Von da an musste ich für Zwei denken, planen, entscheiden. Zum Glück habe ich ein gutes Umfeld und die Kinder sind immer hinter uns, hinter mir gestanden. Sie müssen jedoch bis heute ihre je eigenen Prozesse im langsamen Abschied vom Vater durchstehen.

Es gibt einen Punkt, der Ihre Geschichte so besonders macht. Man hört sonst immer von emotionalen Abgrenzungsmechanismen, dass mit den Erkrankten kaum Berührungen mehr möglich sind, von verbalen Ausfälligkeiten, der verlorengegangenen Impulskontrolle. Das scheint bei Ihrem Mann alles nicht der Fall gewesen zu sein.

Im Lauf der Zeit ist Franz anfälliger geworden für jede Form von ihn Infragestellen. Wenn das vorkam, hat er geschwiegen, war beleidigt und hat gemauert. Das war auch früher schon der Fall und hat sich intensiviert. Er ist jedoch nie, auch nicht mit Worten, aggressiv gegen mich gewesen.

Man hatte uns eine Psychotherapie empfohlen und die hat Franz gemacht; ich wurde auch einmal zu einer Therapiesitzung eingeladen. Danach habe ich ebenfalls eine längere Psychotherapie gemacht, und das ist eine große Hilfe gewesen.

Der Therapeut hatte selbst einen an Demenz erkrankten Vater und wusste genau, wovon man spricht. Vor allem habe ich dort gelernt, besser auf mich zu hören und mir zuzugestehen, dass ich mich auch um mich kümmern darf. Das hat mir sehr geholfen und das hat mir der Franz nie erschwert, er hat mir schon immer viel Freiheit gelassen und mich eigentlich nirgends eingeschränkt. Und das ist bis heute so.

Seitdem Ihr Mann seine Arbeit aufgegeben hat, ist er stets daheim gewesen.

Am Anfang hat er noch an einem Gartenprojekt in Schüpfheim teilgenommen. In diesem Haus werden Menschen in schwierigen Lebenssituationen für kürzere oder längere Zeit aufgenommen. Dort hat er noch ein paar Jahre im Garten gearbeitet, und das hat ihm einen gewissen Sinn vermittelt. Eine Weile lang hat er in diesem Haus sogar zwei Nächte pro Woche verbracht, bis er wegen seiner körperlichen Beschwerden nicht mehr gärtnern konnte.

Und Sie sind weiterhin auf die Suche gegangen, um Klarheit über den Zustand Ihres Mannes zu gewinnen?

Im Mai 2016 gab es noch einmal eine Abklärung, das Ergebnis lautete: »Progrediente kognitive Störung/Demenz, am ehesten im Rahmen einer Alzheimer-Demenz.« Das war ein Tiefpunkt, ich dachte: Jetzt ist es genug. In dieser Zeit traf ich Michael Schmieder, der mir nachdrücklich empfahl, mich an Dr. Irene Bopp zu wenden, was wir dann im März 2017 getan haben; sie konstatierte, sie habe noch nie ein solch umfangreiches Dossier gesehen.

Dr. Bopp hat zunächst ein MRI veranlasst; in dem Bericht stand: »Die Kriterien für einen Normaldruck-Hydrocephalus sind nicht gegeben.« Sie hat daraufhin eine Gesamtbeurteilung der Situation vorgenommen; sie hat Franz genau angeschaut und gesagt: »Er läuft so komisch, und er hat Faszikulationen (unwillkürliche, feine Zuckungen).« Zudem hat sie eine klinische Polyneuropathie und ein auffallendes Gangbild festgestellt. Und zum ersten Mal war die Rede von einem Krankheitsbild aus dem Bereich der FTLD-ALS-Symptomatik. Sie sagte, wir sollen das Alzheimer-Medikament reduzieren. Bis zum Mai 2020 hatten wir mehrere Termine und immer wieder Abklärungen.

Alles, was Sie berichten zeigt, wie viel Kraft und Nerven es seitens der Angehörigen braucht.

Im Anschluss an diese Odyssee wurde uns dann schonend beigebracht, dass es sich um eine Mischform von Demenz mit FTD und einer Motoneuronerkrankung (seltene neurodegenerative Erkrankung) handelt.

Wie geht es Ihrem Mann zurzeit, beinahe zehn Jahre nach der Diagnose?

Er hat oft starke Schmerzen, vor allem in den Muskeln. Seine Verfassung ist von Tag zu Tag unterschiedlich; zum Laufen benötigt er einen Rollator, die Beine kann er manchmal kaum mehr anheben. Das Teilnehmen an Gesprächen wird zunehmend schwieriger, das Kurzzeitgedächtnis funktioniert kaum mehr.

Gestern hatte er einen guten Tag, wir haben lustige Sprüche miteinander gewechselt. Er konnte gut akzeptieren, dass ich am Nachmittag nicht da war. Und es gibt Tage, an denen er kaum reden mag; er ergreift auch nur sehr selten noch die Initiative für etwas.

Kann er einem Gespräch noch folgen?

Nicht mehr so gut. Wir haben oft Besuche, Franz liebt nach wie vor den Kontakt mit Menschen, und gleichzeitig wird der Austausch immer schwieriger. Im Gespräch mit einer Person geht es eher, doch ich bemerke zunehmend, dass er es inhaltlich nicht versteht, wenn ich ihm etwas erzähle. Auch die Worte zu finden, fällt ihm immer schwerer.

Die schwierigsten zwei Punkte sind: Ich habe meinen Gesprächspartner verloren und seine fehlende Empathie tut weh. Einer seiner Freunde ist schwer krank, und er kann kaum mehr darauf eingehen. Er kann vielleicht verschreckt reagieren: »Oh, das tut mir aber leid, dass es dir so geht.« Aber nachher ist das weg. Was früher für ihn als Seelsorger eine Bedeutung gehabt hat, die Weltsituation oder was auch immer, ist wie verschwunden, und das finde ich extrem schwierig.

Das zeigt die Veränderung der Persönlichkeit und die Einsamkeit, die das für die Angehörigen bedeutet.

Alleine zu zweit.

Sie können Ihren Mann offenbar auch länger allein zu Hause lassen.

Ja, das geht. Ich schreibe immer alles genau für ihn auf. Zum Beispiel bin ich froh, dass ich immer noch als Organistin wirken kann. Es funktioniert gut, wenn er weiß, wo ich bin und wann ich wieder heimkomme. Heute Morgen hat ihn unsere Tochter auf den Bus begleitet, am Donnerstag ist er immer in einer Tageseinrichtung, das erlaubt eine gewisse Entlastung.

Was wunderbar ist: Bei uns im Haus wohnt eine 92-jährige Frau; im Kopf ist sie total fit, aber sie sieht fast nichts mehr. Sie ist Witwe und seit einem Jahr isst sie immer am Montag mit uns am Mittag. Sie ist so liebenswürdig und eine echte Hilfe, denn Franz geht seit ein paar Wochen zum Singen für Menschen mit Demenz, und die Nachbarin hat mir angeboten: »Bernadette, ich begleite ihn und warte dort, trinke einen Kaffee und komme wieder mit ihm heim.«

Ist das nicht rührend? Da ist eine neue Freundschaft entstanden. Der Franz muss ihr manchmal sagen, wo sie sich befinden, weil sie es nicht mehr genau sieht. Und sie hat dafür das Zeitmanagement übernommen und kennt den Weg. Das sind zwei, die sich nach ihren Möglichkeiten gegenseitig unterstützen, das ist wirklich grandios.

Es gibt auch ein paar Kollegen von Franz, die kommen einmal im Monat zum Jassen. Dann koche ich etwas Feines zum Mittagessen und alle sind glücklich.

Kann Ihr Mann dem Spiel noch folgen?

Er ermüdet schneller, und ich habe auch schon wahrgenommen, dass sie früher aufgehört haben, weil es nicht so gut lief. Aber im Großen und Ganzen staune ich, wie gut Franz noch Jassen kann.

Sie selbst gehen auch in eine Gruppe von Angehörigen.

Gott sei Dank gibt es die Gruppe, das ist auf eine gewisse Art meine Rettung. Ich habe gemerkt, da bin ich am rechten Ort, da werde ich verstanden, dort muss ich nichts erklären. Es entsteht eine Verbindung, weil man weiß, wovon der oder die andere spricht.

Noch etwas zu den Menschen um uns: Ich glaube, ein Mensch, der aufmerksam ist realisiert, dass Franz nicht gesund ist. Manche sind erstaunt, andere freuen sich über seine Freundlichkeit, zum Beispiel im Bus, er steigt ein und sagt: »Grüezi miteinander«, und wenn er aussteigt, sagt er: »Danke vielmals, einen schönen Abend.«

Das hat der Pfarrer früher auch gemacht, nach der Messe entlässt er seine Schäfchen. Nun macht er im Bus, was er früher an der Kirchentür getan hat: Alle begrüßen und alle verabschieden.

Das habe ich mir so noch gar nicht überlegt. Vielen Dank, das ist eine echte Hilfe, denn das gehört tatsächlich zu ihm. Das ist sein Berufsstolz, das gehört zu seiner Identität. Ich muss das unseren Kindern erzählen, die werden sich freuen.

Haben Sie sich schon Gedanken darüber gemacht, ob Sie Ihren Mann irgendwann in eine Institution geben?

Wir haben offen darüber gesprochen. Es wäre an der Zeit dafür, wenn er Körperpflege braucht, wenn er gewaschen und gefüttert werden muss. Ich kann und will nicht die Pflegerin meines Mannes sein. Allen Leuten, die ihn fragen: »Franz, wie geht es dir?«, antwortet er: »Ja, weißt du, so lange ich bei der Bernadette bin, geht es mir schon gut.«

Ihre Schilderungen zeigen, dass sich Ihr Mann wohlfühlt, abgesehen von den körperlichen Beschwerden. Wie steht es um Ängste, die der Psychiater Christoph Held so eindrücklich beschrieben hat, nämlich dass Menschen mit einer Demenz oft sehr viel Angst haben, aber diese Angst nicht mehr ausdrücken können?

Mein Mann hat sehr viel Angst, aber ich weiß nicht, wovor. Doch ich merke, dass er sich ohne mich unglaublich unsicher fühlt. Was mich auch nachdenklich macht, ist, dass aufgrund seiner religiösen Erziehung, in der viel von Strafe und Schuld die Rede war, noch einiges an schwierigen Erlebnissen im Dunkeln lauert. Franz fragt oft: »Habe ich etwas falsch gemacht?« Wir sind kirchlich sozialisiert, das ist ein wichtiger Pol in unserem Leben. Ich bin zwar immer noch Organistin, aber ich fühle mich auch als in der Kirche engagierter Mensch sehr frei. Bei Franz zeigt sich die Verbundenheit mit der Tradition heute wieder viel stärker. Der regelmäßige Gottesdienstbesuch ist ihm sehr wichtig.

Mir fällt auf, dass Franz überall die Vorhänge zuzieht, die Fenster schließt, einfach überall zumachen will. Ob sich darin eine Art von Angst zeigt?

Noch einige Worte und die Frage, was diese bei Ihnen auslösen: Wut.

Ich musste lernen, dass ich Wut haben darf. Aber jetzt ist nicht die Zeit, Wut zuzulassen.

Freude

Ich kann mich sehr intensiv freuen. Ich freue mich einfach an ganz viel Gutem, Liebevollem und Schönem um mich herum.

Trauer

Ich bin oft traurig und lasse die Trauer auch zu, denke aber, dass ich einen Umgang damit gelernt habe. Mir helfen die Natur, Musik, meine Spiritualität und die Literatur.

Hoffnung

Hoffnung habe ich, ich suche und lebe in einer Spiritualität, in der die Hoffnung dominierend ist. Die Hoffnung, dass wir vernetzt sind mit etwas viel Größerem.

Dankbarkeit

Dankbarkeit ist für mich wichtig und ich habe Grund, für Vieles zu danken.

Demut

Das Wort Demut kommt von *humilitas* – Erdverbundenheit. Mit dem kann ich sehr viel anfangen. Vielleicht noch mal das: Für mich wird immer wichtiger, dass ich ein Teil von einem großen Ganzen bin.

Und zum Schluss die Liebe.

Über die Liebe habe ich mir die letzten Jahre viele Gedanken gemacht. Was ist Liebe? Für mich heißt Liebe dabeibleiben, nicht davonspringen. Danken und hoffen. Das entspricht für mich dem gelebten »in guten wie in schlechten Zeiten«.

»Seine feine Liebenswürdigkeit ist immer noch da«

Sie trafen sich als junge Studenten in Frankreich, zogen nach einer längeren Fernbeziehung in die Schweiz und gründeten eine Familie. Der Agrarökonom Ali aus Tunesien und die Schweizer Psychologin Caroline waren ein glückliches Paar, bis die FTD-Erkrankung schleichend begann.

Wann haben Sie erstmals bemerkt, dass sich etwas verändert, und woran?

Die Diagnose hat mein Mann 2021 erhalten, aber die ersten Anzeichen gab es schon 2018 – er hat sich emotional immer mehr zurückgezogen. Er konnte nicht mehr mit geschlossenen Storen schlafen und er bekam Platzangst im Kino und in Tunnels. Auch das logische Denken hat abgenommen, er hat zum Teil die Rechnungen falsch bezahlt, was ihm vorher nie passiert ist. Zudem hat sein Interesse an den Kindern, an seiner Familie nachgelassen, obwohl er immer ein Familienmensch war.

Mein Mann stammt aus einer Großfamilie in Tunesien, die einen sehr engen Familienzusammenhalt pflegt; er hat sich immer intensiv um seine Mutter und die Geschwister gekümmert, das hat ebenfalls nachgelassen. Er hat nur noch tunesisches Fernsehen geschaut, alles andere war ihm auf einmal egal.

Also alles, was sonst sein Leben ausgemacht hat?

Genau. Sozial war er nie besonders aktiv. Er musste Deutsch lernen, als er in die Schweiz kam und das blieb immer eine Fremdsprache für ihn. Er ist jetzt eigentlich geselliger als früher.

Hatte er irgendwelche Hobbys?

Er hat sehr gerne Fußball gespielt und wir haben als Familie viel mit den Kindern unternommen. Ich war meistens die Person, die alles organisiert hat; er ist mitgekommen und das macht er immer noch.

Wie alt ist Ihr Mann?

Er ist jetzt 56, mit 53 bekam er die Diagnose.

Haben Sie ihn auf seine Veränderung angesprochen und wie hat er reagiert?

Nein, ich habe mir nur zunehmend Sorgen gemacht. Wir sind jedes Jahr zu seiner Familie gereist, doch das konnte man 2020 nicht mehr wegen Corona. Ich habe die Persönlichkeitsveränderungen deshalb zu Beginn dem Heimweh zugeschrieben. Die Arbeitssituation hatte sich auch radikal verändert: es gab keine sozialen Kontakte mehr, alles fand im Homeoffice statt. Ich glaube, dadurch hat man die Veränderungen auch bei der Arbeit lange kaum bemerkt. Mein Mann ist Agrarökonom und war als wissenschaftlicher Mitarbeiter beim Bund für verschiedene Forschungsprojekte verantwortlich.

Und das ging offenbar noch?

Erst im Nachhinein fand ich heraus, dass das eben auch schon länger nicht mehr funktioniert hatte; seit 2019 hätten immer wieder Mitarbeitergespräche stattgefunden, weil er seine Leistung nicht mehr erbracht habe und es habe Klagen gegeben. Aber das erfuhr ich alles erst, als ihm schon gekündigt worden war.

Wie hat sich die Situation ab 2018 weiterentwickelt?

Das verlief alles sehr schleichend, sein mangelndes emotionales Interesse an anderen Menschen fiel mir immer öfter auf. Er ging stets früh zur Arbeit, kam am Abend wieder heim und erzählte mir zum Beispiel Ende 2020, dass sein Passwort mehrere Tage lang nicht mehr funktioniert habe. Da fragte ich mich: »Was macht er denn überhaupt im Büro? Arbeitet er eigentlich noch?«

Im März 2021 sagte er mir an einem Morgen, er müsse seinen Schlüssel und seinen Computer abgeben. Warum wisse er auch nicht. Ich habe daraufhin seinem Chef eine Mail geschickt; der war froh, dass ich mich bei ihm meldete, mein Mann habe seine Kündigung unterschrieben – es sei nicht möglich, dass er weiterhin bei ihnen arbeite. Davon hatte mir niemand etwas erzählt und es war ein totaler Schock für mich. Das geschah alles im Frühling 2021, mitten in der Coronazeit. Anfang 2021, im Februar, hatte ich darauf gedrängt, dass wir einmal zum Hausarzt gehen.

Was war der Auslöser dafür?

Er konnte nicht mehr logisch denken. Es gab Sachen, die man ihm mehrmals erklären musste und die ihm nicht mehr in den Kopf gingen; das fand ich sehr speziell. Da hatte ich schon eine Ahnung, dass es in Richtung einer Demenz gehen könnte. Man hofft natürlich, dass es etwas anderes ist, zum Beispiel ein Hirntumor, den man behandeln kann.

Der Hausarzt machte mit ihm den Minimental-Test und der war bereits sehr auffällig: Mein Mann konnte die Urzeit bereits nicht mehr lesen, er konnte keine Auskunft geben, in welchem Stockwerk er sich befand; der Hausarzt empfahl dann gleich ein MRI, und auf den Bildern konnte man sehen, dass mein Mann hirnorganisch stark abgebaut hatte.

Das lief alles quasi parallel, es dauerte noch etwa einen Monat, bis das mit der Kündigung passierte, und wir mussten dann ziemlich dafür kämpfen, dass diese zurückgenommen wurde. Es besteht ja ein Kündigungsschutz, wenn man eine Krankheit hat, doch die Diagnose lag noch nicht vor, als man ihm die Kündigung übergeben hatte. Die Vertrauensärzte des Bundes haben dann alle medizinischen Berichte überprüft; drei Monate später ist die Kündigung aufgehoben und mein Mann stattdessen krankgeschrieben worden.

Warum mussten Sie dafür kämpfen, dass die Kündigung aufgehoben wird?

Wir mussten immer wieder nachfragen, wie der Stand der Dinge sei; die Leute kennen diese Diagnose eigentlich gar nicht und konnten sich nicht vorstellen, dass mein Mann wirklich krank war. Erschwerend kam vermutlich hinzu, dass er erst 53 war, und er ist Ausländer. Vielleicht hat das auch noch eine Rolle gespielt. Große Unterstützung habe ich dabei durch eine engagierte Sozialberaterin des Bundes erhalten.

Was hätte die Kündigung bedeutet?

Er ist fristlos entlassen worden; sie hätten ihn noch zwei Monate bezahlt. Schwerwiegender ist die Situation mit den Sozialversicherungen. Zum Beispiel werden die Pensionskassengelder bei einer Kündigung auf ein Freizügigkeitskonto überwiesen und man hat keinen Zugriff mehr darauf. Wird eine Kündigung beim Bund rückgängig gemacht, gibt es eine Krankschreibung für die Dauer von zwei Jahren (1. Jahr 100% Lohn, 2. Jahr 90% Lohn) und man bekommt danach eine IV-Rente der Pensionskasse zusätzlich zur normalen IV-Rente. Wäre die Kündigung nicht aufgehoben worden, hätte er keinen Lohn mehr erhalten. Er hätte via RAV (Regionale Arbeitsvermittlung) eine neue Stelle suchen müssen, obwohl er mit dieser Diagnose nicht mehr vermittelbar war. Es hätte ein finanzielles Desaster gegeben, denn er ist unser Haupternährer.

Wie hat Ihr Mann auf die Diagnose reagiert?

Emotionslos und er hat überhaupt keine Einsicht gezeigt. Er kann sagen, dass er dement ist, aber er fühlt sich nicht krank. Und wenn man ihn fragt, wie es ihm gehe, dann sagt er: »Gut.« Ihm geht es immer gut.

Er hat die semantische Variante der FTD, das heißt, das ganze Weltwissen, die ganze Intelligenz geht kaputt und verloren. Zwar spricht er noch recht viel, aber halt immer die gleichen Sätze, er versteht fast nichts mehr. Wenn man ihm irgendein Wort sagt, auch Alltagswörter wie »ausziehen«, »in die Badewanne gehen«, »duschen«, fragt er verständnislos »wie«, und man merkt ihm wirklich an, dass er völlig überfordert ist. In letzter Zeit reagiert er auch ungehalten und laut, wenn er etwas nicht versteht.

Schreitet die Erkrankung schnell voran bei Ihrem Mann?

Es geht wahnsinnig schnell. Er hat gar nie eine längere stabile Phase gehabt und inzwischen hat er nur noch eine sehr kurze Aufmerksamkeitsspanne. Er vergisst alles, was er hört, gleich wieder.

Etwa ein Jahr lang konnte er noch selbständig mit dem ÖV nach St. Gallen in eine Tagesstruktur für Jungbetroffene gehen und dann im Mai 2022 – er hatte einen Tracker im Rucksack – habe ich bemerkt, dass er in Wil umherirrte statt auf den nächsten Zug umzusteigen; wir mussten die Polizei informieren und die hat ihn aufgegabelt. Ich hatte ihnen den Standort via WhatsApp übermittelt. Von da an konnte er nicht mehr alleine mit dem ÖV fahren.

Wir sprechen jetzt von Frühling 2023?

Ja. Anfangs legte er stundenlang Puzzles, ich konnte ihn am Morgen noch alleine lassen, er war in der Lage selbständig zu duschen und sich zu rasieren, doch das ist alles nicht mehr möglich.

Er kann sich auch kaum mehr auf etwas konzentrieren; das Gedächtnis nimmt rapide ab, also das Kurz- aber auch das Langzeitgedächtnis. Lange Zeit ging das noch einigermaßen, man konnte sagen: »Du weißt doch noch, was damals war«, und man merkte, er weiß es noch; nun ist einfach nichts mehr da.

Wem haben Sie von der Diagnose erzählt?

Ich habe es natürlich seinem Chef gesagt, nachdem ich gewusst habe, dass man meinem Mann gekündigt hat. Und ich habe sofort die Alzheimervereinigung angerufen und bin dort sehr gut beraten worden. Mein Mann wollte lange nicht, dass wir seine Familie in Tunesien informieren. Wir haben es ihnen erst ein halbes Jahr später gesagt; das war für sie ein enormer Schock.

Wie haben Sie reagiert?

Seine Eltern sind vom Bildungsniveau her sehr einfache Menschen, seine Mutter ist Analphabetin. Ich kann ja kein Arabisch, ich kann nicht mit ihnen reden. Eine Schwägerin, die studiert hat und sehr gut Französisch spricht, war dann für alle die Vermittlerin. Aber sie wollten es lange nicht akzeptieren und verlangten, dass er in Tunesien von einem Arzt untersucht wird. Es kam oft die Frage, ob es denn keine Medikamente gebe, wir seien ja in der reichen Schweiz, wo man alles mit Medikamenten heilen könne. Ihnen fällt es unendlich schwer, das alles zu akzeptieren. Sie haben auch auf einem Ritual mit Koranlesung bestanden, um »böse Geister« auszutreiben.

Ich denke, das Verständnis ist mittlerweile ein bisschen besser geworden. Wir waren inzwischen ein paarmal wieder in Tunesien; seine Geschwister geben sich extrem Mühe. Meine Schwägerin sagte mir im Nachhinein, mein Mann habe bereits vor einigen Jahren Veränderungen in seinem Verhalten ihnen gegenüber gezeigt, sie hätten es aber dem negativen »westlichen Einfluss« zugeschrieben. Sie erzählte mir ein Beispiel dazu: Als er einmal vom Flugplatz kam, begrüßte er nicht zuerst die Leute, sondern hockte sich gleich vor den Fernseher und schaute ein Fußballspiel oder er ließ Verwandte an seiner Stelle im Laden bezahlen.

Erkennt er Menschen inzwischen noch?

Ja, wenn er sie sieht, aber er macht ein Durcheinander mit dem Verwandtschaftsgrad. Er kann auf Deutsch noch ein wenig kommunizieren; man kann mit ihm jedoch kein echtes Gespräch mehr führen. Nur noch ganz einfache Dinge wie »draußen schneit es«, »hast du Hunger«, »hast du Kopfschmerzen«, und er sagt bei allem »ja«. Seine Muttersprache Arabisch und Französisch, das seine Zweitsprache war, spricht er nicht mehr.

Stellt er von sich aus noch Fragen?

Ja, er stellt viele Fragen, oft mehrmals hintereinander. Wenn er zum Beispiel fernsieht und ich in der Küche das Essen vorbereite, fragt er mich Sachen zu dem, was er im TV sieht und realisiert nicht, dass ich das nicht sehen kann. Das sich Einfühlen können in andere, das ist nicht mehr da. Oder er fragt, was dieser weiße Streifen am Himmel sei, er weiß auch nicht mehr, was ein Sonnenuntergang ist oder ein Sonnenaufgang.

Wie ist er mit den Kindern?

Er hat kein Interesse mehr an ihnen, das ist schon länger so; die Tochter ist 20 und der Sohn 17. Wenn man ihn zum Beispiel fragt: »Wie viele Töchter hast du? Wie viele Frauen hast du?«, dann kann er das nicht mehr benennen. Aber wenn man ihn fragt: »Wer ist S.?« Dann antwortet er: »Das ist meine Tochter« oder »Das ist mein Sohn«. Lustigerweise kennt er in der Tagesstruktur alle mit Namen, das ist wieder sehr speziell.

Wie verhält er sich Ihnen gegenüber?

Wie mein kleines Baby. Ja, er ist mein kleines Kind. Er muss mich beispielsweise immer ein bisschen im Blick haben. Wenn ich im Haus bin, läuft er mir nach wie ein Hündchen. Er sucht sehr stark meine Nähe; ich glaube, das gibt ihm viel Sicherheit. Doch es ist eine sehr einseitige Beziehung, von ihm kommt nicht viel zurück. Heute Morgen hat er mir ein Kompliment gemacht: »Du bist lieb zu mir.« Aber solche Sachen sind seltene Lichtblicke. Oft sagt er auch »ich habe dich gerne«.

Können Sie ihn noch allein zu Hause lassen?

Nein, das geht schon länger nicht mehr, es muss immer jemand von der Familie da sein. Der Sohn geht in die Mittelschule, unsere Tochter studiert an der Universität in Zürich; sie hat die Situation sehr gut akzeptiert, und sie ist wie eine Mami für ihn geworden. Sie duscht ihn, rasiert ihn, bringt ihn in die Tagesstruktur, damit ich arbeiten gehen kann; ich bin Schulpsychologin.

Mein Mann spricht sehr gut auf Musik an. Er ist jemand, der immer gestrahlt hat, der rasch die Sympathie der Leute gewonnen hat und das ist eigentlich noch immer so. Er lacht viel, aber oft aus Verlegenheit und Unsicherheit. Er lacht auch in dummen Momenten – wenn wir im Zug sitzen und er hört irgendetwas, dann lacht er die ganze Zeit oder macht komische Bemerkungen und das ist manchmal schon peinlich.

Und wie kommt Ihr Sohn mit der Situation zurecht?

Er hat große Mühe im Umgang und geht seinem Vater eher aus dem Weg. Er würde sich nie freiwillig für die Betreuung zur Verfügung stellen. Manchmal kümmert er sich um seinen Vater, aber ich muss ihn ganz direkt dazu auffordern: »Von sechs bis sieben musst du schauen.«

Wenn Sie von der Arbeit nach Hause kommen – wie nimmt Ihr Mann das wahr?

Er verbringt vier Tage pro Woche in einer privaten Tagesstruktur, dort sind Menschen mit einer Demenzerkrankung oder auch mit einem Schlaganfall. Er ist einer der Jüngsten dort, doch das stört ihn nicht, er hat sich noch nie geweigert, hinzugehen. Meine Tochter oder ich holen ihn am Abend, und er freut sich immer sehr, wenn wir kommen.

Haben Sie sich erkundigt, ob innerhalb seiner Familie schon eine Demenzerkrankung vorkommen ist?

Ja, das haben wir alles erfragt. Seine Eltern sind hochbetagt, beide über 85 und sie fanden, nein, in ihrer Familie gäbe es niemanden. Man weiß es nicht genau, viele Verwandte starben relativ jung, nur eine Großmutter ist alt geworden. Er hat sieben Geschwister, die alle gesund sind; mein Mann ist der Drittjüngste von allen. Falls es familiär etwas gibt, wäre das vermutlich schon zum Vorschein gekommen.

Wie haben die Nachbarn reagiert?

Wir wohnen in einem Quartier, wo es mehrere Reiheneinfamilienhäuser gibt und man einen losen Kontakt miteinander pflegt. Ich war von Anfang an sehr offen mit allen und alle haben sehr verständnisvoll reagiert.

Das heißt, die Nachbarn würden, falls nötig, auch mithelfen?

Sicher, aber ich habe bisher noch nie jemanden gebraucht. Er hat drei pensionierte Arbeitskollegen, die abwechselnd jeden Mittwochnachmittag mit ihm etwas unternehmen. Sie gehen mit ihm spazieren, ins Museum, in den Zoo, spielen mit ihm Minigolf. Das ist Gold wert.

Die Reaktionen aus dem Umfeld und Freundeskreis waren für Sie eher positiv?

Ja. Niemand hat sich zurückgezogen oder seltsam benommen, abgesehen von einigen Arbeitskollegen und dem Chef meines Mannes, die sich nie mehr gemeldet haben. Mein Mann hat früher nicht so gern Kontakte gepflegt – inzwischen ist er offener geworden; man kann ihn jetzt überallhin mitnehmen.

Es gibt zum Teil schon auffällige Dinge, zum Beispiel ist »Fudi« jetzt gerade so ein Wort, das er immer wieder benutzt. Oder er furzt in der Öffentlichkeit, bohrt ungeniert in den Zähnen. Solche Sachen, aber das ist nicht so schlimm. Man kann dann sagen: »Stopp, ich will das nicht«, und dann hört er meistens damit auf.

Nochmal zu seiner Familie: Mein Mann ist eigentlich der Einzige in der Familie, der ein höheres Studium absolviert und es geschafft hat, mit einem Staatsstipendium in Frankreich weiter zu studieren. Er war derjenige, der Erfolg hatte und eine gute Arbeitsstelle als Wissenschaftler in der Schweiz gefunden hatte. Weil er immer der Klügste war, ist es umso schwieriger für die Familie, die Erkrankung zu akzeptieren, oder dass er jetzt plötzlich ein Behinderter ist, dass in seinem Kopf alles weg ist.

Glauben Sie, es würde Ihrem Mann jetzt in Tunesien besser gehen?

Ich denke, das würde keinen großen Unterschied für ihn machen, er hat jedoch in der Schweiz mit Sicherheit eine bessere demenzspezifische Unterstützung und Aktivierung. Er ging immer sehr gern zur Familie nach Tunesien, aber ich glaube, er fühlt sich eigentlich überall wohl. Er spricht auch kein Arabisch mehr. Wenn seine Mutter anruft, dann spricht er entweder gar nichts oder er spricht die ganze Zeit Deutsch mit ihr. Meistens ist es ja gerade umgekehrt, dass Demenzkranke nur noch in der Muttersprache reden, doch er spricht fast nur noch Deutsch. Wenn wir in Tunesien sind, spricht er die ersten Tage nur Deutsch. Er versteht Arabisch und die Floskeln, »wie geht's« und so; das Arabische ist ja eine sehr blumige Sprache, man erkundigt sich immer zuerst, wie es dem Vater gehe, dem Großvater; er versteht, aber er kann nicht mehr antworten. Wir haben früher oft arabische Filme geschaut, und ich bemerkte übrigens schon bevor er die Diagnose erhielt, dass er die Handlung gar nicht mehr verstand, obwohl sie in seiner Muttersprache spielte.

Ihre Tochter akzeptiert die Krankheit, Ihr Sohn weicht dem allem eher aus – glauben Sie, dass er sich für seinen Vater schämt?

Das ist gut möglich. Er hat allgemein eher Mühe, sich in andere Menschen einzufühlen. Die Diagnose seines Vaters kam, als er mitten in der Pubertät war. Er sieht natürlich seine Kollegen, deren Väter mit ihnen zu Fußballspielen gehen, die füreinander Kumpel sind, und das hat er alles nicht.

Vermutlich trägt er tief im Innern auch eine Trauer mit sich, denn er hatte als Kind eine sehr enge Beziehung zu seinem Vater. Ich habe ihm vorgeschlagen, er könnte auch in diese Young-Carers-Gruppe gehen, aber das will er nicht.

Sie erwähnten, die Krankheit schreite inzwischen schneller voran. Woran bemerken Sie das?

Ein wichtiger Punkt war das mit den Puzzles; er war stundenlang darin vertieft, diese Puzzles zusammenzufügen und innerhalb von zwei, drei Wochen ging das nicht mehr.

Sein Zustand verschlechtert sich kontinuierlich. Das zeigt sich an vielen Dingen, zum Beispiel beim Anziehen: Wir müssen ihm 100-mal sagen, er müsse seine Socken anziehen, er weiß nicht mehr, wie man in die Hose reinschlüpft, wir müssen ihm mit dem Pullover helfen. Er kann sein Gesäß nicht mehr selbst abwischen; nach dem Stuhlgang zieht er einfach die Hose hoch – die ganze Körperhygiene kann er nicht mehr alleine ausführen. Er wird immer hilfloser, immer ohnmächtiger, und nun haben auch die Schwierigkeiten beim Schlucken angefangen, wenn er zu schnell isst. Kurzzeit- und Langzeitgedächtnis sind stark abgebaut, er wiederholt ständig die gleichen Sätze und erzählt nur noch sinnlose Sachen.

Aufstehen am Morgen ist kein Problem. Er hat einen rechten Bewegungswunsch und mag es, wenn man etwas mit ihm unternimmt, da ist er sehr offen. Mit den Kollegen ist er noch gerne unterwegs, aber da gibt es keine Gespräche mehr, sie nehmen ihn einfach mit. Am erträglichsten ist er, wenn er Ausflüge machen kann oder wir irgendwo hingehen, sogar ins Museum – er wäre früher nie in ein Museum gegangen und jetzt kommt er überallhin freiwillig mit.

Das ist eigentlich das Einzige, was man machen kann: möglichst viele Anregungen vermitteln. Wir unternehmen an den Wochenenden viele Sachen, die auch mir gefallen; ich fahre gern mit dem Schiff, Ausflüge mache ich auch gerne.

Sie sind als seine Betreuerin, als Ernährerin und Pflegerin also ständig eingespannt.

Im Grunde ja. Er kann noch Tier-Sendungen im Fernsehen schauen, aber auch da muss ich in der Nähe sein. Sonst geht er weg und tigert im Haus herum. Man muss schon sehr präsent sein. Zudem hat er seit einigen Monaten einen ausgeprägten Bewegungsdrang und man muss stets alle Türen abschließen, damit er nicht ausbüxt.

Wenn Sie Ihre Tage anschauen, was ist für Sie das Schwierigste am Ganzen?

Das Schlimmste ist, dass jeden Tag ein Filmriss stattfindet und ich von vorne beginnen muss. Jeden Morgen muss ich sagen, »nun musst du den Pyjama ausziehen, jetzt musst du in die Dusche«, und er fragt, »wie«? Beim Haarewaschen kommt auch immer wieder das gleiche Sprüchlein, jeden Tag immer wieder das gleiche. Oder man sagt zu ihm, »zieh die Schuhe an«, und er zieht sie an und gerade wieder aus, weil er meint, wir wären gerade heimgekommen. Sein Zeitempfinden ist nicht mehr da, er trägt auch schon lange keine Uhr mehr. Das Schlimmste für mich ist, dass so gar nichts mehr hängen bleibt und er wie ein Kleinkind ist.

Planen Sie, ihn irgendwann in eine Pflegeeinrichtung zu geben?

Ich denke, es bleibt nichts anderes übrig, wenn er nicht mehr selbst essen kann, wenn er inkontinent wird und ständig wegläuft. Solange er in die Tagesstruktur gehen kann, läuft es eigentlich recht gut, obwohl die erforderliche Dauerpräsenz sehr anstrengend ist. Es ist gut, dass er so leicht führbar ist, dass er so ein lieber Mensch ist und die Betreuerinnen ihn gernhaben. Aber wenn man dort eines Tages sagt, er sei nun ein schlimmer Pflegefall, dann bleibt nichts anderes übrig, als ihn in eine Pflegeinstitution zu geben.

Wie organisieren Sie Ihr eigenes Leben darum herum? Findet das noch statt, treffen Sie Freundinnen?

Doch, doch. Letzten Herbst war ich mit einer Freundin ein paar Tage in Barcelona, meine Tochter passte auf ihn auf. Und außerdem nehme ich ihn überallhin mit. Für mich bedeutet zudem meine Arbeit eine gewisse Erholung und bringt mich auf andere Gedanken.

Wie haben Sie sich eigentlich kennengelernt?

Mein Mann studierte in Montpellier/Frankreich und ich machte dort ein Auslandssemester. Und wir wohnten beide als Untermieter bei einer betagten Frau, die nach zwei Wochen starb; von da an waren wir alleine in dieser Wohnung [lacht]. Er wollte eigentlich gar nie in die Schweiz, für ihn war immer klar, dass er nach dem Studium wieder zurück zu seiner Familie geht; er kam mir zuliebe hierher. Wir führten fast zweieinhalb Jahre lang eine Fernbeziehung.

Tunesien wäre für Sie keine Option gewesen?

Nein, denn ich hätte dort nicht als Psychologin arbeiten können, auch aufgrund der fehlenden Sprachkenntnisse nicht; die Psychotherapie in Tunesien ist wie in Frankreich vor allem psychoanalytisch orientiert. In der Deutschschweiz hat die Psychoanalyse keinen großen Stellenwert mehr.

Welche Art der Unterstützung haben Sie nebst der Tagesstruktur und was fehlt Ihnen noch? Gibt es irgendetwas, das Ihnen helfen würde?

Ich bin in zwei Angehörigengruppen, in der Gruppe der Alzheimervereinigung Zürich und bei mosa!k-Tagesstruktur für Jungbetroffene in St. Gallen; wir haben auch einen Chat, in dem wir uns austauschen. Mein Mann geht am Abend recht früh ins Bett, meistens um viertel nach acht; ich lese sehr viel und dann lese ich eben in der Nacht oder ich schaue an den Wochenenden Filme und versuche dabei seine Unruhe auszublenden, während er im Haus »herumtigert«. Das sind so meine Erholungsphasen.

Gibt es etwas, was Sie sich wünschen, etwas das fehlt in der Betreuung von Menschen mit einer FTD?

Es braucht mehr Angebote für Jungbetroffene und deren Kinder. Im Thurgau gibt es zum Beispiel keine Unterstützung für Angehörige im Jugendalter und im jungen Erwachsenenalter. Was ebenfalls fehlt: Jungbetroffene wie mein Mann mit inzwischen 56 haben ganz andere Bedürfnisse als die älteren Erkrankten. Ich sehe das bereits in der Tagesstruktur, da hört man volkstümliche Musik, und man singt Schweizer Volkslieder. Für Migranten gibt es keine Angebote. Sie sind in all den Unterstützungsangeboten für Demenzbetroffene meines Wissens fast nicht präsent und nutzen diese auch kaum.

Wir haben mit vielen Menschen gesprochen, und es ist interessanterweise gar nie ein Thema, die Partnerin, den Partner, zu verlassen.

Das ist auch für mich kein Thema, ich würde mich als Verräterin fühlen. Man hat sich das Versprechen gegeben, in guten und schlechten Zeiten füreinander da zu sein. Ich stelle mir immer vor, wenn ich an seiner Stelle wäre, was wünschte ich mir? Dann würde ich auch nicht wollen, dass er sich scheiden lässt, sondern sich möglichst gut um mich kümmert.

Wie gestalten Sie den Alltag?

Um sechs Uhr stehe ich auf, mache mich selbst bereit, dann wecke ich ihn um halb sieben. Ich rasiere und dusche ihn, ziehe ihn an, wir frühstücken zusammen, und bevor ich zur Arbeit gehe, bringe ich ihn in die Tagesstruktur. Und am Abend um fünf hole ich ihn wieder ab.

Die Wochenenden sind dann davon bestimmt, dass Sie möglichst viel mit ihm unternehmen?

Ja. Ich gehe viel spazieren mit ihm, oft für eine Stunde am Tag, er mag jedoch nicht mehr so lange laufen, er hat mittlerweile auch motorisch Mühe. Im Winter mit dem Schnee war es sehr schwierig für ihn, er hatte immer Angst, zu stürzen. Oder wir machen einen Ausflug. Morgen gehen wir zum Beispiel zum Markt, letzte Woche waren wir in Konstanz, oder fahren mit dem Schiff. Beim Einkaufen darf er jeweils den Wagen schieben, dann ist er beschäftigt.

Sie sagten, dass er inzwischen Schluckstörungen hat, kann er das Essen noch genießen?

Bei FTD geht oft das Sättigungsgefühl verloren. Das ist bei ihm nicht der Fall. Er isst nur das, was er vorgesetzt bekommt. Wenn man ihn fragt, ob er noch mehr mag, dann sagt er zwar selten nein, aber er würde nie den Kühlschrank ausräumen. Bei uns liegt die Schokolade offen herum, er würde diese aber von sich aus nicht anrühren.

Er hat ziemlich zugenommen, aber er bewegt sich auch nicht mehr so viel. Das Gewicht war ihm früher immer sehr wichtig.

Sie fahren demnächst mit ihm nach Istanbul?

Ja. Wir haben bis jetzt ab und zu Städtereisen mit ihm gemacht. Letzten Frühling waren wir in London, wo es sehr viele Reize gibt, U-Bahn rein, U-Bahn raus, das ging problemlos. Nun sind meine Tochter und ich gespannt, wie es in Istanbul sein wird. Das sind Sachen, die uns allen Spaß machen!

Machen Sie Pläne für die Zukunft oder leben Sie Tag für Tag?

Wir leben Tag für Tag und probieren wirklich, die schönen Momente zu genießen. Er mag Musik sehr, wir hören oft arabische Musik. Da blüht er auf und strahlt und tanzt. Das sind die schönen Momente.

Lässt er physische Nähe zu?

Man muss ihn einfach fragen. Er mag es nicht, wenn man ihn spontan berührt, aber wenn man fragt: »Darf ich dich umarmen«, dann lässt er es zu. In letzter Zeit gibt er immer wieder gerne Küsschen. Aber wenn man sagt: »Nein, jetzt gerade nicht«, dann versteht er es eigentlich noch. Die Liebenswürdigkeit, die er schon immer hatte, ist nach wie vor noch da.

Was machen Sie, wenn Sie total verzweifelt sind?

Dann weine ich. Und ich tausche mich mit der Tochter und anderen Angehörigen aus. Wir bauen uns gegenseitig wieder etwas auf. Meine Tochter ist sehr wichtig für mich. Alleine könnte ich es nicht tragen. Sie wohnt deshalb auch weiterhin zu Hause. Sie hätte gerne in Basel studiert, aber als das mit dieser Krankheit begonnen hat ... Sie findet, sie will mit dem Vater zusammen sein, solange das noch geht.

Ich würde Ihnen zum Schluss gerne ein paar Wörter nennen und Sie um eine spontane Reaktion dazu bitten. Als erstes wähle ich den Begriff »Wut«.

Habe ich selten. Die hatte ich vor allem am Anfang, auf seinen Arbeitgeber, da war ich sehr wütend. Aber das ist jetzt alles geregelt und uns geht es gut. Wir haben Glück, wir sind finanziell abgesichert und die Wut, die ich am Anfang hatte, die habe ich schon lange nicht mehr.

Freude

Jeden Moment, der schön ist, genießen zu können. Achtsam sein und Lebensfreude empfinden im Moment und nicht daran denken, das gibt es vielleicht nie mehr.

Trauer

Kommt halt immer wieder mal auf. Wenn wieder eine Fähigkeit verloren geht, oder, was ganz schlimm war, als er kürzlich in der Tagesstruktur Durchfall hatte und am Abend, als ich ihn abholte, Windeln getragen hat. Das war ein Tiefschlag – dass mein Mann Windeln tragen muss. Da war ich sehr traurig.

Liebe

Die ganze Betreuung und Begleitung eines Demenzkranken macht man nicht, ohne dass man jemanden sehr gern hat. Alles, was mit Körperlichkeit, mit Sexualität zu tun hat, davon habe ich mich schon lange verabschieden müssen. Ich will das auch nicht. Ich finde, für Sexualität braucht es einen gleichwertigen Partner. Da gibt es die Hoffnung, später im Leben vielleicht wieder jemanden kennenzulernen, mit dem man eine Partnerschaft eingehen kann.

Der letzte Begriff ist Dankbarkeit

Ich bin für jeden schönen Moment, den wir noch haben, dankbar. Zum Beispiel, wenn wir einen schönen Abend zusammen verbringen, wenn wir in einem guten Restaurant sind und ... Für diese Möglichkeiten bin ich sehr dankbar und für alles, was er noch kann.

Gibt es irgendwas, das Ihnen am Herzen liegt, das unbedingt im Buch thematisiert werden sollte?

Es sollte mehr Tagesstrukturen geben. Zudem sollte es viel mehr niederschwellige Entlastungsangebote geben (auch mit Übernachtungsangebot) und die Kinder der Jungbetroffenen sollten nicht vergessen werden. Das ist mir ganz wichtig. Und nicht zuletzt, dass auch demenzbetroffene Menschen mit Migrationshintergrund eine für sie geeignete Anlaufstelle haben und Unterstützung erhalten.

Nächstes Jahr [2024] findet ein Kongress des Schweizerischen Roten Kreuzes zum Thema »Alter und Migration« statt; ich bin angefragt worden, ob ich als Betroffene etwas zu Demenz und Migration erzählen möchte und ich habe zugesagt.

FTD und Migration

Der Umgang mit einer an FTD erkrankten Person ist zusätzlich herausfordernd, wenn die betroffenen Personen wie ihre Angehörigen aufgrund eines Migrationshintergrunds über keine oder nur geringe Deutschkenntnisse verfügen. Die Beratungen können in der Schweiz allenfalls auch auf Deutsch, Französisch und Italienisch angeboten werden. Die FTD-Broschüre von Alzheimer Schweiz gibt es in diesen Sprachen, doch sobald es notwendig wird, auf Türkisch, Albanisch, Arabisch oder in anderen Sprachen zu kommunizieren und kein Sohn oder keine Tochter übersetzen kann, wird die Verständigung kompliziert.

Bereits die Abklärung erweist sich oft als problematisch bis fast unmöglich, da die Fragestellungen nicht verstanden werden. Betroffene werden mehrheitlich von ihren Familien betreut, ohne dass fachliche Unterstützung in Anspruch genommen wird. Viele scheuen sich zuzugeben, dass sie Hilfe benötigen; oft besteht auch kein Verständnis, von was für einer Krankheit ihr Familienmitglied betroffen ist. Und nicht zuletzt herrscht häufig die Einstellung vor: Was in der Familie geschieht, bleibt in der Familie und es gehört quasi zum Ehrenkodex, erkrankte Familienmitglieder selbst zu betreuen und zu pflegen. In diesem Bereich ist noch viel Aufklärungsarbeit zu leisten, denn infolge einer Zunahme der Migration wird auch das Thema FTD und wie damit umzugehen ist, zunehmend wichtiger.

»Wenn jemand das nicht akzeptieren kann, ist er nicht unser Freund«

Christian K. (55) und seine Tochter Larissa K. (19) kümmern sich zuhause um ihre Ehefrau und Mutter Milena K. (54), bei der im Herbst 2021 eine Frontotemporale Demenz festgestellt wurde. Vater und Tochter sind inzwischen ein eingespieltes Team, und sie gehen offen mit der Erkrankung um: Larissa K. nimmt stets Freundinnen mit nach Hause, Christian K. appelliert an andere Angehörige, nicht zu lange zu warten, um sich Unterstützung zu holen.

Wann und woran haben Sie bemerkt, dass sich bei Ihrer Mutter respektive bei Ihrer Frau etwas zu verändern beginnt?

LK: Es war ein schleichender Prozess. Ich war damals noch jünger, und weil ich es kaum bemerkt habe, war es auch nicht schlimm für mich. Ich habe schon irgendwann realisiert, dass daheim etwas nicht läuft, wenn ich mit der Mama zum 30. Mal in einer Woche die gleiche Kika-Serie schaue. Das war zwar super für mich, aber man merkt schon, dass es nicht so war, wie es sein sollte, denn wir haben den ganzen Tag einfach nur ferngesehen und sonst nichts gemacht

CK: Es gibt Standardsendungen für meine Frau, zum Beispiel so eine Art Aktenzeichen XY auf Italienisch, oder sie schaut »Kommissar Rex« und Kindersendungen, die findet sie super. Momentan wieder »Drei Nüsse für Aschenbrödel«, das wird wahrscheinlich endlos laufen.

Vor ziemlich genau drei Jahren, im Spätherbst 2021, war ich an einem Punkt, an dem es einfach nicht mehr ging. Milenas Mutter hatte auch eine Form von Demenz und ist relativ früh gestorben, ihr Vater drei Jahre später; das hat sie nie verarbeitet. Sie entwickelte eine diagnostizierte mittelschwere Depression, und ich habe ihr Verhalten immer daran festgemacht: Deshalb zieht sie sich zurück, deshalb vergisst sie Sachen.

Meine Frau ist Italienerin, sie hat ein Haus in Italien in der Nähe von Venedig, wo sie jeweils den Sommer verbringt. Da war dieser Moment vor zwei Jahren, als ich ihr, bevor sie losfuhr, gesagt habe, dass es so nicht weitergehe. Wir waren beide an einem Punkt, an dem die Frage nur noch lautet, wer von uns zuerst zusammenklappt. Ich habe zu ihr gesagt: »Ich kann dir nicht helfen, wie es ein Mediziner kann, aber ich kann dich unterstützen, wenn du weißt, was du willst. Und ich bitte dich, dir Gedanken zu machen, was du willst und brauchst, dann können wir das zusammen angehen.«

Was hat Sie so sehr belastet?

CK: Es hatte sich bei ihr eine starke Lethargie eingeschlichen. Sie saß daheim einfach herum, hat die Wohnung völlig vernachlässigt. Sozial zog sie sich immer mehr zurück, zeigte oft leichte Gedächtnis- und Wortfindungsschwierigkeiten und behauptete, das sei deshalb, weil sie mit Larissa den ganzen Tag nur Italienisch rede; das kann nicht stimmen, denn Larissa weigert sich mittlerweile, mit ihr immer nur Italienisch zu sprechen ...

Das waren ihre Strategien, um das alles zu bewältigen, bis folgendes passiert ist: Ich fuhr zu ihr nach Italien, Larissa ist auch mit ihrem damaligen Freund mitgekommen. Als ich Milena sah, erschrak ich über ihren Zustand. Sie fiel zweimal hin, als wir zusammen spazieren gingen, sie hat zwei-, dreimal in die Hose gemacht, als sie dringend auf die Toilette musste und es nicht mehr halten konnte.

Das war der Moment, in dem ich ihr zwei Möglichkeiten vorgeschlagen habe: »Entweder rufst du unsere Hausärztin an und sagst, dass etwas mit dir nicht in Ordnung ist und du es abklären lassen möchtest. Oder ich rufe dort an und zerre dich hin.« Das fand sie verständlicherweise nicht so toll, und es war von meiner Seite her kein sehr diplomatisches Gespräch; doch sie hat es gemacht. Am Anfang gab es natürlich eine Reihe neurologischer Abklärungen. Man hat Bilder vom Gehirn gemacht und der erste Neurologe, bei dem wir waren, sagte, es sei ganz klar, sie habe eine Form von Leukodystrophie (eine Degeneration der weißen Substanz des Zentralnervensystems); das hatte angeblich auch ihre Mutter. Für sie war das natürlich schlimm, sie hat heftig reagiert und verlangte: »Gell, du versprichst mir, wenn ich sterbe, darf ich das Grab neben meinen Eltern haben in Basel auf dem Friedhof.«

Auf der einen Seite ist es da eskaliert, aber auf der anderen Seite war es für uns auch der Anfang, um von ganz vielen Seiten Hilfe zu erhalten.

Wie alt war Ihre Frau damals?

CK: 51 Jahre.

Und von da an haben Sie, Larissa, es deutlicher bemerkt?

LK: Gewusst habe ich es, glaube ich, schon länger, weil ich einfach auch viel mit Mama gemacht habe. Als mein Großvater starb und es mit den Depressionen losging, da war ich zehn, also in einem Alter, in dem ich noch viel zu Hause war. Auch da ist es schon vorgekommen, dass sie dringend aufs WC musste, als wir rausgingen und das dann teilweise nicht möglich war.

Wann kam es während der Abklärungen zu einer Diagnose?

CK: Weil der erste Neurologe so resolut erklärt hatte, woran meine Frau erkrankt sei, wollte ich eine Zweitmeinung einholen. Zu dieser Zeit habe ich in Zürich gearbeitet, und eines Tages kam mir auf der Bahnhofstrasse meine ehemalige Chefin entgegen, die mich fast nicht erkannt hätte. Sie fand, ich sehe schrecklich aus und fragte, was denn los sei. Ich erklärte ihr die ganze Situation mit Milena und sie versprach, mit einem befreundeten Arzt darüber zu sprechen. So kam es, dass wir uns im Unispital Basel bei den beiden Chefneurologen vorstellen konnten, und dort hat man bald die neuropsychologischen Testungen vorgenommen. Die weitere Diagnose, neben der bereits festgestellten Depression, kam relativ zügig und lautete »neurodegenerative Krankheit am ehesten aus dem Bereich der Frontotemporalen Demenzen«.

Hat Ihre Frau den Abklärungen zugestimmt und wie hat sie auf die Diagnose reagiert?

CK: Die Diagnose hat sie mitbekommen, und das war zunächst ganz schlimm für sie. Mittlerweile ist es eher im Bereich von »nicht wahrhaben wollen«. Den Dr. Sollberger in Basel findet sie gut, ihm glaubt sie auch, sie mag es nur nicht, dass er ihr klar zu verstehen gab, dass sie nicht mehr Autofahren dürfe. Was die neuropsychologischen Tests ergeben haben, das glaubt sie nicht. Dort verfällt sie wieder in diese Verdrängungsmechanismen, wie: »Ja, wenn ich das auf Deutsch machen muss ... Die haben mir ein Tier gezeigt und ich wusste nicht wie es heißt, aber jetzt weiß ich, dass ein Rinoceronte ein Nashorn ist.« Ich behaupte aber, ob man die Tests auf Deutsch, Französisch, Italienisch oder Serbokroatisch machen würde, der Ausgang wäre wahrscheinlich gleich. Mein Gefühl ist – aber vielleicht ist das der typische Eindruck des Angehörigen und Mitbetroffenen – dass Milena gewisse Sachen aktiv verdrängt und andere Sachen wirklich nicht mehr spürt.

LK: Ich glaube, sie merkt und weiß ganz viele Dinge. Gestern Abend haben wir intensiv aufgeräumt, weil ich Kolleginnen zu Friendsgiving eingeladen habe. Irgendwann meinte sie: »Ich kann das nicht.« Sie hat sich daraufhin zum Schlafen hingelegt, obwohl sie sehr wahrscheinlich nicht müde war. Ich glaube, sie hat gewusst, dass sie uns im Weg ist, wenn sie auf dem Sofa sitzen bleibt.

Einerseits ein Verdrängungsmechanismus, zugleich ein gewisses Feingefühl.

LK: Ja, sie ist sehr sensibel. Ich habe eine eher scheue Kollegin; zu der hat sie letzthin bei einem Abendessen gesagt: »Ist irgendwas bei dir? Ich habe das Gefühl, du bist ein bisschen verschlossen, du sagst nicht so viel.« Das Feingefühl und das Gespür hat sie noch.

CK: Dieser feinfühlige Charakterzug ist bei Milena stark ausgeprägt. Früher habe ich oft zu ihr gesagt: »Du hast eine wahnsinnige emotionale Intelligenz.« Auf Leute zugehen, mit Leuten umgehen, das konnte sie immer gut. Meine Eltern haben früher immer gesagt, Milena sei ein lieber und offener Mensch. Leider läuft das bei ihr mittlerweile auf eine gewisse Distanzlosigkeit hinaus, sie kann nicht mehr einschätzen, wann sie jemandem zu nahekommt.

Wenn man das Aufräumen anschaut: Früher hat Milena unsere Wohnung sehr in Schuss gehalten, es war schon fast obsessiv. Ich habe immer wieder betont: »Das ist eine Wohnung, kein Puppenhaus-Museum, da darf auch mal was herumliegen, man darf sehen, dass hier jemand lebt.« Inzwischen ist es ihr egal, wie es bei uns aussieht. Sie behauptet immer: »Ich kann nicht wegen des Rückens.« Das ist auch eine dieser Verdrängungs-Strategien. Einerseits finde ich es spannend, andererseits schwierig, wie ein Teil der Persönlichkeit verstärkt und der andere ins Gegenteil verkehrt wird.

Merken Sie Veränderungen seit der Diagnosestellung?

CK: Man kann es vielleicht so formulieren: Es gibt die Depression und in irgendeiner Form die Demenz, und was die Depression betrifft, geht es Milena eher etwas besser.

Wegen der Depression nimmt sie Medikamente und geht alle zwei Wochen zu einer Psychiaterin. Und auch Dr. Sollberger sagte ihr das letzte Mal, er habe den Eindruck, es gehe ihr besser. Das hat sie dann interpretiert als: »Ich bin gesund. Dr. Sollberger hat gesagt, ich habe gar nichts.«

Es sind jedoch auch neue Sachen dazugekommen. Früher hat sie zwischendurch in die Hosen gepieselt, mittlerweile kommt manchmal auch Stuhlinkontinenz dazu, zwar nicht häufig, aber zwischendurch schon. Zudem hat sie sich zwei-, dreimal verlaufen und verirrt, das war vorher nicht so. Zum Teil macht sie auch verrückte Sachen. Kürzlich hat sie Larissa gefragt, ob sie etwas kochen soll für sie, damit sie das in die Schule mitnehmen kann, Larissa hat aber nein gesagt. Dann klingelte an einem Morgen um sechs der Wecker, sie stand auf, ging in die Küche und begann mit den Töpfen herumzuhantieren. Ich habe zu Larissa gesagt: »Mama ist in der Küche, wahrscheinlich kocht sie für dich Pasta, nimm es nicht tragisch.« Als wir später in der Küche nachschauten, stand auf einer Herdplatte ein ganz kleines Pfännchen mit Pasta, die schon fast überkochte, und auf einer anderen Herdplatte eine Blech-Salatschüssel, und darin hat sie Brokkoli gekocht. Wir haben gesagt: »Hey, das kannst du nicht machen«, woraufhin sie ärgerlich wurde und die Pasta wegschüttete.

Reagiert sie aggressiv oder wendet sie sich gegen Sie beide oder andere Menschen?

CK: Aggressivität ist ein komplexer Begriff. Es geht mehr um Diskussionen, zum Beispiel müssen wir den Haushaltsdienst aufgleisen, und dann habe ich etwas gesagt, was sie ärgerte, daraufhin sie: »Du erzählst immer solchen Mist, und dann meine ich, du hast recht.« Wenn ihr etwas nicht passt, hängt sie das Telefon auf oder schimpft auf Italienisch. Das hat zugenommen, aber wahrscheinlich auch aus Frust, weil sie in vielem nicht mehr mitkommt. Darum ist es für mich schwierig abzuschätzen, was sie noch realisiert und was nicht.

Wem aus Ihrem Umfeld haben Sie davon erzählt?

LK: Meine Kolleginnen wissen es. Wir waren auf Maturareise in Rom; irgendwann kamen meine sechs Kolleginnen, mit denen ich auch sonst viel zusammen unternehme, auf das Thema und dann habe ich gesagt, dass ich das auch kenne, weil meine Mama Demenz habe. Es ist nicht etwas, das man wirklich wahrnimmt, wenn man es nicht weiß, weil man es ihr nicht besonders ansieht. Man hat es mal erwähnt und man weiß es irgendwie, aber viele Leute vergessen es dann wieder.

In der Schule stoße ich bei vielen Lehrpersonen an Barrieren; dann merke ich, die Leute wissen nicht, wie sie darauf reagieren sollen und vergessen es wieder, weil sie so viele Schüler haben. Ich erwarte nicht, dass sie sich das merken; man erlebt halt eine große Ratlosigkeit, wenn man es jemandem erzählt.

Wie ist das in Ihrem Freundeskreis oder auf der Arbeit?

CK: Früher habe ich Milena geschützt; wenn sie zum Beispiel irgendwohin nicht mitkommen wollte, habe ich gesagt: »Es geht ihr gerade nicht so gut.« Das hat man wohl akzeptiert, aber schon gewusst, dass irgendetwas los ist. Unterdessen habe ich von einem Extrem ins andere gewechselt, nun gehe ich offensiv damit um. Bei der Arbeit bin ich ebenfalls offen und transparent.

Machen Sie mit der Transparenz und Offenheit vorwiegend gute Erfahrungen?

CK: Mehrheitlich ja. Ich erinnere mich an eine Diskussion mit Milena darüber, und sie fragte nach verschiedenen Freunden, was sie über uns und über die Krankheit denken. Meine Antwort war: »Das ist relativ einfach: Wenn jemand das nicht akzeptieren kann, dann ist er wahrscheinlich nicht unser Freund.« In solchen Situationen merkt man das. Es ist allerdings schwierig abzuschätzen, wie die Freunde auf eine direkte Konfrontation mit Milena reagieren würden. Die Unterstützung, die ich von Leuten bekomme, die fragen, wie es uns geht, also auch mir und nicht nur Milena, und die mich zum Erzählen auffordern, die ist wirklich tipptopp.

LK: Wenn meine beiden besten Kolleginnen kommen, ist es bei uns immer total lustig, denn meine Mama versteht sich super mit ihnen, und sie sich super mit ihr.

Wir waren neulich zusammen an der Basler Messe und da waren noch andere Kolleginnen dabei, die meine Mama zum ersten Mal getroffen haben, und wir hatten es alle mega lustig – Mama ist teilweise ungewollt sehr komisch, sie versteht sich auch mit jedem, weil sie sehr empathisch ist.

Am Anfang, bevor wir etwas zusammen unternehmen, sage ich jeweils: »Schaut, meine Mama hat das und das, und es ist so und so.« Und dann denken sie zunächst, sie müssten nun besonders aufpassen, merken aber nach ein paar Minuten, das geht ja super. Die Kolleginnen fragen auch immer nach, wie es meiner Mama denn gehe.

War sie früher ein sozialer Mensch?

CK: Was uns stark zusammengehalten hat, war, dass wir beide sehr gerne kochen. Jede zweite Woche waren wir irgendwo eingeladen oder hatten Leute bei uns zum

Essen. Milena war sehr sozial, sie war nur nie eine gute Kommunikatorin. Das ist vielleicht ein bisschen unfair, wenn ich das sage, denn ich selbst mache seit 40 Jahren nichts anders; ich habe Sprachen studiert, ich arbeite in der Kommunikation. Sie ist sehr offen auf Leute zugegangen und konnte ihnen gut zuhören; das macht sie mittlerweile weniger. Sie ist eher auf »senden« gepolt.

Wie äußert sich das?

CK: Sie erzählt allen Leuten irgendwelche Sachen. Heute Morgen kam jemand von der Spitex und wir wollten erst einmal abklären, wie das mit der Haushaltshilfe geht, aber dann hat sie zuerst mal erklärt, was wir an schottischen Hochlandrindern und Wasserbüffeln draußen haben. Und dann erzählte sie, dass sie letzte Nacht die arme Katze ausgeschlossen habe ... völlig random. Was ich auch nicht so gut finde und worüber sich Larissa massiv aufregen kann ist, wenn wir Essen gehen und sie plötzlich mit den Leuten am Nebentisch zu plaudern anfängt. Und wenn man fragt: »Kennst du die?«, sagt sie: »Nein, aber die haben mich so angeschaut.« Diese Distanzlosigkeit verstärkt sich inzwischen.

Sie erwähnten, dass Ihre Frau regelmäßig nach Italien fährt.

CK: Dieser Tapetenwechsel tut ihr sehr gut, weil Italien für sie so eine Art Happy Place ist; das Haus, das ihr Vater mit seinen eigenen Händen gebaut hat. Wenn sie zurückkommt, geht es ihr psychisch besser, weil dort niemand Ansprüche an sie stellt.

Da reist sie auch alleine hin?

CK: Fast immer alleine; sie geht mit dem Flugzeug. Das sind so ritualisierte, feste Abläufe. Ich buche ihr ein Ticket, denn das schafft sie nicht mehr. Ihr iPhone ist ein

Buch mit sieben Siegeln für sie. Das heißt, ich schaue, dass sie alles hat, erkläre ihr bevor sie geht auch noch mal, wo sie auf dem iPhone ihren Boarding-Pass findet. Ich bringe sie zum Flughafen, gehe mit ihr bis zur Sicherheitskontrolle und von dort ist es ja nicht mehr schwierig. Sie muss ans richtige Gate und sich auf den richtigen Platz setzten. Das funktioniert, aber ich würde das Gleiche nicht am Flughafen Schiphol in Amsterdam machen. Basel hat eine überschaubare Anzahl Gates, und sie hat das schon hundertmal gemacht.

Aber in Venedig muss sie auch wieder zurechtkommen.

CK: Da geht sie raus, dort steht der Bus und der fährt bis nach Pordenone, dort nimmt sie ein Taxi, das fährt sie zum Haus. Das sind Sachen, die sind einfach bei ihr gespeichert. Sie geht auch allein ins Bethesda-Spital für ihre Schwimmtherapie, sie geht allein zu ihrer Psychiaterin; sie geht allein ins Hörnli, den Friedhof in Basel, wo ihre Eltern begraben sind. Aber ich könnte nicht zu ihr sagen: »Wir treffen uns um halb vier am St.-Johannstor am Samstag.«

LK: Da wüsste nicht einmal ich, wo ich hinmüsste.

CK: Aber du könntest es googeln und du würdest wahrscheinlich googeln.

LK: Beim Handy hat Mami einen Stand wie Oma und Opa. Du, Papi, bist nicht krank und du musstest dich auch daran gewöhnen und ich bin damit aufgewachsen. Sie würde das alles auch wissen, wenn sie es früher gelernt hätte.

Ihre Frau merkt ja, dass etwas anders ist. Äußert sie das auch?

CK: Selten. Manchmal sagt sie: »Aber ich bin ja krank und kann das nicht.« Im Sinne von: »Die anderen sagen das einfach, aber das stimmt ja nicht.« Es gibt schon gewisse Momente, in denen sie sagt: »Das habe ich vergessen«, oder »Ich weiß es nicht mehr«, aber sie thematisiert es nicht besonders.

Würde ich es merken, dass Ihre Mutter, Ihre Frau krank ist?

LK: Wenn man sie zum ersten Mal trifft, ist sie sehr kommunikativ, da hat sie nicht den besten Filter, sie liebt es, zu plaudern; dann wird man es nicht wirklich merken. Außer, sie hat gekocht und das ist voll in die Hose gegangen.

CK: Kochen geht ja gar nicht mehr. Oder eben in einer Blech-Salatschüssel.

LK: Ich fand die Pasta voll gut!

CK: Es kommt auf die Tagesform von Milena an. Sie hat jetzt eine Freiwillige, die mit dementen Leuten gewisse Sachen unternimmt; mit ihr war Milena im Zoo und auf dem Friedhof Hörnli. Ihre Begleiterin war erstaunt, wie gut das Kurz- und Langzeitgedächtnis von Milena noch funktionieren. Sie berichtete aber auch, dass Milena so viele Sachen aufs Hörnli mitgenommen habe, das gar nicht alles auf dem Grab Platz gehabt habe. Zwar konnte sie Milena bremsen – das ist auch so ein Thema –, viele Sachen zu kaufen, hat sie aber nicht davon abhalten können, Schokolade für Larissa und Socken für mich zu kaufen. Milena hat eine Art von Kaufzwang entwickelt, man sagt ja, das ist das oft typische Suchtverhalten bei einer FTD.

Wie steht es mit Duschen und Körperpflege?

CK: Sie duscht und wäscht sich selbst, sie putzt ihre Zähne. Die Haare pflegt sie nicht mehr so intensiv wie früher.

LK: Die Haare bürste ich ihr, und dann macht sie es auch wieder. Man muss sie dazu motivieren, und dann macht sie es auch, halt alles immer im eigenen Tempo.

Man kann nicht sagen: »Geh doch jetzt duschen«, und dann macht sie es nach fünf Minuten, sondern sie geht eine halbe Stunde später.

Wie ist das für Sie, dass Ihre Mutter relativ viel Betreuung braucht? Es ist für Ihr Alter ja nicht normal, solche Sachen zu übernehmen, bspw. sie waschen, wenn sie inkontinent ist.

LK: Da stehe ich drüber. Es stresst mich manchmal, aber irgendwann springt ein Mechanismus an, und dann mache ich es einfach.

Wie viel Hilfe braucht Ihre Mutter, Ihre Frau jeden Tag?

LK: Ich bin eigentlich immer bis um halb fünf in der Schule; wenn ich könnte, würde ich mehr machen, doch ich muss abschalten, damit ich lernen kann, um gut in der Schule zu sein. Aufräumen ist zwar nicht das, was ich liebe, wenn ich allerdings mal dabei bin, dann ist es okay, und wenn ich dabei Zeit mit ihr verbringen kann, dann mache ich das gerne. Es gibt Tage, an denen ich gar nicht nach ihr schauen kann, und solche, an denen ich mich viel um sie kümmern kann.

CK: Wenn Larissa und ich nichts machen würden, dann würde kaum etwas funktionieren. Milena steht auf, sie füttert unsere beiden Katzen und macht die Wäsche. Ich weiß nicht, ob sie es gern macht, aber sie macht es recht häufig. Das sind die Sachen, bei denen relativ wenig schiefgeht. Einkaufen ist schwierig, weil sie entweder nicht das mitbringt, was gebraucht wird, oder sie bringt von etwas, was man weniger benötigt, oder im schlimmsten Fall, was man nicht braucht, eine Armee-Ration.

Man kann den Bedarf vielleicht daran messen, was wir an Unterstützung aufgegleist haben. Die Woche von Milena sieht so aus: Jeden Morgen kommt jemand zwischen halb acht und acht von der Spitex; die Person achtet darauf, dass sie ihre Tabletten nimmt und bespricht mit ihr, was für den Tag vorgesehen ist, und dann helfen sie ihr ein bisschen. Sie kommen für 20 Minuten, dann bügelt jemand vielleicht noch ein Hemd oder räumt mit ihr die Geschirrspülmaschine aus.

Dann hat sie zweimal in der Woche jemand von der mobilen Psychiatrie, der mit ihr während zwei Stunden spazieren geht, vielleicht auch ein Café mit ihr aufsucht. Am Dienstagnachmittag ist jeweils die freiwillige Begleiterin bei ihr; neu kommt zweimal in der Woche jemand von der Spitex, einmal für »Haushaltshilfe grob«, Wischen, Staubsaugen oder mal ein Badezimmer putzen, und am Donnerstag zum Bügeln, weil am Mittwoch Waschtag ist; das belegt in etwa den Betreuungsaufwand.

Was Milena mittlerweile völlig abgeht – und das zeigt sich besonders in der Art, wie sie kocht, wenn sie kocht – ist planen, koordinieren und dann alles sauber ausführen.

Wie macht sie das denn in Italien, wenn sie die ganze Zeit allein ist?

LK: Dann muss sie, und uns kann ja egal sein, in welchem Tempo sie das macht. In Italien kann man ganz viel abgepacktes Zeug direkt an einer Theke kaufen und daheim einfach aufwärmen. Oder auf dem Markt gibt es diese Fischknusperli, die sie daheim warm machen kann.

CK: Letztes Jahr war ich für eine Woche dort; sie saß oder lag entweder herum oder ging zum Plaudern zu den Nachbarn. Sie hat Nachbarn links und rechts, einen Cousin, eine Cousine, und eine Tante leben in der Nähe.

Weiß die Verwandtschaft dort Bescheid?

CK: Sie wissen, dass sie etwas hat, aber nicht genau was. Sie wissen, dass es neurodegenerativ ist und dass man nach ihr schauen muss.

Machen Sie sich jetzt schon Gedanken, wie das weitergehen soll und suchen Sie allenfalls einen Ort, wo sie betreut werden kann, oder wollen Sie Ihre Frau solange es geht zuhause behalten?

CK: Das ist ein schwieriges Thema, Milena und ihr Vater haben genau das mit ihrer Mutter gemacht. Mein Schwiegervater hat immer gesagt: »Ich gebe meine Frau nicht weg, weil niemand so gut zu ihr schaut wie ich. Wenn ich sie weggebe, dann geht es nur noch abwärts.« Ich glaube, ich verdränge diese Entscheidung und schiebe die Gedanken von mir weg. Es ist mir wichtig und ich bin froh, dass die Strukturen, die wir jetzt bauen, langsam in Gang kommen, weil – da bin ich ehrlich – es ist anstrengend.

Was ich mir schon überlegt habe, ist: Weil Milena immer sagt, es gefällt ihr in Italien – wenn ihr etwas nicht passt, dann sagt sie immer, sie gehe nach Italien und dann hätten wir Ruhe – habe ich mir schon überlegt, ob es nicht allenfalls eine Möglichkeit gäbe, in Italien eine Betreuungsperson zu organisieren. Das Haus ist relativ groß und es gibt eine Einliegerwohnung. Theoretisch könnte man eine Krankenschwester anstellen und dort wohnen lassen, die sich um Milena kümmert.

Was ist für Sie das Schwierigste?

CK: Alles ist sehr vielschichtig. Ich behaupte von mir, relativ rational zu sein. Ich mag es, wenn man etwas kategorisieren kann; wenn ich weiß, was ich machen kann, dann mache ich das und wenn es nicht besser wird, dann mache ich etwas anderes. Dass man nicht viel tun kann und dass die Krankheit so unberechenbar ist, dass es manchmal Sachen gibt, die funktionieren und dann funktioniert plötzlich etwas nicht mehr, von dem man gerade noch gedacht hatte es funktioniere – das ist für mich recht schwierig.

Und dieses Schwammige ... Das hat natürlich zum Teil auch mit dem Verhalten von Milena zu tun, dass sie nicht einsieht, nicht einsehen kann, dass etwas nicht stimmt, das macht den Umgang mit ihr so schwierig. Und jemanden Schritt für Schritt zu verlieren, das ist wirklich schlimm. Es mag brutal klingen, aber ich habe seit einer Weile mit Larissa bessere und tiefere Diskussionen als mit Milena.

LK: Schwierig ist es für mich, wenn ich von meinen Kolleginnen immer höre: »Ich mache dieses und jenes mit meiner Mami.« Ich sehe, dass es allen Leuten gutgeht und ich das nicht mehr haben kann. Dann versuche ich, ihr zu helfen und es gut zu machen, doch es gibt manchmal trotzdem Streit, weil ihr etwas nicht passt. Ich komme damit irgendwie klar, aber es ist halt sehr schade zu erleben, dass man seine Mami so verliert.

CK: Larissa hat ja mal gesagt: »Weißt du, Papi, eigentlich möchte ich nur eine normale Mami, aber ich glaube, das geht nicht mehr.«

LK: Wenn Papi sagt: »Mama war so und so ...«, dann ist mir das zwar bewusst, aber das ist nicht mehr so, wie ich es wahrnehme.

Was ist das Schöne, das Sie mit Ihrer Mutter, Ihrer Frau erleben?

LK: Es ist immer wieder schön zu sehen, dass ich es auch gut mit ihr haben kann. Wenn ich sehe, dass sie es mit meinen Kolleginnen guthat; wenn man merkt, es ist zwar schlimm, aber es gibt immer noch schöne Augenblicke und es ist lustig.

CK: Es gibt zwischendurch Momente, in denen wir zusammen Essen gehen, solche Sachen. Für mich ist es schön zu sehen, dass Larissa und Milena es noch manchmal gut haben miteinander; aber ja, da ist nicht mehr so wahnsinnig viel.

Haben Sie noch ein eigenes Leben?

CK: Ich nehme mir das, aber ich habe zwischendurch auch ein schlechtes Gewissen deswegen. Als sie dieses Jahr in Italien war, ging ich mit Kollegen eine Woche Motorrad fahren. Da fragt man sich immer: geht es, geht es nicht, und wenn das Telefon klingelt, ist irgendwas?

Ganz abkoppeln kann man sich nicht, doch ich bin relativ geerdet, was mein Umfeld angeht. Ich habe meinen Bruder, mit dem ich darüber reden kann, ich bin in einer Fastnachts-Clique, und ich gehe zum Teil mit den gleichen Leuten an FCB-Matches, ich fahre Motorrad und »nebenbei« arbeite ich noch ein bisschen. Es gibt auf allen Ebenen unterstützende Menschen, aber – nicht falsch verstehen – es gibt keinen Tag, an dem nicht entweder Milena vier- oder fünfmal anruft oder Larissa schreibt: »Papiii!!«, und je mehr »i« es darin gibt, desto dramatischer ist es. Oder wenn Milena ihre Termine einhalten muss, wenn sie um 13 Uhr für ihre Schwimmtherapie im Bethesda sein muss, dann rufe ich sie um 12 Uhr an und frage: »Bist du bereit? Gehst du?« Dann sagt sie zwar »natürlich«, aber eine Stunde später ist sie trotzdem noch zu Hause. Es herrscht immer eine gewisse Alarm-Stimmung. Was mich fertig macht, ist, wenn ich Milena dreimal anrufe und sie nimmt die Anrufe nicht an. Dann hat sie ihr Handy irgendwo liegen gelassen, ist auf einer Parkbank eingeschlafen oder hat es nicht gehört ... doch das weiß man ja nicht. Man wird so ein Worst-Case-Szenario-Denker.

Kann man noch Pläne machen?

CK: Wir machen Ferienpläne und solche Sachen, aber ich finde, es ist schon mehr ein Reagieren.

LK: Ich unternehme noch viel am Wochenende, aber wenn ich weiß, der Papi ist nicht daheim, dann frage ich mich: »Soll ich Mama jetzt alleine daheimlassen?« Ich will nicht, dass sie alleine ist.

Was wünscht man sich von der Gesellschaft, wenn man mit dem Thema FTD so konfrontiert ist, wie Sie?

LK: Wenn ich in der Schule sage: »Ich brauche hier und da Unterstützung, ich kann das nicht alles machen«, dann kommt die Antwort: »Schauen Sie zu Hause.« Das ist schön und gut, ich schaue ja zu Hause, aber wünschen würde ich mir etwas in Richtung: »Ich verstehe Ihre Situation, wir können ja mal zusammen schauen, was wir in der Schule machen können, damit es einfacher wird für Sie.« Zu meiner Klassenlehrperson, sie ist super, habe ich gesagt: »Jetzt bin ich im dritten Gymnasiumjahr, muss so viel Zeug machen und ich brauche Entlastung, damit ich alles unter einen Hut bekomme. Die Hausaufgaben, das Lernen.« Teilweise mag ich auch einfach nicht lernen, wenn ich merke, die Situation daheim ist gerade wichtiger als meine Hausaufgaben. Da ging ich zu also zu ihr und sagte: »Ich möchte Hilfe, weil ich sehe, dass Leute bei uns in der Klasse, die psychische Probleme haben, weniger machen müssen.« Ich sage nicht, dass ich ein psychisches Problem habe, aber ich habe ein Problem daheim. Und ich finde, das soll gleich gewertet werden, wie wenn jemand ein psychisches Problem hat.

Meine Klassenlehrperson fand: »Wir wollen ja nicht, dass Sie zusammenbrechen und ein Psychologe Ihnen eine Freistellung schreiben muss«. Ich würde es nicht so weit kommen lassen wollen, aber ich würde mir wünschen, dass man schaut, wie man mehr verändern kann. Man muss kein besonderes Programm für mich anbieten, aber ich fände es sehr schön, wenn man sieht, dass ich mir Mühe gebe, mich zu öffnen und zuzugeben: »Ich brauche Unterstützung«, und dass es dann heißt: »Wir geben Ihnen die Unterstützung.«

CK: Ich möchte einen Appell an Angehörige von Betroffenen richten: Geht offensiv mit der Sache um, wartet nicht zu lange; ich bin der erste, der zugibt, dass ich alles ein Stück weit verdrängt habe, obwohl ich gewusst habe, dass etwas nicht stimmt. Ich glaube nicht, dass es Milena deswegen besser gegangen wäre, denn die Demenz lässt sich nicht aufhalten, wenn man es früher merkt. Aber trotzdem, der Dialog ist wichtig. Oder einfach auch nur zu sagen, dass etwas nicht in Ordnung ist.

Nun nenne ich Ihnen einige Worte, auf die Sie bitte spontan reagieren. Beginnen wir mit Liebe.

CK: Etwas, das sich über ganz lange Zeit ganz fest aufbaut, das sich aber immer wieder verändert und in solch einer Situation massiv schwierig ist, weil man plötzlich von einem Partner auf Augenhöhe zu einem Fürsorger wird.

Dankbarkeit

LK: Etwas, das man viel mehr spürt, wenn man in Situationen ist, in denen es einem nicht gut geht oder man Hilfe braucht, und wenn man dann sieht, dass die Umstände von anderen akzeptiert werden und man Hilfe bekommt, ist man ganz, ganz glücklich darüber.

Wut

CK: Ist zweifellos da, man wird zwischendurch laut. Bei mir ist es eine Persönlichkeitssache, wenn ich versuche, sehr viel zu kontrollieren und das geht nicht, dann äußert sich das manchmal in Wut. Im Endeffekt bringt Wut nichts, aber irgendwie muss das alles raus.

Sind Sie manchmal wütend aufs Schicksal?

LK: Nein, denn ich kann die Situation nicht ändern; ich kann sie nur mehr für mich als Person ändern und wie ich sie angehe.

Trauer

LK: Man muss sich bewusst sein, dass die Trauer immer da ist. Man kann sich, wie bei allem, ablenken und Sachen unternehmen, die einem Freude machen, aber sie wird immer bleiben. Man muss einfach lernen, die Situation zu akzeptieren, damit man die Trauer aushalten kann.

CK: Trauer ist für mich sehr stark mit Tod und Maximalverlust verbunden, davon bin ich bisher verschont geblieben. Das Erste, was mir in den Sinn gekommen ist, ist Selbstmitleid; das ist hart, aber ich habe zum jetzigen Zeitpunkt keinen Platz für Trauer.

Und noch der Begriff »Freude«

LK: Zu Freude kommt mir in den Sinn, dass man sich das Leben schön machen und sich immer wieder Zeit für sich selber nehmen soll. Dass man etwas Schönes aus einer Situation machen soll und kann; dass man Sachen, die man gerne hat, mit solchen verbindet, die nicht so toll sind und daraus wieder eine schöne Situation erschafft.

CK: Die Freude an Sachen muss man wieder suchen. Mich freut es sehr, wenn wir zu Dritt als Familie gute Erlebnisse haben. Und diese Momente gibt es ja immer noch.

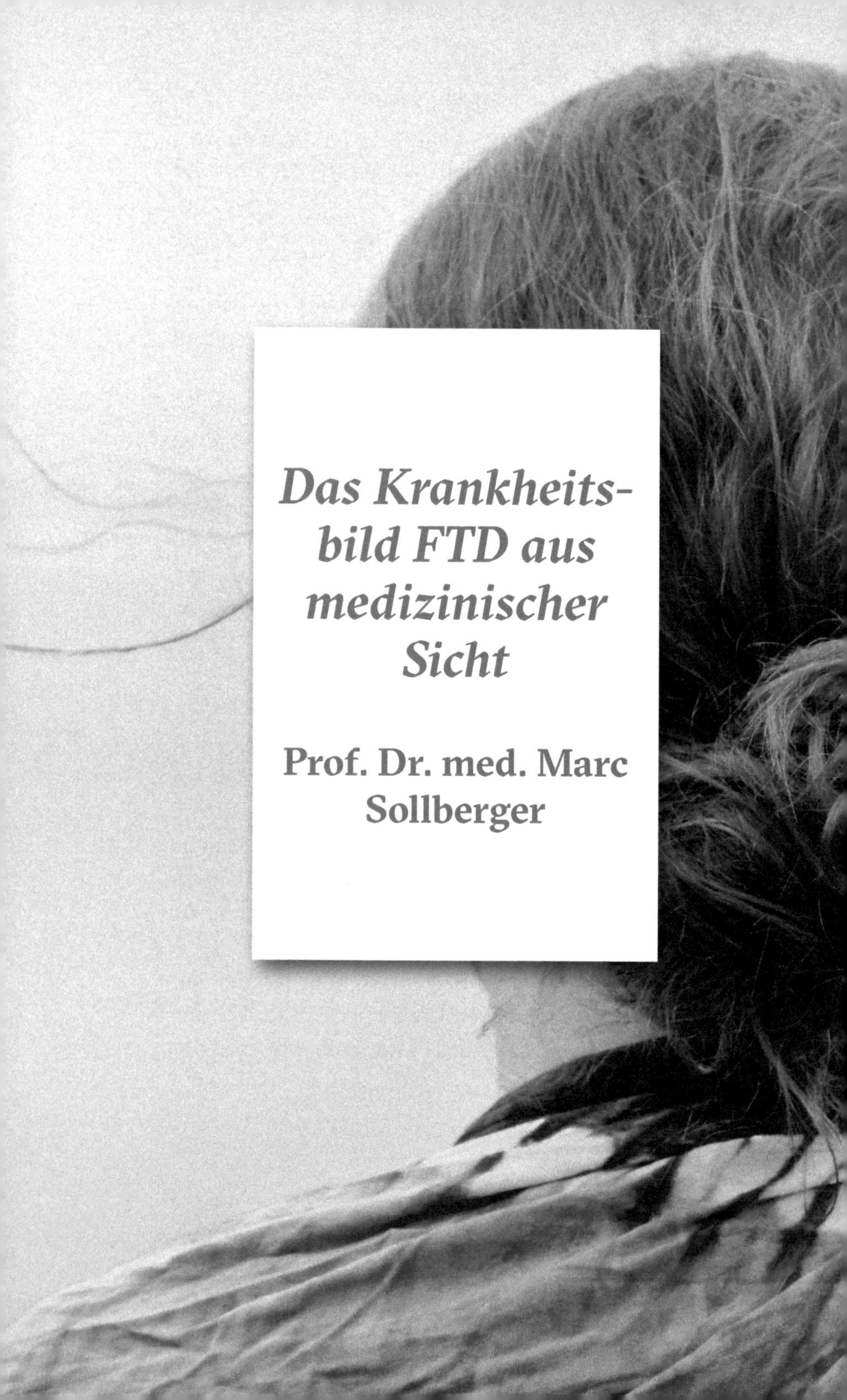
Das Krankheits-
bild FTD aus
medizinischer
Sicht
Prof. Dr. med. Marc
Sollberger

Der Begriff »Frontotemporale Demenz« (FTD) ist der Ausdruck für unterschiedliche Kombinationen von Symptomen, die aufgrund von neurodegenerativen Krankheiten mit Befall des Stirnlappens (Frontallappen) und/oder des Schläfenlappens (Temporallappen) auftreten. Diese Gruppe von Hirnkrankheiten wird »Frontotemporale Lobäre Degenerationen (FLD)« genannt. Die Alzheimer-Krankheit gehört *nicht* dazu.

Der Begriff »Neurodegeneration« bezeichnet den fortschreitenden Abbau (Degeneration) von Nervenzellen (Neuronen). Dieser Verlust von Nervenzellen ist das Resultat von Ablagerungen krankhafter Eiweiße. Als Folge davon treten mit einer Verzögerung von mehreren Jahren bis Jahrzehnten langsam zunehmende Symptome auf. Hauptsymptome sind Veränderungen der Persönlichkeit, des Sozialverhaltens und der sprachlichen Fähigkeiten.

Aktuell wird die FTD in drei verschiedene Haupttypen mit unterschiedlichen klinischen Bildern eingeteilt: Der häufigste Typ ist die behaviorale Variante (Verhaltensvariante) der FTD (bvFTD), bei der Wesensveränderungen mit einem unangepassten Sozialverhalten im Vordergrund stehen. Bei den beiden anderen Varianten sind dagegen chronisch fortschreitende (progressive) Sprachstörungen das führende Symptom: Die semantische Variante der primär progressiven Aphasie (svPPA) geht vor allem mit dem Verlust des Wissens um die Bedeutung von Wörtern einher. Die nicht flüssige Variante der primär progressiven Aphasie (nfvPPA) ist vor allem durch eine Störung der Sprachproduktion und der Bewegungskoordination des Sprechapparates gekennzeichnet.

Geschichte und Epidemiologie

1892 beschrieb der Psychiater und Neurologe Arnold Pick die Krankheit eines früh verstorbenen, demenzerkrankten Patienten, der primär an Sprachstörungen gelitten hatte. Pick stellte bei seinem Patienten einen Gewebeschwund im Bereich von Stirn- und Schläfenlappen fest. Er stufte diesen Befund als eigenständige Krankheit ein, was ihr den Namen »Pick-Krankheit« gab.

Beinahe 100 Jahre später (1994) legten zwei Forschungsgruppen aus Großbritannien und Schweden erste diagnostische Kriterien für die sogenannte Frontallappendemenz fest. Als wichtigste Krankheitszeichen wurden Verhaltens- und Sprachstörungen bezeichnet. 1998 unterteilten David Neary und seine Kollegen die Frontallappendemenz in drei Varianten. Eine der drei wurde FTD genannt. Der Begriff »Frontotemporale Demenz« bezog sich damals auf das klinische Syndrom mit Verhaltensveränderungen. 2011 wurden die diagnostischen Kriterien revidiert und der Begriff »behaviorale Variante (Verhaltensvariante) der Frontotemporalen Demenz (bv-FTD)« löste den Begriff »Frontotemporale Demenz« ab, der sich im allgemeinen Sprachgebrauch jedoch eingebürgert hat. Ebenfalls seit 2011 werden die zwei Sprachvarianten »semantische Variante der primär progressiven Aphasie (svPPA)« und »nicht flüssige Variante der primär progressiven Aphasie (nfvPPA)« genannt.

Es ist schwierig, genaue Zahlen zur Häufigkeit der drei FTD-Varianten in der Bevölkerung zu nennen. In den einzelnen Studien unterscheiden sie sich teilweise stark.

Die FTD-Varianten sind nach der Demenz vom Typ Alzheimer und der Lewy-Körperchen-Demenz mit gesamthaft knapp 5 % die dritthäufigste Demenzform (je nach Studie wird die Häufigkeit mit 0–10 % angegeben). Bei unter 65-jährigen Personen sind sie nach der Demenz vom Typ Alzheimer mit rund 10 % die zweithäufigste Demenzform (je nach Studie wird die Häufigkeit mit 3–16 % angegeben). Da insbesondere die bvFTD als FTD-Variante oft fehldiagnostiziert respektive nicht erkannt wird, ist jedoch anzunehmen, dass die genannten Zahlen zur Häufigkeit der FTD zu tief sind.

FTD-Varianten treten im Gegensatz zur Alzheimer-Demenz meist vor dem 65. Lebensjahr auf. Rund 60 % der Patientinnen und Patienten weisen zwischen dem 45. und dem 65. Lebensjahr erste Krankheitszeichen auf. Im Durchschnitt sind die Menschen im Alter von Anfang 60, wenn sich erste Symptome bemerkbar machen. Bei rund 10 % der Betroffenen werden erste Krankheitszeichen bereits vor dem 45. Lebensjahr festgestellt, bei 30 % nach dem 65. Lebensjahr.

FTD-Varianten treten bei Männern und Frauen etwa gleich häufig auf. Von den drei Varianten kommt bvFTD etwa vier Mal häufiger vor als die zwei Sprachvarianten.

Symptome und Verlauf der Verhaltensvariante der Frontotemporalen Demenz (bvFTD)

Die Verhaltensvariante der Frontotemporalen Demenz zeigt sich primär durch zunehmende Störungen des Verhaltens. Diese treten als erste Krankheitszeichen auf und dominieren auch später das Krankheitsbild. Die Verhaltensstörungen sind charakteristischerweise mit einer fehlenden Krankheitseinsicht kombiniert. Daher suchen typischerweise nicht die Betroffenen ärztliche Unterstützung, sondern ihre Angehörigen.

Die folgenden fünf Verhaltensstörungen sind typisch für eine bvFTD:

- Apathie (Antriebslosigkeit)
- Enthemmung
- Verlust von Empathie (Einfühlungsvermögen)
- Zwanghaftes, stereotypes Verhalten/motorische Unruhe
- Veränderungen des Essverhaltens

Antriebslosigkeit ist meistens eines der ersten Krankheitszeichen. Dies zeigt sich in Form eines allgemein fehlenden Antriebs und Interesses für Tätigkeiten, die die betroffene Person zuvor gerne ausgeübt hat. Im Beruf können die Betroffenen durch Fehlleistungen auffallen. Im Privatleben lässt sich ein neu auftretendes Desinteresse an sozialen Kontakten, Hobbys und Körperhygiene erkennen. Die Betroffenen verlieren immer stärker ihre Eigeninitiative und müssen zu allem aufgefordert werden. Eine ausgeprägte Antriebslosigkeit kann über längere Zeit das einzige Krankheitszeichen darstellen. Diese Form der Verhaltensstörung ähnelt dem Krankheitsbild einer schwereren depressiven Episode oder eines Burnout-Syndroms. Dies und die Tatsache, dass erste Krankheitszeichen für eine neurodegenerative Krankheit oft im berufstätigen Alter auftreten, sind Gründe, weshalb die bvFTD in bis zu 50 % der Fälle mit einer psychischen Krankheit verwechselt wird.

Bei anderen Betroffenen steht nicht die Antriebslosigkeit, sondern die *Enthemmung und Distanzlosigkeit* im Vordergrund. Diese Form der Verhaltensstörung belastet die Angehörigen in der Regel am stärksten. Die Enthemmung äußert sich meist in Form von sozial inadäquaten, impulsiven Handlungen. Diese können sprachlicher oder körperlicher Natur sein, etwa wenn fremde Personen angefasst oder beleidigt werden. Die betroffene Person sagt oder tut – ähnlich wie ein kleines Kind – zunehmend das, was ihr gerade in den Sinn kommt. Sie kann ihre Wünsche oder Impulse nur noch begrenzt und ab einem gewissen Punkt gar nicht mehr kontrollieren. Weitere Formen können sexuelle Enthemmung, strafbares Verhalten in Form von Diebstählen, Urinieren in der Öffentlichkeit, rücksichtsloses Autofahren oder das Ausgeben von großen Geldbeträgen sein. Letzteres kann sogar zu einer hohen Verschuldung führen.

Weiter zeigen die betroffenen Personen üblicherweise den *Verlust des Einfühlungsvermögens,* was speziell für die Angehörigen sehr belastend und psychisch verletzend sein kann. Dies ist insbesondere der Fall, solange die Diagnose noch aussteht und die Ursache der Verhaltensstörungen unklar ist. Die Betroffenen sind typischerweise nicht mehr in der Lage, Emotionen wie Trauer oder Angst adäquat wahrzunehmen oder auszudrücken. Auf ihre Angehörigen wirken sie dann oft gefühllos, selbstbezogen oder arrogant.

Die vierte Verhaltensstörung stellt *zwanghaftes, stereotypes Verhalten und/oder motorische Unruhe mit Bewegungsdrang* dar. Das zwanghafte Verhalten ist charakterisiert durch stereotype Verhaltensweisen, die mehrfach pro Tag auftreten können, wie summen, sich räuspern, auf den Tisch klopfen oder mit den Lippen schmatzen. Es können aber auch komplexere Zwangshandlungen auftreten, etwa wenn ein Betroffener wiederholt grundlos auf die Toilette geht, Gegenstände hortet und ordnet oder unnötig oft die Hände wäscht. Daneben fällt eine motorische Unruhe auf, die mit einem starken Bewegungsdrang verbunden ist. Dies äußert sich etwa darin, dass Menschen mit einer bvFTD täglich kilometerlange Gehstrecken zurücklegen.

Störungen des Essverhaltens in Form von Essattacken und dem Herunterschlingen von Nahrungsmitteln stellen eine weitere Verhaltensstörung dar, die primär Ausdruck eines enthemmten und zwanghaften Verhaltens ist. Das zwanghafte Konsumieren ist nicht auf Nahrungsmittel beschränkt. Manche Betroffenen konsumieren erstmals in ihrem Leben exzessiv Alkohol oder andere Drogen. Andere verschlingen nicht Essbares wie Styropor oder Knöpfe. Zudem wechselt teils auch die Präferenz für Nahrungsmittel, sodass die betroffene Person neu Dinge mag, die ihr früher nicht geschmeckt haben. Weiter nehmen Betroffene meist deutlich mehr Süßigkeiten zu sich, wobei dies oft mit Essattacken einhergeht.

Schwierig ist auch, mit der fehlenden Krankheitseinsicht der Betroffenen umzugehen. Dieses Verhalten kann dazu führen, dass Arztbesuche (teils zur Behandlung von körperlichen Erkrankungen) abgelehnt oder die Einnahme von Medikamenten verweigert werden.

Neben den Verhaltensstörungen sind die Betroffenen vor allem im planerischen und flexiblen Denken sowie in ihrer Aufmerksamkeitsleistung eingeschränkt. Gedächtnis- und Sprachfunktionen sind dagegen meist kaum betroffen. Wenn doch, ist dies erst im fortgeschrittenen Stadium der Fall.

Selten treten auch psychotische Krankheitszeichen auf. Meist handelt es sich um Betroffene mit familiärer Vorbelastung, die nahe Verwandte mit einer bvFTD oder einer anderen FTD haben. Die psychotischen Krankheitszeichen äußern sich typischerweise in Form von paranoiden Wahnideen wie Verfolgungswahn oder in Form von Sinnestäuschungen (akustische und/oder visuelle Halluzinationen). Wenn diese Symptome als erste Krankheitszeichen auftreten, kann dies dazu führen, dass bei den Betroffenen eine Schizophrenie diagnostiziert wird.

Bei der bvFTD (und den beiden Sprachvarianten der FTD) können zusätzlich ein parkinsonähnliches Syndrom (in rund 20 % der Fälle) und/oder Zeichen einer Krankheit der motorischen Nervenzellen (in bis zu 40 % der Fälle) auftreten. Ersteres ist charakterisiert durch Steifigkeit und Unbeweglichkeit des Rumpfes und der Arme und Beine, was u.a. zu Störungen der Feinmotorik, Gangunsicherheit und einem erhöhten Sturzrisiko führt. Krankheiten der motorischen Nervenzellen im Gehirn und/oder im Rückenmark ziehen einen generalisierten Muskelabbau nach sich, was meist innert weniger Monate bis Jahre zum Tod führt. Krankheiten der motorischen Nervenzellen treten häufiger bei der bvFTD als bei den Sprachvarianten der FTD auf.

Mit Fortschreiten der Krankheit tritt die Antriebslosigkeit gegenüber den anderen Verhaltensstörungen immer stärker in den Vordergrund. Die Patientinnen und Patienten werden zunehmend immobil und sprechen immer weniger - sie wiederholen meist nur noch einzelne Wörter - oder nicht mehr. Weiter entwickeln sie Stuhl- und Harninkontinenz und meist Schluckstörungen und Gangunsicherheit. Diese im Verlauf auftretenden Krankheitszeichen erhöhen die Sterblichkeit der Betroffenen, wobei meist Infekte der Luftwege zum Tod der betroffenen Personen führen.

Vom Auftreten der ersten Krankheitszeichen bis zum Tod dauert es bei allen drei FTD-Varianten ähnlich lange, nämlich durchschnittlich acht bis neun Jahre. Im Einzelfall ist dieser Wert jedoch wenig hilfreich, da einerseits die Geschwindigkeit, mit der die Krankheit fortschreitet, innerhalb der Gruppe der Betroffenen variiert, und sich andererseits die Krankheitszeichen stark unterscheiden. Weiter spielt es auch eine Rolle, in welchem Stadium der Hirnkrankheit die Diagnose gestellt wird. Daneben haben von der Hirnkrankheit unabhängige Faktoren einen Einfluss auf die Lebensdauer. Dazu gehören das Alter der betroffenen Menschen und ihr Lebensstil – etwa die Ernährung und körperliche wie geistige Aktivitäten. Auch das Vorliegen allfälliger Krankheiten (Zuckerkrankheit, Alkoholkrankheit, Herz-, Lungen-, Leber- oder Nierenkrankheiten) wie auch die von der Gesellschaft und Angehörigen geleistete Unterstützung wirken sich auf die Lebensdauer aus.

Symptome und Verlauf der Sprachvarianten der Frontotemporalen Demenz

Die beiden Sprachvarianten der FTD gehören zur Gruppe der primär progressiven Aphasie (PPA); sie zeichnet sich durch eine zunehmende Störung der Sprachproduktion und/oder des Sprachverständnisses aufgrund neurodegenerativer Krankheiten aus. Die Sprachstörung ist dabei das erste (primäre) und im Vordergrund stehende Krankheitszeichen.

Semantische Variante der primär progressiven Aphasie (sv-PPA) | Diese Variante ist charakterisiert durch Störungen der Sprache, primär des Sprachverständnisses und des semantischen Gedächtnisses. Letzteres beinhaltet das Faktenwissen – also als das, was wir wissen. Dazu gehören etwa die Namen und Funktionen von Objekten (beispielsweise Hammer: ein Gegenstand, mit dem Nägel eingeschlagen werden) oder Lebewesen (beispielsweise Löwe: eine Großkatze, die in Afrika lebt).

Das erste Krankheitszeichen sind Wortfindungsstörungen, worauf sich in der Folge der Wortschatz verkleinert. Zu Beginn haben die Betroffenen Schwierigkeiten, selten gebrauchte Wörter wie »Brotkorb« oder »Scharnier« zu finden. Solange sie die Bedeutung dieser Begriffe noch kennen, versuchen sie, diese mit geläufigeren Begriffen zu umschreiben. Entsprechend ist der Sprachfluss zu Beginn noch flüssig. Dann wird die Sprache zunehmend inhaltsärmer und unverständlicher. Es treten auch oft Wortverwechslungen – beispielsweise »Tisch« anstelle von »Stuhl« – oder Wortneubildungen auf.

In der Folge fällt eine zunehmende Störung des Sprachverständnisses auf, was sich nicht nur in Schwierigkeiten beim Verstehen von Gesprochenem, sondern auch beim Lesen von Text zeigt. Die mit der Sprachstörung verbundenen Schwierigkeiten der betroffenen Personen, sich mit ihrer Umgebung auszutauschen, führen oft zum sozialen Rückzug und zu Stimmungstiefs.

Mit dem zunehmenden Abbau des Faktenwissens werden die Wortfindungsstörungen ausgeprägter und das Wissen um die Bedeutung von Gegenständen verschwindet. Schließlich spricht die betroffene Person nur noch in Floskeln und/oder nur noch von »Dingen«. Das Gesprochene wird für die Umgebung nahezu unverständlich. Zu Beginn kennt die betroffene Person beispielsweise das Wort »Löwe« nicht mehr, weiß aber noch, dass es sich um eine Katze handelt, die in Afrika lebt und sich von Fleisch ernährt. Im weiteren Verlauf ist zuerst die Zuordnung zum semantischen Oberbegriff »Tier« noch möglich, zuletzt gelingt dies gar nicht mehr.

Im Verlauf verlieren die Betroffenen typischerweise die Krankheitseinsicht und entwickeln Verhaltensstörungen. Diese ähneln denjenigen der bvFTD, wobei die Antriebslosigkeit im Gegensatz zur bvFTD üblicherweise nicht im Zentrum der Verhaltensstörungen steht. Zusätzlich haben die Betroffenen dann meist auch Schwierigkeiten mit der Erkennung von Gesichtern von ihnen bekannten Personen. Auch Emotionen können sie nur noch schwer deuten. Der Umgang mit den Betroffenen erschwert sich dadurch deutlich, zumal neben dem Fehlen der Krankheitseinsicht die Kommunikation mit ihnen sowohl auf der verbalen (Sprache), als auch auf der visuellen (Gesichtserkennung) und emotionalen (Emotionserkennung) Ebene eingeschränkt ist.

Andere Funktionen der geistigen Leistungsfähigkeit wie die Erinnerung an kürzlich stattgefundene Erlebnisse und Ereignisse, Rechnen oder räumlich-visuelle Fähigkeiten bleiben demgegenüber meist erhalten oder sind erst im späteren Verlauf der Krankheit betroffen.

Nicht flüssige Variante der primär progressiven Aphasie (nfv-PPA) | Charakteristisch für diese Variante sind Störungen der Sprachproduktion und des Sprechens. Die Sprechstörung ist primär Ausdruck einer gestörten Bewegungskoordination des Sprechapparats (Apraxie des Sprechens), also der Muskulatur im Bereich des Mund- und Rachenraumes und des Kehlkopfes.

Wie bei der svPPA sind erste Krankheitszeichen Wortfindungsstörungen, wobei zusätzlich auffällt, dass es den betroffenen Personen schwerfiel, die Wörter auszusprechen, was als Sprechanstrengung auffällt. Sie haben auch Schwierigkeiten mit der Betonung von Wörtern und Sätzen und mit der grammatikalisch korrekten Ausdrucksweise. Die Sprache wird stockend (nicht flüssig), telegrammstilartig und undeutlich. Das Schreiben ist ebenfalls erschwert, jedoch in weniger ausgeprägtem Umfang als das Sprechen. Außer bei grammatikalisch schwierigen Sätzen bleibt das Sprachverständnis intakt.

Die betroffenen Personen nehmen diese Sprachstörungen wahr. Da es ihnen zunehmend schwerfällt, sich anderen Personen mitzuteilen, beginnen sie oft, sich sozial zurückzuziehen; teilweise entwickeln sich depressive Zustände.

Die Störung der Bewegungskoordination des Sprechapparates führt im Verlauf auch zu Schluckstörungen. Diese sollten möglichst früh erkannt werden, um das wiederholte Verschlucken von Nahrungsmitteln mit dem Risiko von Lungenentzündungen und/oder einer Gewichtsabnahme infolge erschwerter Nahrungseinnahme zu verhindern. Daneben kommt es teilweise auch zu Störungen weiterer Bewegungsabläufe, etwa beim Zähneputzen, beim Umgang mit Besteck, dem Binden von Schuhen, dem Anziehen oder der Fähigkeit des sicheren Gehens. Diese Störungen sind die Folge des zunehmenden Verlusts von im Gehirn gespeicherten Bewegungsabläufen, was eine Folge der Degeneration von Nervenzellen ist.

Bei der nfvPPA kommt es häufiger als bei den anderen FTD-Varianten zu Beschwerden wie bei einer Parkinson-Krankheit, nämlich zur Steifigkeit und eingeschränkten Beweglichkeit des Rumpfes, der Arme und der Beine. Diese Beschwerden schränken die Selbstständigkeit der betroffenen Person zusätzlich ein. Daneben steigt das Risiko für Stürze mit teils schweren Verletzungen. Im fortgeschrittenen Stadium der nfvPPA entwickeln die betroffenen Personen, vergleichbar zu anderen demenziellen Krankheitsbildern, eine eingeschränkte Krankheitseinsicht, die mit der Zeit auch ganz fehlen kann.

Genetische und andere Risikofaktoren

Bei rund 40 % der Personen mit einer der drei Varianten der FTD liegt eine positive Familienanamnese für neurodegenerative Krankheiten vor. Bei Menschen, die von einer bvFTD betroffen sind, ist dieser Anteil noch höher als bei Patientinnen und Patienten mit einer der Sprachvarianten der FTD. Eine positive Familienanamnese bedeutet, dass die Erkrankten mit Personen verwandt sind, die Krankheitszeichen einer FTD-Variante aufweisen. In diesen Fällen besteht der Verdacht, dass die Krankheit aufgrund von genetischen Mutationen (Veränderungen des Erbgutes) von einer auf die nächste Generation vererbt wurde. Genetische Mutationen können jedoch auch bei Personen vorkommen, in deren Verwandtschaft Hinweise auf neurodegenerative Krankheiten fehlen, insbesondere wenn die Eltern oder andere nahe Verwandte bereits in jungen Jahren verstorben sind.

Bei rund 10 % der Patientinnen und Patienten liegt eine autosomal-dominante Vererbungsform vor. Das bedeutet, dass die genetische Mutation mit einer Wahrscheinlichkeit von 50 % an die Nachkommen weitergegeben wird, und zwar unabhängig davon, ob diese bei der Mutter oder dem Vater vorliegt. Aktuell sind drei Genmutationen bekannt, die die überwiegende Anzahl der autosomal-dominanten Fälle bei FTD-Varianten erklären: C9orf72 (Chromosome 9 open reading frame 72), MAPT (Microtubule Associated Protein Tau) und GRN (Granulin). Diese Genmutationen führen zur Bildung krankhaft veränderter Eiweiße, die sich in bestimmten Nervenzellen des Gehirns ablagern und zu deren Abbau (Degeneration) führen.

Aktuell gibt es kaum Studien, die untersucht haben, ob es zusätzliche Risikofaktoren für die Entwicklung von FTD-Varianten gibt. Es ist jedoch davon auszugehen, dass Faktoren, die das Risiko für die Entwicklung einer Alzheimer-Demenz erhöhen, in vergleichbarer Weise auch das Risiko für die Entwicklung einer FTD-Variante erhöhen. Dazu gehören vaskuläre Risikofaktoren wie hoher Blutdruck, Zuckerkrankheit, zu hohe Blutfette und Nikotinkonsum. Diese Risikofaktoren führen zu einer Verengung der Gefäße, was eine Störung der Hirndurchblutung nach sich ziehen kann und das Risiko für

Schlaganfälle erhöht. Auch ein langjähriger Drogenkonsum oder Alkoholmissbrauch können das Risiko für die Entwicklung einer FTD-Variante erhöhen. Das Risiko für die Ausbildung einer neurodegenerativen Krankheit steigt auch durch wiederholte, insbesondere in der Jugend zugezogene schwere Schädelhirnverletzungen.

Zusammengefasst ist davon auszugehen, dass mit Ausnahme von Genmutationen, welche die Krankheit direkt verursachen, die Entwicklung einer FTD-Variante am ehesten aus einer Kombination von genetischen und externen Risikofaktoren resultiert. Letztere betreffen den Lebensstil.

Diagnostik

Die Frühdiagnose der FTD-Varianten setzt das frühzeitige Aufsuchen ärztlicher Hilfe und ausreichende Kenntnisse der Hausärztinnen und -ärzte über diese seltenen Krankheitsbilder voraus. Da Menschen mit einer bvFTD die Krankheitseinsicht fehlt, suchen sie keine ärztliche Unterstützung. Entsprechend ist die Wahrscheinlichkeit hoch, dass sich ihre diagnostische Abklärung verzögert, insbesondere wenn sie alleine leben und kaum soziale Kontakte haben. Den Hausärztinnen und -ärzten fehlt oft das Wissen über diese seltenen Hirnkrankheiten. Daneben sind die psychiatrisch-imponierenden Krankheitszeichen und das verhältnismäßig junge Alter der Betroffenen keine typischen Anzeichen für eine neurodegenerative Krankheit. Entsprechend dauert es bis zur Diagnosestellung einer bvFTD durchschnittlich länger als etwa bis zur Diagnose der Alzheimer-Krankheit. Vom Auftreten erster Krankheitszeichen bis zur Diagnose einer bvFTD vergehen durchschnittlich zweieinhalb Jahre.

Bei Verdacht auf eine neurodegenerative Krankheit sollte die betroffene Person einer auf neurodegenerative

Krankheiten spezialisierten Institution (bspw. eine Memory-Klinik) zugewiesen werden, damit eine gründliche Abklärung erfolgt.

Zur Diagnosestellung sind insbesondere bei bvFTD die Angaben der Angehörigen von entscheidender Bedeutung. Einerseits weil die Auskünfte der Betroffenen angesichts der fehlenden Krankheitseinsicht nicht verlässlich sind, andererseits weil sich die Verhaltensstörungen primär im alltäglichen Leben im Rahmen sozialer Interaktionen zeigen und nur sehr begrenzt im Rahmen einer klinischen Untersuchung. Die Befragung der Angehörigen sollte dabei möglichst standardisiert mittels Fremdeinschätzungsfragebögen und idealerweise in Abwesenheit der Betroffenen erfolgen. Der letzte Punkt ermöglicht es den Angehörigen, frei über das Krankheitsbild der Betroffenen zu sprechen.

Die klinische Begutachtung beinhaltet

1. eine Untersuchung verschiedener Bereiche der geistigen Leistungsfähigkeit wie Gedächtnis, Sprache, Aufmerksamkeit und mentale Flexibilität,
2. eine medizinisch-neurologische Untersuchung, bei der unter anderem Funktionen wie Kraft, Gefühlswahrnehmung, Feinmotorik und Gang geprüft werden, und
3. eine Beurteilung des psychischen Zustandes der Patientin respektive des Patienten.

Bei der bvFTD kann die klinische Untersuchung im Frühstadium nur wenig auffällige Ergebnisse zeigen. Funktionsstörungen, die hier frühzeitig auftreten – wie die Fähigkeiten, Emotionen zu erkennen und sich in andere Personen hineinzufühlen –, sind noch nicht Teil der klinischen Untersuchungsstandards.

Weiter sollte im Rahmen der Abklärung eine Blutuntersuchung erfolgen. Diese dient dazu, Funktionsstörungen von Organen wie der Schilddrüse, der Niere oder der Leber sowie Vitaminmangel oder Blutarmut auszuschließen. Solche Funktionsstörungen oder Mangelzustände können sich negativ auf die geistigen und psychischen Fähigkeiten der betroffenen Personen auswirken.

Zur Beurteilung, ob eine Hirnkrankheit vorliegt, ist die strukturelle Bildgebung des Gehirns von zentraler Bedeutung. Diese erfolgt üblicherweise mittels einer Magnetresonanztomografie (MRT). In seltenen Fällen, wenn eine MRT aus medizinischen Gründen nicht möglich ist, erfolgt eine Computertomografie (CT). Die MRT oder die CT dienen auch dazu, andere krankhafte Zustände des Gehirns wie Hirntumore, Hirninfarkte oder bereits früher zugezogene Hirnverletzungen auszuschließen. Bei der bvFTD zeigt sich typischerweise ein vermindertes Hirnvolumen im vorderen, mittleren und unteren Bereich des Stirnlappens, meist mit rechtsseitiger Betonung. Bei der svPPA ist charakteristischerweise ein vermindertes Hirnvolumen am linksseitigen vorderen Schläfenlappen ersichtlich, bei der nfvPPA ist das Hirnvolumen typischerweise im oberen seitlichen Bereich des linksseitigen Stirnlappens vermindert.

Im Frühstadium der Hirnkrankheiten kann es jedoch vorkommen, dass der MRT-Befund noch normal ist. Oder es bleibt auch nach der MRT unklar, welche Hirnkrankheit vorliegt. Als zusätzliche Untersuchung kann dann eine Bildgebung mit der Darstellung des Glucosestoffwechsels (Zuckerstoffwechsel) des Gehirns weiterhelfen, mit einer sogenannten Fluor-Deoxy-Glucose-Positronen-Emissions-Tomografie (FDG-PET). Das Gehirn nutzt den Zucker im Blut als Energiequelle. Entsprechend führt der Untergang von Hirnnervenzellen bei einer neurodegenerativen Krankheit dazu, dass in den betroffenen Hirnregionen weniger Zucker verstoffwechselt wird. Der verminderte Zuckerstoffwechsel in den betroffenen Hirnregionen stellt sich in der FDG-PET farblich anders dar als der normale Zuckerstoffwechsel in den gesunden Hirnregionen. Ersterer geht dem Abbau von Nervenzellen (Gewebeschwund) voraus. Entsprechend ist eine FDG-PET für die Diagnose einer neurodegenerativen Krankheit das empfindlichere Verfahren als eine MRT.

Anstelle oder zusätzlich zur FDG-PET kann noch eine Lumbalpunktion zur Untersuchung der Nervenwasserflüssigkeit erfolgen. Dabei lässt sich mittels Bestimmung bestimmter Biomarker abklären, ob etwa ein Abbau von Nervenzellen, eine Entzündung von Hirngewebe oder eine Alzheimer-Krankheit vorliegen könnten. Die Aussagekraft dieser Marker ist jedoch begrenzt, was bedeutet, dass die Patientin respektive der Patient beispielsweise von einer Alzheimer-Krankheit betroffen ist und die Untersuchung des Nervenwassers diesbezüglich dennoch normal ausfällt. Für Hirnkrankheiten, die die FTD-Varianten verursachen, gibt es hingegen aktuell keine Marker, die im Nervenwasser bestimmt werden können.

Weiter gibt es die Möglichkeit, Ablagerungen des Eiweißes Amyloid mittels Amyloid-Positronen-Emissions-Tomografie (Amyloid-PET) darzustellen. Zu hohe Amyloid-Ablagerungen im Gehirn finden sich bei Menschen mit einer Alzheimer-Krankheit, nicht jedoch bei Patientinnen und Patienten mit einer FTD-Variante. Dieser Unterschied ist insofern wichtig, als ein Mensch mit einer atypischen Variante der Alzheimer-Krankheit ähnliche Krankheitszeichen aufweisen kann wie jemand mit einer FTD-Variante [siehe S. 101ff.]. Diese Variante der Alzheimer-Krankheit wird atypisch genannt, da bei der Alzheimer-Krankheit typischerweise Gedächtnisstörungen und nicht Verhaltensstörungen im Vordergrund stehen. Die Amyloid-PET kann entscheidend zur Differenzierung zwischen Varianten der Alzheimer-Krankheit und den FTD-Varianten beitragen.

Schließlich gilt es zu erwähnen, dass die Diagnose einer FTD-Variante immer eine Verdachtsdiagnose ist, da man Hirngewebe zu Lebzeiten üblicherweise nicht auf neurodegenerative Krankheiten untersucht. Dazu müsste an einer ausgewählten Stelle des Gehirns eine Hirnbiopsie durchgeführt und das Hirngewebe unter dem Mikroskop bezüglich der krankhaften Eiweißablagerungen untersucht werden. Nur in einem einzigen Fall kann ohne Hirnbiopsie eine sichere Diagnose gestellt werden: Wenn eine genetische Mutation vorliegt, die das Krankheitsbild erklärt.

Ähnliche Krankheitsbilder/Fehldiagnosen

Wie bereits erwähnt, kann es schwierig sein, FTD-Varianten – speziell die bvFTD – von anderen Krankheitsbildern im Frühstadium abzugrenzen. Bei der bvFTD wird in über 50 % der Fälle zunächst eine psychiatrische Diagnose gestellt. Die häufigste psychiatrische Fehldiagnose ist die schwere depressive Episode, gefolgt von der bipolar-affektiven Störung, der schizophrenen Störung und der Zwangsstörung. Weiter gibt es neurodegenerative Krankheiten, die teilweise auch zu Verhaltensstörungen führen, die denjenigen der bvFTD ähnlich sind. Dies gilt insbesondere für die frontale Variante der Alzheimer-Krankheit. Hier sind die ersten Krankheitszeichen nicht die für eine Alzheimer-Krankheit typischen Gedächtnisstörungen, sondern Verhaltensstörungen, die allenfalls auch mit Gedächtnisstörungen kombiniert sind. Zur Unterscheidung zwischen der bvFTD und der frontalen Variante der Alzheimer-Krankheit können die oben erwähnten unterschiedlichen Formen der Bildgebung des Gehirns (MRT und FDG-PET) und Analysen des Nervenwassers hilfreich sein.

Im Gegensatz zur bvFTD ist die Wahrscheinlichkeit einer Fehldiagnose bei den beiden Sprachvarianten der FTD deutlich geringer. Am ehesten können auch sie mit einer anderen atypischen Variante der Alzheimer-Krankheit, der logopenischen Variante der primär progressiven Aphasie, verwechselt werden, die ebenfalls mit Sprachstörungen beginnt. Deshalb wird diese atypische Variante auch der Gruppe der primär progressiven Aphasien (PPA) zugeordnet. Das Störungsbild dieser Sprachstörung unterscheidet sich jedoch von demjenigen der zwei Sprachvarianten der FTD. Auch hier tragen die Bildgebungen des Gehirns und Analysen des Nervenwassers zur Unterscheidung zwischen den Krankheitsbildern bei.

Dann gilt es noch, das sogenannte Phänokopie-Syndrom bvFTD zu erwähnen. Betroffene zeigen vergleichbare Verhaltensstörungen wie bvFTD-Patientinnen und -Patienten. Sie leiden jedoch nicht an einer neurodegenerativen Krankheit, sondern am ehesten an einer psychischen Krankheit. Im Gegensatz zu bvFTD-Erkrankten nehmen die Beschwerden dieser Patientinnen und Patienten über die Jahre üblicherweise nicht zu. Die Unterscheidung zwischen der bvFTD und dem Phänokopie-Syndrom bvFTD ist angesichts der unterschiedlichen Prognosen dieser Erkrankungen und der Therapiemöglichkeiten enorm wichtig. Während bei Menschen mit der bvFTD die Selbstständigkeit im Alltag abnimmt und es bis zur vollständigen Abhängigkeit von der Umgebung kommen kann, bleibt die Eigenständigkeit der von einem Phänokopie-Syndrom bvFTD betroffenen Menschen üblicherweise erhalten. Weiter ist es möglich, dass Patientinnen und Patienten mit einem Phänokopie-Syndrom bvFTD von einer psychiatrischen Therapie profitieren.

Medikamentöse Behandlung

Aktuell [2024] gibt es keine zugelassenen Medikamente, die die neurodegenerativen Krankheiten, die den FTD-Varianten zugrundeliegen, stoppen könnten. Die aktuelle medikamentöse Behandlung beschränkt sich auf die Behandlung der Symptome, wobei sich nur Verhaltens- und psychische Störungen, nicht jedoch kognitive Störungen wie Sprachstörungen medikamentös behandeln lassen.

Was die medikamentöse Behandlung der Verhaltens- und der psychischen Störungen betrifft, ist das Bewusstsein für die negativen Effekte, die eine Medikamenteneinnahme haben kann, wichtig. Entsprechend gilt es vor Behandlungsbeginn, mit den Angehörigen das Pro und Contra der Einnahme eines Medikamentes abzuwägen. Dabei spielt neben dem Allgemeinzustand der betroffenen Person auch eine Rolle, welche Medikamente bereits eingenommen werden und ob weitere Krankheiten vorliegen. Im Wissen darum, dass speziell die Gabe bestimmter Medikamente zur Behandlung von Verhaltensstörungen Nebenwirkungen haben kann, gilt es abzuklären, wie belastend diese Störung(en) für die betroffene Person respektive für die Angehörigen ist (respektive sind). Damit lässt sich die Dringlichkeit einer medikamentösen Behandlung abschätzen. Entsprechend kann es sein, dass es sinnvoll und nötig ist, einer Person mit einer Verhaltensstörung ein bestimmtes Medikament zu verordnen, einer anderen Person mit einer vergleichbaren Verhaltensstörung jedoch nicht, weil andere Rahmenbedingungen vorliegen.

Zur Behandlung der Verhaltens- und der psychischen Störungen werden meist Stoffklassen von Medikamenten eingesetzt, die zur Behandlung von psychischen Krankheiten wie Depression, Schizophrenie oder Zwangsstörung verschrieben werden. Dieses Vorgehen wird gewählt, weil kaum Medikamentenstudien zur Behandlung von Verhaltensstörungen bei bvFTD-Patientinnen und -Patienten vorliegen. Das medikamentöse Behandlungsprinzip ist jedoch nicht eins zu eins von psychiatrischen Patientinnen und Patienten auf bvFTD-Erkrankte übertragbar. Im Speziellen können bei den Erstgenannten nicht die gleich hohen Dosen wie bei den Zweitgenannten verabreicht werden. Diese Form der Therapie erfordert eine engmaschige fachärztliche Betreuung und eine genaue Beobachtung der betroffenen Person durch die Angehörigen. Dabei gilt es zu beachten, dass sich die Krankheitszeichen mit Fortschreiten der Krankheit verändern. Im Falle der bvFTD nehmen typischerweise die Antriebslosigkeit und die Spracharmut zu, wogegen Verhaltensstörungen wie Enthemmung oder zwanghaftes Verhalten abnehmen. Entsprechend ist es dann sinnvoll, dass Medikamente, die zuvor beispielsweise zur Therapie der Enthemmung verordnet wurden, reduziert respektive abgesetzt werden. Aus diesem Grund ist es wichtig, dass Medikamente zur Behandlung der Verhaltens- und psychischen Störungen regelmäßig auf ihre Notwendigkeit überprüft werden.

In erster Linie werden Medikamente aus der Stoffklasse der selektiven Serotonin-Wiederaufnahmehemmer (SSRI) eingesetzt. Die SSRI führen zu einer verzögerten Aufnahme und Verstoffwechselung von Serotonin, einem im Gehirn aktiven Botenstoff. Damit wird die Verfügbarkeit von Serotonin im Gehirn erhöht. Dieser Effekt ist gewünscht, da die Serotoninmenge im Gehirn bei bv-

FTD-Patientinnen und -Patienten herabgesetzt ist. SSRI werden auch zur Behandlung einer depressiven Episode eingesetzt. Auch andere Stoffklassen von Medikamenten, die zur Behandlung einer depressiven Episode und/oder von Epilepsie eingesetzt werden, können die Verhaltensstörungen positiv beeinflussen.

Falls sich Verhaltensstörungen wie Enthemmung, Zwangshandlungen oder Unruhe mit den genannten Medikamenten nicht ausreichend behandeln lassen oder psychotische Zeichen wie Wahnvorstellungen oder Sinnestäuschungen vorliegen, ist die Gabe eines Neuroleptikums (Medikament zur Behandlung u.a. von Schizophrenie und Wahnideen) in Betracht zu ziehen. Neuroleptika sollten aufgrund ihrer Nebenwirkungen, zu denen die Verminderung der geistigen Leistungsfähigkeit, das Risiko für das Auftreten eines Parkinsonsyndroms und das Risiko einer erhöhten Sterblichkeit gehören, mit Vorsicht und möglichst nur für eine begrenzte Zeit eingesetzt werden.

Gemäß der aktuellen Studienlage [2024] zeigen Medikamente, die bei einer Alzheimer-Demenz zur Behandlung der eingeschränkten geistigen Leistungsfähigkeit eingesetzt werden, bei allen FTD-Varianten keine Wirkung. Im Falle der Stoffklasse der Cholinesterasehemmer verstärken sie gar Verhaltensstörungen wie Enthemmung oder Aggression. Die diagnostische Unterscheidung zwischen der bvFTD und der frontalen Variante der Alzheimer-Krankheit ist also nicht nur bezüglich der Prognose bei diesen Krankheitsbildern, sondern auch betreffend die medikamentöse Behandlung von Bedeutung.

Ein parkinsonähnliches Syndrom, das bei rund 20% der FTD-Varianten vorkommt, lässt sich medikamentös ähnlich behandeln wie eine Parkinsonkrankheit. Die hier eingesetzten Medikamente erhöhen die Verfügbarkeit des im Gehirn befindlichen Botenstoffes Dopamin. Dieser ist sowohl bei einem parkinsonähnlichen Syndrom bei den FTD-Varianten als auch bei der Parkinson-Krankheit vermindert. Diese Medikamente wirken jedoch bei den parkinsonähnlichen Syndromen, welche die FTD-Varianten begleiten können, meist nur begrenzt oder gar nicht. Entsprechend gilt es, das Pro und Contra vor einem Therapieversuch gegeneinander abzuwägen, zumal medikamentöse Nebenwirkungen wie verstärkte Enthemmung, nächtliche Unruhe oder Schwindel auftreten können.

Nicht medikamentöse Behandlung

Die nicht medikamentöse Behandlung steht bei allen drei FTD-Varianten gegenüber der medikamentösen im Vordergrund. Während bei der bvFTD die Beratung, Betreuung und Unterstützung der Angehörigen bereits im Frühstadium im Zentrum stehen, ist es bei den zwei Sprachvarianten zumeist die Logopädie. Diese unterschiedlichen Schwerpunkte der nicht medikamentösen Behandlung zwischen den FTD-Varianten sind auch Ausdruck der Tatsache, dass bvFTD-Patientinnen und -Patienten bei der Erstdiagnostik typischerweise bereits Unterstützung im Alltag benötigen. Dies ist bei den Sprachvarianten der FTD meist nicht der Fall. Die Sprachstörung fällt den betroffenen Personen und ihrer Umgebung früh auf, was zeitig zur Abklärung und Diagnose führt.

Bei einer bvFTD sollten die Angehörigen ab dem Zeitpunkt der Diagnosestellung von Fachpersonen im Umgang mit den Verhaltensstörungen geschult und entsprechend unterstützt werden. Dies kann wie bei anderen neurodegenerativen Krankheiten in Form von individuellen Beratungsgesprächen und/oder durch die Teilnahme an Angehörigengruppen oder -schulungen passieren. Dabei ist es empfehlenswert, dass die Angehörigen sich einer bvFTD-spezifischen Angehörigengruppe anschließen. Ein Austausch in einer Angehörigengruppe zur Alzheimer-Demenz ist weniger hilfreich, da diese Angehörigen nicht mit den Verhaltensstörungen umzugehen haben, die mit der bvFTD einhergehen (abgesehen von der Antriebsminderung). In einer Angehörigenberatung oder -schulung lernen die Teilnehmerinnen und Teilnehmer, wie sie sich den Verhaltensveränderungen der Betroffenen anpassen können; dies wirkt sich meist positiv auf diese Störungen aus. Ein angepasster Umgang beinhaltet beispielsweise, sozial inadäquates Verhalten weniger zu kritisieren, toleranter und flexibler hinsichtlich der Erwartungen an die korrekte Ausübung von Tätigkeiten zu sein oder die Betroffenen seltener auf Fehlleistungen hinzuweisen. Die Beziehung zwischen der betroffenen Person und den Angehörigen entspannt sich meist bereits nach der Eröffnung der Diagnose, da die Angehörigen dann realisieren, dass die Verhaltensstörungen nicht Ausdruck willentlicher Handlungen, sondern einer Hirnkrankheit sind. Zusätzlich zur regelmäßigen Angehörigenberatung ist jedoch manchmal auch eine psychotherapeutische Begleitung der Angehörigen notwendig.

Um die Lebensqualität der Betroffenen und ihrer Angehörigen möglichst hoch zu halten, ist die frühzeitige Unterstützung der Letztgenannten zu Hause empfehlenswert; möglich wird dies durch eine Pflegeleistung. Später ist es entscheidend, den Besuch einer Tagesstätte und schließlich den Eintritt des erkrankten Menschen in ein Pflegeheim zu planen. Was die Planung dieser beiden Schritte betrifft, ist darauf zu achten, dass die ausgewählten Institutionen möglichst mit dem Krankheitsbild der betroffenen Person vertraut sind und auch das Alter der Erkrankten kein Hindernis für einen Eintritt darstellt. Angesichts des verhältnismäßig jungen Alters der betroffenen Personen ist es oft schwierig bis unmöglich, adäquate Institutionen wohnortsnah zu finden.

Bei den beiden Sprachvarianten der FTD steht zu Beginn meist die logopädische Behandlung therapeutisch im Vordergrund. Dem betroffenen Menschen muss dabei klar sein, dass die logopädische Therapie die Sprachstörung nicht grundlegend verbessern kann. Sie kann jedoch der Betroffenen oder dem Betroffenen primär helfen, mit der Sprachstörung im Alltag besser umzugehen. Während gewisse Patientinnen und Patienten die logopädische Therapie sehr schätzen und jahrelang in Anspruch nehmen, wünschen andere keine solche Unterstützung, da sie die Konfrontation mit ihren Sprachdefiziten im Rahmen der Therapie belastet.

Die Logopädie ist auch das Fachgebiet, das auf die Therapie von Sprech- und Schluckstörungen spezialisiert ist. Diese treten bei der nfvPPA meist früh im Verlauf der Krankheit auf. Bei der bvFTD kommt es im fortgeschrittenen Stadium der Krankheit oft auch zu Schluckstörungen.

Bei Störungen der Bewegungskoordination, die über den Mund-Rachen-Bereich hinausgehen – etwa Schwierigkeiten beim Ankleiden oder beim Binden der Schuhe –, sollte eine ergotherapeutische Behandlung ins Auge gefasst werden. Diese kann auch in anderen Bereichen der geistigen Leistungsfähigkeit erwogen werden, beispielsweise bei Störungen der Aufmerksamkeit oder der mentalen Flexibilität.

Schließlich kann Physiotherapie zur Behandlung von Steifigkeit, Ungeschicklichkeit und/oder Schwäche und bei Schwierigkeiten beim Gehen hilfreich sein. Die erwähnten Therapieformen (Logopädie, Ergotherapie und Physiotherapie) stimulieren die Netzwerke im Gehirn und tragen auch zur Strukturierung des Alltags der betroffenen Personen bei, was sich positiv auf die geistige Leistungsfähigkeit und den psychischen Zustand der Erkrankten auswirken kann.

Wie bei der medikamentösen Behandlung ist mit der betroffenen Person und den Angehörigen zu besprechen, welche dieser Therapieformen für die Behandlung des entsprechenden Krankheitsbildes hilfreich sein könnten. Angesichts der Dynamik des Krankheitsbildes sind die Notwendigkeit und Sinnhaftigkeit einzelner oder kombinierter Therapieformen im Verlauf immer wieder zu prüfen.

Prof. Dr. med. Marc Sollberger ist Leitender Arzt Neurologie, Leiter a.i. Memory Clinic, Universitäre Altersmedizin FELIX PLATTER Basel

Die Autorin und der Verlag danken Alzheimer Schweiz für die freundliche Genehmigung, den Text von Prof. Sollberger aus ihrer Broschüre »Frontotemporale Demenz – Krankheitsbilder, Rechtsfragen und Hilfe für Angehörige« für dieses Buch verwenden zu dürfen. Mehr zu Alzheimer Schweiz: www.alz.ch

Ein Dreier-Team, das fest zusammenhält

Sie sind ein perfekt eingespieltes Team: Kim K.,24, studiert Pädagogik mit Schwerpunkt Kindheit, Jill K., 22, studiert Pädagogik und will Lehrerin werden, Martin K.,53, der sich selbst einen Zahlenmenschen nennt, ist Treuhänder bei einer Bank.
Als die Mutter an einer FTD erkrankte, waren die beiden Töchter erst 12 und 14 Jahre alt. Mit ihrem Vater haben sich die beiden jungen Frauen viele Jahre um die Mutter gekümmert und in dieser Zeit eine Gemeinschaft gebildet, die sich nahezu wortlos versteht, und sie wissen, dass sie sich in jeder Situation aufeinander verlassen können.

Woran ist Ihnen aufgefallen, dass sich bei Ihrer Mutter, bei Ihrer Frau, etwas verändert, dass sie nicht mehr die Mutter oder nicht mehr die Partnerin ist, die Sie eigentlich kennen?

MK: Ganz am Anfang, als wir noch nicht wussten, dass sie eine Krankheit hat, hat sie mit gewissen Worten am Tisch um sich geschossen, zum Beispiel: »Halt das Maul, du Arschloch«, und das nicht nur, wenn wir allein waren, sondern auch dann, wenn Kollegen mit am Tisch saßen.

Oder sie konnte extrem auf Themen herumreiten und einfach nicht loslassen, sie war nicht zu stoppen, es ging immer weiter.

Von welcher Zeit sprechen wir?

MK: Es hat vor etwa zehn Jahren, im Sommer 2014, begonnen. Ein Abend ist mir noch in Erinnerung, sie hat beim Samariterverein an einem Turnabend serviert und kam total betrunken nach Hause. Das war gar nicht ihre Art, sie neigte nicht zu solchen Exzessen; von da an wurde mir klar, dass etwas nicht stimmt.

JK: Meine Erinnerung ist eher die: Es funktionierte nicht mehr zwischen den beiden und das Thema Trennung oder allenfalls Scheidung, ist auf einmal im Raum gestanden. Als wir die Diagnose kannten, war das wieder schnell vom Tisch.

Sie, Kim, waren damals 14 Jahre alt; wie ist es Ihnen ergangen?

KK: Ich kann mich noch an viele Situationen erinnern, in denen sie wildfremde Menschen auf der Straße auf Schweizerdeutsch angesprochen hat; manchmal auch in den Ferien im Ausland. Die Leute haben sie nicht verstanden, und das ist mir sehr unangenehm gewesen.

JK: Weil man das, was sie nach Außen hin gemacht hat, nicht zuordnen konnte, war mir das sehr unangenehm; auch die Meinungsverschiedenheiten zu Hause, die dann zu Streit geführt haben. Nicht einmal unbedingt zwischen uns Töchtern und Mami, sondern eher zwischen Mami und Papi. Persönlich habe ich nicht wirklich verstanden, was da geschah, und ich wollte nicht Partei ergreifen, ich stand jedoch eher auf der Seite vom Papi.

Haben Sie untereinander darüber geredet oder haben Sie das alles mit sich alleine abgemacht?

JK: Oft habe ich mich einfach in unser Zimmer zurückgezogen, um dem aus dem Weg zu gehen. Wir haben viel darüber geredet, als die Diagnose klar war, vorher ist es einfach so schwierig zu sagen: »Okay, an was liegt es, dass sie sich so verhält?« Oder: »Was ist das für eine Sache?«

KK: Wir haben in unserem kleinen Kreis darüber geredet, als die Diagnose bekannt war, vorher eher nicht.

Haben Ihre Freunde etwas bemerkt oder haben Sie keine Freunde mehr mit nach Hause genommen?

JK: Eine Kollegin kam häufig zu mir nach Hause, aber da ist eigentlich nie etwas vorgefallen. Die Konflikte oder ihre Ausbrüche haben sich nie gegen Kolleginnen von mir gerichtet.

KK: Tagsüber, wenn Freunde zu uns kamen, war der Papi nicht da. Und dann gab es auch kaum Auseinandersetzungen mit ihr.

Die Konfrontationen sind also eher zwischen Ihnen und Ihrer Frau abgelaufen.

MK: Ja. Wenn irgendetwas während des Tages vorgefallen war, habe ich es später noch mal auf den Tisch gebracht und den Konflikt mit meiner Frau ausgetragen. Ich war die Person, die sehr viel abbekommen und auch viel aufgenommen hat. Von den Anfängen 2014 bis zur Diagnose dauerte es knapp ein Jahr, und von da an ist wirklich alles anders geworden.

Hat Ihre Frau gearbeitet? Sie haben eingangs den Samariterverein erwähnt oder hat sie ehrenamtliche Aufgaben übernommen?

MK: Sie war bei der Migros-Pensionskasse in der Buchhaltung, hat aber den Job angeblich wegen Restrukturierungsmaßnahmen verloren. Ich denke, sie ist dort angeeckt mit ihrem Verhalten; es gab diesbezüglich einige Information, quasi unter dem Tisch, offen hat das niemand angesprochen. Es ging eher in die Richtung, dass sie einen schlechten Job abgeliefert habe, dass sie den Aufgaben nicht mehr gewachsen sei.

Was ist daraufhin geschehen?

MK: Man hat ihr gekündigt, und sie hat einen neuen Job gesucht; das war im Verlauf des Jahres 2014. Nebenbei hat sie sich ehrenamtlich im Samariterverein engagiert, hat einen Englisch- und einen Gesangskurs besucht. Beruflich lief leider nichts mehr, sie war beim RAV [Regionale Arbeitsvermittlung] angemeldet, aber es kam kein Arbeitsverhältnis mehr zustande.

Wer hat Ihnen geholfen? Wer ist Ihnen beigestanden?

MK: Wir haben einen sehr großen Familien- und Freundeskreis, von dort habe ich alle notwendige Hilfe erhalten und es ist mir viel abgenommen worden. An den

Wochenenden haben wir eine Menge unternommen und geschaut, dass ich nicht allein bin mit meiner Frau. Es waren stets viele Leute um uns herum, so war alles auf mehrere Schultern verteilt.

Wie kam es dazu, dass überhaupt eine Diagnose gestellt wurde, wie ist das gelaufen bei Ihnen?

MK: Mit der Zeit fand ich, etwas ist wirklich nicht mehr gut. Und mir war klar, es muss etwas anderes sein, als eine Midlife-Krise oder dass sie irgendeine Veränderung braucht. Als Erstes habe ich im Internet gesucht, was es mit den Aussetzern auf sich haben könnte. Und es ergab sich an einem Geburtstagsfest eine Begegnung mit einer Person, die mit Demenz zu tun hat. Und diese Person empfahl mir, meine Frau zu einer Untersuchung in einer Memory Clinic anzumelden, denn alles, was ich erzählte, deute auf eine degenerative Erkrankung hin. Das war die Initialzündung, ich habe mich darum gekümmert und Anfang 2015 konnten wir uns bei Frau Dr. Bopp vorstellen.

Hat Ihre Frau eingewilligt, sich untersuchen zu lassen?

MK: Zunächst wollte sie nicht und meinte, alles sei in Ordnung. Irgendwann hat sie zugestimmt, weil auch viele Freunde sie entsprechend motiviert haben, oder besser gesagt, auf sie eingeredet haben.

Wie ging es weiter?

MK: Im Mai waren wir zweimal einen halben Tag in der Klinik, sie haben alle Tests sowie ein MRI gemacht, und dabei kam die Diagnose FTD heraus. Als die Ärztin sagte, was meine Frau hat, musste ich weinen, meine Frau saß neben mir und verstand nicht, um was es geht. Zu dem Zeitpunkt hatten wir noch keine Ahnung, was auf uns zukommt. Frau Dr. Bopp hat uns jedoch Möglichkeiten aufgezeigt, wie wir die nächste Zeit überbrücken können. Was wir machen können, wobei alles mehr oder weniger auf unseren eigenen Schultern lastete.

Was können Sie denn machen mit so einer Diagnose?

MK: Wir konnten besser damit umgehen, denn wir wussten nun, es ist eine Krankheit und das hat uns eine Art von Puffer gegeben. Endlich haben wir gewusst, es ist nicht sie, sondern es ist die Krankheit, die verursacht, wie und warum sie etwas macht.

Wir waren erleichtert, und obwohl die Diagnose heftig ist, ist die Erleichterung größer, weil man vieles besser einordnen kann. Vor allem, weil sich der geliebte Mensch eben nicht charakterlich verändert hat.

Wie haben Sie Ihren Töchtern, die ja erst 13 und 15 waren, beigebracht, was mit ihrer Mama geschieht?

KK: Du hast mich vom Bahnhof mit dem Auto abgeholt, ich war damals im Praktikum, und du hast mir dort im Auto die Diagnose mitgeteilt. Richtig einordnen konnte ich das nicht, auch wenn ich schon einmal von Demenz gehört hatte; deshalb habe ich das eher mit Alzheimer verbunden. Doch das ganze Ausmaß, was das genau heißt, davon hatte ich keine Ahnung.

Sind Sie auch ein bisschen erleichtert gewesen, dass Ihre Mama eine Krankheit hatte?

JK: Man hat dadurch mehr Verständnis gehabt. Und es war zugleich auch ein Stück weit sehr traurig. Ich bin von der Schule heimgekommen und ihr seid schon daheim gewesen; beim Mittagessen war es dann Thema, was am Morgen bei der Besprechung rausgekommen ist. Also ich glaube, es ist extrem schwierig sich vorzustellen, was es genau ist und was die Folgen sind.

Was ging Ihnen durch den Kopf, als Sie mit Ihrer Frau nach Hause kamen?

MK: Als Erstes habe ich alle Familienmitglieder, die Freunde der Familie, alle Bekannten informiert; damit alle Bescheid wussten, was los ist. Das war wirklich ein Erleichterungsschub für mich, allen sagen zu können, es liegt nicht an Susi, wir haben keine Eheprobleme, sondern es ist etwas anderes, nämlich eine Krankheit.

Wie alt war Ihre Frau damals?

MK: Sie war 49 Jahre alt.

Sie haben also breit informiert, auch die Nachbarn im Haus?

MK: Das ganze Dorf hatte mitbekommen, dass irgendwas nicht stimmt. Man hat sie in gewissen Situationen wie einen Störfaktor wahrgenommen, zum Beispiel an den Besuchsmorgen in der Schule. Auch die Nachbarn haben vermutet, dass irgendwas nicht gut ist.

Hat Sie irgendjemand aus der Nachbarschaft mal darauf angesprochen, was eigentlich bei euch los ist?

MK: Wir sind viel auf dem Sörenberg spaziert, zusammen mit vier, fünf Paaren. Wir haben dann bald einmal realisiert, dass gewisse Leute, die sehr viel mit uns zusammen waren, plötzlich weniger zusammen sein wollten. Also solche Sachen hat es natürlich schon gegeben. Aber auch die, die es nachher gehört haben, haben uns daraufhin viel Verständnis entgegengebracht.

Haben Sie auch Unterstützungsangebote bekommen?

MK: Am Anfang ist meine Frau noch Auto gefahren, ist weiterhin selbst ins Fitness gegangen, hat am Englischkurs teilgenommen und war bei den Samaritern. Sie konnte noch alles selbst, und doch hat man überall gemerkt, es tauchen immer mehr Barrieren auf. Im Englisch kam sie nicht mehr mit, aber man wollte sie nicht ausklammern, man hat sie auch bei den Samaritern mitgenommen und beschützt.

Und wie hat sie selbst reagiert? Hat sie mal gesagt: »Ich bin krank«? Hat sie je Sorgen, Wut oder Zweifel geäußert?

MK: Wir haben sie ab und zu gefragt: »Weißt du überhaupt, was das alles bedeutet?« Sie hat nie eine Antwort gegeben. Sie hat nie gesagt: »Ich weiß, ich bin krank.«

JK: Einmal, ganz am Anfang, hat sie zu mir gesagt, sie möchte nicht, dass wir traurig sind, es gehe ihr jetzt noch gut. Aber ich glaube nicht, dass sie noch realisieren konnte, was sie hat oder was das alles für sie bedeutet.

Hat sie noch Anteil an Ihrem Leben genommen?

JK: Anfangs schon, an den Besuchsmorgen ist sie immer noch in die Schule gekommen, aber irgendwann dann immer seltener.

KK: Im Sommer 2015, als sie die Diagnose bekam, habe ich die Sekundarschule abgeschlossen und mit der Lehre angefangen. In der Zeit, in der ich die Lehrstelle gesucht habe und zu Bewerbungsgesprächen ging, hat sie mich angerufen und gefragt, wie es gelaufen sei, und ich konnte ihr alles erzählen. Sie ist auch an die Schulaufführung gekommen und an den Schulabschluss. Aber mit dem Beginn der Lehre hat sie schon nicht mehr so viel gefragt, von da an hat sich schon einiges verändert.

Hat sie Sie noch in den Arm genommen, ist physische Nähe noch möglich gewesen?

KK: Früher konnte sie das gut, und kurz nach der Diagnose auch noch, aber mit der Zeit hat es immer mehr abgenommen. Also allgemein, ihr Interesse an uns oder an ihrem Umfeld, sie ist häufig vor dem Fernseher gesessen und hat alle möglichen Sendungen geschaut. Vor der Erkrankung hat sie uns begrüßt, wenn wir von der Schule oder von der Arbeit nach Hause kamen und gefragt, wie der Tag gewesen ist, doch das hat immer mehr nachgelassen.

Konnte sie sich noch um den Alltag zu Hause kümmern?

JK: Sie hat jeden Mittag für uns gekocht; wenn ich von der Schule heimgekommen bin, ist sie in der Küche gewesen und das Essen war bereit. Gewisse Sachen, die sie immer gemacht hat, seit wir in die Schule kamen, hat sie weiterhin gemacht, das war wie ein Ritual.

Wie hat sich Ihre Beziehung als Paar verändert?

MK: Vieles an Gefühl, an Zärtlichkeit hat bereits vor der Diagnosestellung mehr und mehr abgenommen. Nachher hat sich ihr Tagesablauf sehr verändert, sie ist oft schon von sich aus vor 20.00 Uhr ins Bett gegangen, sie hat einen ganz eigenen Rhythmus entwickelt und wir haben uns darum herum organisiert und damit arrangiert.

Echte Nähe oder tiefe Gespräche zu einem bestimmten Thema fanden mit ihr nicht mehr statt. Sie konnte sich auch nicht mehr danach erkundigen, was ich oder die Mädchen im Verlauf des Tages erlebt haben. Wir sind quasi in eine Dreierbeziehung reingerutscht, bei der meine Frau zwar dabei war, aber sie konnte sich weder dazu äußern, noch hat sie sich daran interessiert gezeigt.

Ist die FTD seit Mai 2015 rasch oder langsam vorangeschritten?

MK: Im Oktober 2016, also rund anderthalb Jahre nach der Diagnose, ist sie in das Pflegeheim Sonnweid gekommen; in der Zeit zuvor wurde es immer aufwendiger, alles um sie herum zu organisieren. Irgendwann durfte sie nicht mehr Auto fahren, weil sie die Prüfung nicht mehr bestanden hat. Ich habe mich darum gekümmert, dass jemand aus der Familie, aus dem Freundeskreis sie ins Fitness-Studio fährt oder dass sie auch an andere Orte gelangen konnte; praktisch war, dass der Englischkurs genau vis-à-vis stattfand. An den Wochenendaktivitäten wollte sie allerdings immer sehr, sehr früh zurück nach Hause zum Fernseher.

JK: Mit der Zeit habe ich mir immer öfter selber etwas zu essen gemacht, damit sie es nicht mehr musste. Es ist ihr sichtlich schwerer gefallen, zu kochen.

MK: Die Motorik, die Anteilnahme, einfach alles ist zunehmend langsamer geworden.

Konnten Sie Ihre Frau tagsüber noch allein lassen?

MK: Wir haben es gemacht und waren nicht darauf vorbereitet, was passieren kann. Dreimal stand die Waschküche unter Wasser, weil sie einfach zu viel Waschpulver abgefüllt hatte. Sie ging auch aus dem Haus und ließ die Türen sperrangelweit offen. Der Druck auf uns, was alles geschehen könnte, nahm stetig zu.

Ich bin regelmäßig zu Frau Dr. Bopp in die Sprechstunde gegangen, um zu erfahren, was noch alles auf uns zukommen könnte, in welchen Schritten das passieren würde und wie wir damit am besten zurechtkommen. Die Ärztin fragte mich dann, ob ich es für an der Zeit halte, meine Frau in ein Heim zu geben, doch ich wollte noch Weihnachten gemeinsam mit allen verbringen. Wir näherten uns allerdings immer mehr dem Punkt: Was passiert mit uns, was passiert mit ihr, was passiert daheim? Gefährdet sie andere oder sich selbst? Einmal wollte sie nach Hannover, weil sie an einem Internet-Wettbewerb mitgemacht hatte und es hieß, sie könne dort 700 000 Franken abholen, lauter solche Sachen. Irgendwann musste ich ihr Mail sperren.

Vieles drehte sich um Geld, wenn sie Bargeld hatte, hat sie eingekauft, bis nichts mehr da war. Es verschlimmerte sich mehr und mehr, die Abwärtsspirale nahm laufend zu und die Probleme wurden größer. Das war dann der Moment, in dem mir Frau Dr. Bopp sagte: »Sie glauben, es ist immer noch zu früh, aber wahrscheinlich wäre ihre Frau schon länger in einem Heim besser aufgehoben.« Wir hätten das von der Familie her wohl früher machen sollen, wollten es aber vermutlich bewusst nicht, weil wir dachten, es geht schon, aber irgendwann geht es eben nicht mehr.

Wie hat sie sich emotional verändert? Hat sie sich immer mehr in sich zurückgezogen?

JK: Sie wurde verschlossen, würde ich sagen. Gelitten hat sie, glaube ich, nicht. Sie hat total in ihrer Welt, in ihrer Bubble gelebt und hat einfach ihr Ding gemacht, und das ergab für sie absolut Sinn, alles andere rundherum hat sie ausblendet.

Hat sie Ihnen von ihrer Bubble erzählt?

JK: Nein.

Hat sie überhaupt noch geredet?

MK: Eigentlich nicht mehr wirklich viel. Und wenn, konnte es schwierig werden; waren wir unterwegs, ist sie auf Leute zugegangen und hat sehr krude Sachen gefragt, wie zum Beispiel: »Wow, hast du blaue Augen, bist du schwanger?« Völlig distanzlos, und das hat sich immer mehr zugespitzt.

Haben Sie im Familienrat entschieden, dass es an der Zeit für eine externe Betreuung ist?

MK: Wir haben viel, viel, viel über alles gesprochen, auch dass eines Tages der Entscheid für eine Heimbetreuung gefällt werden muss, das war mir sehr wichtig. Wir wurden ja immer mehr von einer Vierer- zu einer Dreierfamilie, obwohl die vierte Person da war. Familienrat ist ein gutes Wort, aber der ist eigentlich schon vor Jahren entstanden, bevor klar war, was meine Frau für eine Krankheit hat.

Wie hat denn Ihre Frau auf diesen Entscheid reagiert, respektive, wie haben Sie ihr das beigebracht?

MK: Ganz ehrlich, ich hatte keine Ahnung, wie man so etwas macht und habe mich bei Frau Dr. Bopp erkundigt. Sie meinte: »Packen Sie Sachen für eine oder zwei Nächte, bringen Sie die Taschen und Ihre Frau ins Auto und sagen Sie ihr, wohin es geht.« Am Tag X war mir bewusst, ich fahre mit ihr dorthin und werde allein nach Hause fahren; dass sie allein dortbleiben muss, habe ich ihr nicht gesagt.

Nach der Ankunft brachten sie uns in die Villa. Die Stationsleiterin bat mich, mich zu verabschieden. Das habe ich gemacht, Tschüss gesagt und sie fragte nur: »Bleib ich jetzt da?« Man hatte uns gebeten, drei Tage nicht zu Besuch zu kommen, damit sie sich eingewöhnen kann. Nachher hat sie ein paar Mal, wenn wir sie besuchten, insistiert: »Wann kann ich wieder heimkommen?« Nach ein paar Wochen war das aber vorbei.

Man lässt die Mutter der Kinder zurück, sie darf nicht mehr nach Hause. Das stelle ich mir emotional schwierig vor.

MK: Es ist, würde ich sagen, der schwierigste Prozess im gesamten Geschehen. Von einer Familie von vier

Menschen bleiben drei übrig; du gehst mit jemandem an einen Ort und du gehst alleine heim. Es war regelrecht grausam, alleine zurückzufahren. Es ist ein gewaltiger Schnitt, wie ein Messer im Bauch. Das tut am meisten weh, mehr noch als der Tod, mehr als die Diagnose.

Sie schildern das so liebevoll, das ist sehr schön.

MK: Ist es auch. Und man weiß, es ist die letzte Station. Die Beziehung und das Familienleben, wie wir es kannten und gelebt haben, ist zu Ende. Und du musst dich wieder aufraffen, musst dich neu orientieren. Im Auto habe ich zuerst einfach nur geheult, bevor ich losgefahren bin. Nachher fällt man in ein Loch, zugleich weißt du, du musst arbeiten, du hast Töchter in der Pubertät, um die du dich kümmern musst. Es kommt sehr viel aufs Mal auf dich zu und du musst alles selbst packen.

Wie erinnern Sie sich an den Tag, von dem Sie wussten, dass Ihre Mutter nicht mehr nach Hause kommt?

JK: Vom ganzen Prozess her ist das eigentlich die größte Veränderung gewesen; von einem Tag auf den anderen ist Mami nicht mehr da. Klar, schon vorher war die Dynamik von vier Personen nicht mehr da, sie ist zwar mit uns am Tisch gesessen und hat mit uns gegessen, aber anschließend saß sie vor dem Fernseher und wir haben zu Dritt ohne sie miteinander diskutiert.

Wie haben Sie Ihre Mutter bei Ihren Besuchen wahrgenommen?

KK: Am Anfang haben wir sie sehr regelmäßig gesehen, bis Corona ausbrach jede Woche. Jeden Sonntag haben wir sie besucht, auch mit Familienmitgliedern oder mit Freunden. In den ersten drei, vier Jahren konnten wir mit ihr spazieren gehen oder sogar noch Ping-Pong spielen.

Hat sie Sie immer erkannt?

JK: In der ersten Zeit auf jeden Fall noch, da hat sie uns bei unserem Namen genannt und zwar mit beiden Namen, also Kim Sarina, Jill Alessia und Martin Simon, was sie früher nie getan hat. Dann hat es sich schleichend verschlechtert, sie hat teilweise noch gelächelt, wenn sie uns gesehen hat, woran wir gemerkt haben, dass sie uns noch erkennt.

Dann kam Corona; durften Sie Ihre Frau und Mutter sehen?

MK: Zuerst nicht, im ersten Lockdown wurde die Sonnweid komplett geschlossen; später sahen wir sie dann hinter einer Scheibe. Zum Teil war es aber auch eine Erleichterung, dass man nicht gehen konnte; man musste kein schlechtes Gewissen haben, was man auch sonst nicht hätte haben müssen ...

Wie lange war Ihre Frau in der Sonnweid?

MK: Fast auf den Tag genau sieben Jahre, vom 25. Oktober 2016 bis zum 23. Oktober 2023, sie ist an Organversagen gestorben; ihr Körper hat nicht mehr mitgemacht. Die ersten vier Jahre konnten wir noch viel mit ihr unternehmen, sind außerhalb der Sonnweid im Wald am Bach entlanggelaufen, da gibt es sehr schöne Wege.

JK: Ich konnte ihr noch Fotos oder Videos auf dem Handy zeigen und sie hat die noch angeschaut.

MK: Der Sonntag wurde so etwas wie ein heiliger Tag. Wir haben es uns wirklich eingerichtet, wir wollten das so.

Wenn Sie wieder gekommen sind, hat sie realisiert, dass Sie ein paar Tage nicht da waren?

MK: Nein; ich bin über Jahre immer am Mittwoch und am Sonntag zu ihr gegangen. Sie konnte nicht einschätzen, ob ein Tag oder eine Woche dazwischen lag, oder in den Ferien sogar mehrere Wochen. Gegen Schluss konnten wir auch kein Gespräch mehr führen, man war einfach zusammen.

JK: Sie saß im Rollstuhl mit uns zusammen in der Runde, hat nicht mehr gesprochen, war einfach dabei, und das war schön. Eine richtige Konversation zu führen, ging schon viel länger nicht mehr, aber ab und zu hat sie noch einen Kommentar gemacht oder sie hat lange noch gelacht, doch das hat sie dann auch irgendwann verloren.

Sie konnten von Ihrer Mutter Abschied nehmen. Wie geht es Ihnen seither?

JK: Es war auf eine Art eine Erleichterung für mich, als die Nachricht kam. Die Besuche in der letzten Phase waren sehr anstrengend und ich konnte nie vergessen, dass sie diese schlimme Krankheit hat. Die große Umstellung hatte schon stattgefunden, als sie nicht mehr gesprochen hat oder als sie nicht mehr sagen konnte: »Hallo Jill«. Das hat alles mehr wehgetan, als jetzt, wo sie endlich gehen konnte. Und auch für sie ist es, glaube ich, jetzt schöner.

MK: Die ganzen sieben oder acht Jahre bin ich sehr stark getragen worden von Margrit und den anderen in der Gruppe. In der Angehörigengruppe herrscht so ein schöner Zusammenhalt und wir haben einige Geschichten gehört und vieles miteinander durchgestanden.

Als Susi starb, empfand ich eine enorme Erleichterung für sie, dass sie endlich mit dieser Krankheit abschließen konnte, dass sie Frieden gefunden hat. Dass sie das zurücklassen konnte, war in meinen Augen eine echte Erlösung.

Finden Sie so eine Einrichtung wie die Sonnweid ist das Richtige für Menschen wie Ihre Frau?

MK: Absolut, doch ich würde es noch ausbauen. Der schlimmste Teil ist das Weggegeben, und in dieser Beziehung sollte es eine Überbrückung geben, dass man zusammen dort ist und jemand nicht von heute auf morgen vom eigenen Haushalt in ein Heim, in eine Institution übersiedelt, quasi von null auf hundert. Schön wäre eine Übergangsphase, zum Beispiel mit einem Familienzimmer, gerade für so junge Paare wie wir eines waren. So ein Bindeglied fehlt tatsächlich.

Welche Wünsche würden Sie an die Gesellschaft, die Politik, die Medizin richten?

JK: Mein Anliegen betrifft die Medizin, denn die FTD ist ein Bereich, der sehr wenig erforscht ist. Es ist eine sehr seltene Demenzform, sie betrifft nur wenige Menschen und man steckt das Geld meistens in die Bereiche, die mehr bringen, weil mehr Menschen betroffen sind, wie zum Beispiel Alzheimer. Man sollte wirklich mehr Mittel für die Erforschung der FTD zur Verfügung stellen.

KK: Viele wissen ein bisschen über Demenz, aber was jetzt genau der Unterschied ist zwischen der Frontotemporalen Demenz zu irgendeiner anderen Demenzform oder Alzheimer, das, glaube ich, wissen die wenigsten Menschen. Und es wäre wirklich wichtig, dass man mehr darüber weiß.

Haben Ihre Lehrpersonen Bescheid gewusst?

JK: Papi hat einen Brief an meinen alten Klassenlehrer und an die Ausbildungsverantwortlichen in der Lehre geschrieben. Sie waren informiert, doch sie haben mich nie darauf angesprochen; aber ich glaube, es ist wichtig, dass sie über meine Familiensituation Bescheid wussten.

Was wäre Ihr Wunsch an die Gesellschaft?

KK: Ich glaube, es ist wichtig, dass die Gesellschaft ein bisschen mehr Toleranz zeigt, denn mehr Menschen als man denkt müssen mit irgendeiner Form von Beeinträchtigung oder Krankheit leben. Wenn irgendein Mensch einen abfälligen Kommentar aufgrund einer Beeinträchtigung oder einer Krankheit eines anderen abgibt, kann ich damit, glaube ich, jetzt besser umgehen.

Was würden Sie sich wünschen?

MK: Vor allem mehr Aufklärung. Wir haben vielmals Situationen mit meiner Frau erlebt, in denen das Gegenüber nicht wusste, wie man mit ihrem Verhalten umgehen kann. Selbst wenn ich noch erklärte, was los ist, hat man null Ahnung, sondern es hieß rasch: »Ah, Demenz, also Alzheimer.«

Hinzu kommt der finanzielle Aspekt. Wie man zu einem Platz im Heim und zu einer Beteiligung kommt, das muss man sich alles selbst irgendwie erarbeiten. Mittlerweile habe ich Tausende von Stunden damit verbracht, mir Wissen anzueignen, wo und wie man welche Unterstützung beantragen kann. Es gibt nicht eine Stelle, sondern eine für dieses, die nächste für jenes und wieder eine andere für das Dritte. Niemand sagt: »Ah, du musst aber an das oder an jenes denken.«

Es existieren: Ergänzungsleistungen, Krankenkassen-Verbilligungen, Hilflosenentschädigungen, IV, es gibt x Sachen, aber es ist niemand da, der sagt: »Hör mal, das eine sind die Problemthemen in deinem Kopf und das andere sind die finanziellen Probleme.« Oder: »Das sind die anderen Leute, die informiert sein sollten, dass ein Polizist weiß, was FTD ist, dass ein Arzt weiß, was passieren könnte, dass Lehrer zum Thema FTD Grundlagenwissen vermittelt bekommen ... Bevor ich meine Freunde schriftlich über FTD aufgeklärt habe, hatten sie keine Ahnung, dass es überhaupt eine Frontotemporale Demenz gibt. Und selbst dann sagten noch manche »aha, Alzheimer«.

Je mehr man darüber redet und je mehr man das Wissen über FTD verbreitet, umso mehr erreicht man auch die Menschen und trägt zum Verständnis bei.

Die Schwester Ihrer Mutter ist auch betroffen, das heißt, es gibt eine genetische Komponente. Machen Sie sich Sorgen und wollen Sie sich testen lassen?

KK: Wir haben das probiert mit dem Test, aber das hat irgendwie nicht funktioniert. Soweit ich weiß, war das eine Genuntersuchung gewesen, die man bei Mama gemacht hat. Und wie ich es verstanden habe, war das eine Gen, das typisch ist für Frontotemporale Demenz, bei Mama nicht nachweisbar. Folglich kann man bei uns nicht genau nachweisen, ob es vorhanden ist oder nicht. Um das zu klären, müssten wir noch ganz viele andere Untersuchungen machen lassen, und das ist im Moment nicht unbedingt das dringendste Thema.

Ich nenne Ihnen verschiedene Begriffe und bitte Sie um Ihre spontane Empfindung dazu. Beginnen wir mit Dankbarkeit.

MK: Wir drei hatten schon immer einen sehr guten Draht zueinander. Und durch das, was wir erlebt haben, ist dieser Draht noch viel intensiver und inniger geworden. In Diskussionen zum Beispiel, oder in Dingen, die man vielleicht früher gemacht hätte, zum Beispiel von zu Hause ausziehen, haben wir das sehr deutlich gespürt. Daraus kann natürlich auch ein gewisser Druck entstehen, weil man es eben nicht macht, also nicht auszieht und die anderen zurücklässt.

Es klingt vielleicht verrückt, aber trotz der ganzen Krankheitsgeschichte besteht für mich eben doch eine Dankbarkeit für das, was wir drei aus all diesen Erfahrungen machen können und lernen durften.

Hoffnung

KK: Ich glaube, das ist nicht mein Begriff.

JK: Mir fällt schon etwas dazu ein. Hoffnung im Sinn von, dass es uns in Zukunft besser geht. Das Thema wird uns noch ewig begleiten und es wird immer ein Thema sein, wir werden immer an Mama denken. Zugleich habe ich die Hoffnung, dass wir mal ein Stück weit mit alldem abschließen können, dass es nicht mehr so eine enorme Belastung ist, wie es in den letzten Jahren war, dass man nach vorne schauen und sich anderen Themen widmen kann.

Und Sie können aussuchen zwischen Freude oder Liebe.

JK: Ich glaube, ich würde Freude nehmen. Es ist so wichtig für uns alle, dass wir auch in der schweren Zeit Momente hatten, in denen man sich über Sachen freuen konnte. Manchmal habe ich mich ein bisschen schlecht gefühlt, weil ich zum Beispiel sechs Wochen nach Armenien gereist bin und es für mich eine extrem schöne Zeit war. Auch wenn ich wusste, ich hätte mich nicht schlecht fühlen müssen, war es trotzdem so, denn ich habe sechs Wochen meine Mama nicht besucht. Aber ich glaube, es ist wichtig, dass man bei allem auch sich selbst nicht vergisst.

Young Carers

Young Carers sind Kinder, Jugendliche und junge Erwachsene unter 25 Jahren und betreuen jemanden, dem es nicht gut geht. Das kann jemand aus der eigenen Familie sein, z.B. die Mutter, der Vater, die Großmutter, der Großvater, Bruder oder die Schwester. Es kann aber auch jemand aus dem nahen Umfeld sein, z.B. ein Nachbar oder eine Freundin. Young Carers betreuen regelmäßig eine oder mehrere Personen und übernehmen dabei oft viel Verantwortung.

Gerade bei der FTD, wo die Betroffenen meistens unter 60 Jahre alt sind, gibt es oft Kinder und vor allem Jugendliche im gleichen Haushalt, die bei der Betreuung intensiv mithelfen. Wenn eine 20-jährige Tochter ihren Vater duscht, weil er es alleine nicht mehr schafft und die Mutter zur Arbeit muss, entspricht dies nicht der Norm.

Ein Austausch mit Gleichbetroffenen ist für diese jungen Menschen sehr wichtig und unterstützend. In der Schweiz hat sich die Careum Hochschule Gesundheit dieser Aufgabe angenommen und eine spezielle Website eingerichtet. Auf der Seite *www.young-carers.ch* finden Young Carers sowie Fachleute, die die jungen Menschen unterstützen möchten, alle nötigen und ausgesprochen hilfreiche Informationen.

»Sie ist wie eine Schwester für mich«

Sie trafen sich, als beide jung und voller Zukunftspläne waren; sie lernten den gleichen Beruf, gingen zusammen ins Ausland, gründeten Familien und bekamen Kinder. Dann trennten sich die Wege: Stefanie S. wanderte 2018 mit ihrer Familie nach Australien aus, Susi Kretzschmar und ihre Familie blieben in der Schweiz. Alles verlief gut, bis ein Anruf aus »Down Under« alles veränderte.

Wir haben uns auf dem Weg zum Fachabitur für Sozialwesen kennengelernt. Wir waren in einer Klasse und haben nach dem Abschluss festgestellt, dass wir einen Ausbildungsplatz zur Krankenschwester am gleichen Ort haben. Mit 18 waren wir fertig und sind zusammen in die Berufsschule gegangen. In der dreijährigen Ausbildung haben wir viel Zeit miteinander verbracht und diese enge Freundschaft immer beibehalten.

Wir stammen beide aus der Nähe von Dresden. Nach der Ausbildung zur Krankenschwester bin ich zuerst ins Ausland gegangen und in Burgdorf/BE gelandet. Steffi kam knapp ein Jahr später nach, und wir haben dann zusammen in einer WG gewohnt.

Wenn Sie Steffi aus dieser Zeit beschreiben, was war sie für ein Mensch, was hat sie ausgemacht?

Steffi war eine lebensfrohe, freundliche, sehr beliebte Person. Sie war ein ziemlich harmonischer Mensch, sie mochte keine Konflikte und hat selbst nie welche provoziert. Ihr Gesicht, ihre ganze Person hat immer eine starke Lebensfreude ausgestrahlt.

Was war der Kern Ihrer Freundschaft?

Ich habe an ihr geschätzt, dass sie so fröhlich war, und sie die Sicherheit in meiner Gegenwart. Sie mochte es sehr, beschützt zu werden. Das war schon von Anfang an in unserer Freundschaft so. Als sie in die Schweiz gekommen ist, haben wir zusammen eine Wohnung gesucht, das heißt, ich habe die Wohnung gesucht und wir sind dann zusammen eingezogen.

Später haben wir jeweils mit unseren Partnern in der gleichen Straße in getrennten Wohnungen gelebt. Kurz darauf, im Januar 2012, geschah der Ski-Unfall meines Mannes, da war Steffi bereits zwei, drei Jahre in der Schweiz. Von dem Moment an war Steffi immer für mich da, sie hat uns enorm geholfen und unterstützt.

Sie haben als Pflegefachfrauen im gleichen Spital gearbeitet.

Zu Beginn im gleichen Spital in Burgdorf, dann sind wir beide ans Insel-Spital in Bern gewechselt, doch nach dem Unfall meines Mannes bin ich zurück nach Burgdorf gegangen. Steffi hat immer im Insel-Spital als sehr geschätzte Pflegefachfrau gearbeitet; zeitweise war sie auch in der Berufsbildung für junge Pflegekräfte tätig und dort sehr beliebt. Und inzwischen wird sie hier im Zentrum Schönberg unter anderem auch von Kolleginnen betreut, die sie vor vielen Jahren mit ausgebildet hat.

Was würden Sie sagen, ist das Besondere an Ihrer Freundin?

Steffi war einfach liebenswert; sie war stets offen und hat immer strahlende Augen und ein strahlendes Lächeln gehabt. Das ist mit heute nicht mehr zu vergleichen. Weil sie so klein und zart war, konnte man sie einfach nur gernhaben. Und sie war sehr genau, Steffi hat keine Mühe für ihre Patientinnen und Patienten gescheut. Eine Kollegin aus ihrem Team besucht sie immer noch regelmäßig.

Wie hat sich für Sie die Krankheit bemerkbar gemacht?

Nach dem Unfall meines Mannes haben wir ein Haus gebaut und gefunden, es wäre doch cool, wenn die beiden Paare in der Nähe oder gar zusammenwohnen könnten, um sich gegenseitig zu helfen. Dass man sich beispielsweise gegenseitig unterstützen kann, wenn Kinder kommen. Steffi und ich haben wirklich ein urvertrautes Verhältnis gehabt, eigentlich wie Schwestern; manchmal waren wir uns sogar näher als wirkliche Schwestern. Dann bekam sie ihr erstes Kind und nachher sind meine Zwillinge auf die Welt gekommen. Dadurch hat sich vieles verändert, Ausgang und Freizeitgestaltung standen jetzt nicht mehr an vorderster Stelle, sondern die Familie und die Kinder. Nach ihrem zweiten Kind hatte ich ein etwas seltsames Gefühl, das war auch fast jeden Tag ein Thema mit meinem Mann, nämlich dass Steffi sich sonderbar verhält. Wir haben ja übereinander gewohnt, und wenn sie zu mir zu Besuch nach unten kam, dann ist sie einfach durch die Küche geschlendert und hat überall in die Töpfe geguckt, was es zu essen gibt. Es war auch nicht so schlimm, aber es hat auffallend zugenommen. Sie hat zum Beispiel auf einmal Witze gemacht über Dinge, die ich nicht witzig finde, und sie kennt mich, sie weiß ja, dass ich über solche Dinge nie gelacht habe. Zunächst dachte ich, sie wolle mich provozieren. Sie hat das nämlich mit Absicht gemacht und hatte einen provozierenden Blick drauf, wie ein trotziges Kind.

Das war die erste Verhaltensänderung, auch ihrem Partner gegenüber. Weil es so schleichend geschah, über Jahre, haben auch die Freunde nicht sicher gewusst, ob das merkwürdige Verhalten etwas mit Steffis Charakter zu tun hat. Aber es ist uns erst im Nachhinein klar geworden, dass dies bereits der Beginn der Erkrankung gewesen sein muss. Und dann habe ich eines Tages zu meinem Mann gesagt: »Irgendwie lässt die Steffi intellektuell immer mehr nach.« Mein Gefühl war: vielleicht haben wir uns ein wenig auseinandergelebt.

Auch ihren Partner hat Steffi häufig provoziert. Sie hat zum Beispiel seinen Heiratsantrag abgelehnt und ihn dabei quasi bloßgestellt. Und dann fing es damit an, dass sie immer öfter sagte: »Ich bin so müde.«

Zwischen 2014 und 2018 hat sie sich immer mehr verändert.

Meine Zwillingsbuben sind im Januar 2015 auf die Welt gekommen. Zwischen 2016 und 2017 war die Zeit, in der ihr Verhalten wirklich auffällig geworden ist; etwas mehr als ein Jahr, bevor sie im Sommer 2018 ausgewandert sind. Im Frühling 2017 haben die Beiden uns das mitgeteilt, sie hat es mir nicht unter vier Augen erzählt wie sonst immer alles, sondern mit ihrem Mann zusammen. Für mich war das eine sehr seltsame Information, dass sie mit nach Australien auswandern möchte, weil sie das eigentlich nie wollte. Und sie hat sich ihm plötzlich so hingegeben; ihre Beziehung hat sich so entwickelt, dass sie plötzlich alles macht, was er sagt und von ihr verlangt. Das war vorher anders, sie hat ihn immer ein wenig zurück auf Spur gebracht, ihn geradegerückt und die Familie zusammengehalten. Das mit Australien war immer sein Wunsch gewesen und sie hat zuvor stets abgewehrt: »Ja, ja, wenn die Kinder da sind, dann hört das schon bei ihm auf.« Das war jedoch nicht so, im Gegenteil.

Gab es durch Steffis Veränderung allmählich Risse in der Freundschaft oder hat man sich eher entfremdet?

Entfremdet vielleicht im Alltag, aber nie vom Herzen her. Alles war sehr speziell: Sie konnte mir Nachrichten schicken, in denen sie geschrieben hat, wie gern sie mich habe, aber sie konnte das mir gegenüber nicht mehr wirklich zeigen. Sie hat sich mit oberflächlichen Freundschaften abgegeben und sich von mir auch ein bisschen distanziert. Ich habe das natürlich persönlich genommen, aber auch versucht mich zu beruhigen: Okay, man entwickelt sich nicht immer gleich.

Steffi ist den einfacheren Weg gegangen; wir hatten durch ihr Verhalten mit viel mehr Konflikten zu tun, weil sie sich vor allem gegenüber nahestehenden Personen nie zusammenreißen konnte; sie war provozierend und es gab dadurch oft Diskussionen.

Mich beschäftigt immer noch die Frage, weshalb ich nie eingeschritten bin und nachgehakt habe, warum sie sich in keiner Weise auf die Auswanderung vorbereitet hat, dass sie zum Beispiel nie eine englische Sprachschule besucht hat. Sie hat tagsüber nahezu immer geschlafen oder war ziemlich still, bevor sie zum Spätdienst kam. Sie wohnte ja über mir, war also sehr nahe, aber ich war mit den Zwillingen zu sehr beschäftigt, dass mir die Kapazität fehlte, um mich um Steffi zu kümmern. Auch hatte ich oft das Gefühl, das ist ihre Beziehung und es geht mich nichts an, wie die beiden miteinander leben. Das sind so die Gründe, warum ich nie eingeschritten bin.

Hätte ich sie mehr konfrontieren sollen? Ich weiß es wirklich nicht. Sie konnte auch bösartig werden; ich habe sie mal konfrontiert und gefragt: »Was ist bloß los mit dir?« Doch es kam nichts. Einmal hat sie meinen Mann angeschrien, da dachte ich, was passiert nur mit der Steffi. Aber ja, es war so ...

Dann sind wir unter Tränen auseinandergegangen. Im Grunde hat sie schon im letzten Dreivierteljahr, bevor sie abgereist sind, immer geweint, wenn sie über die Auswanderung gesprochen hat und meinte zu mir: »Ich gehe jetzt mal mit, aber ich komme dann wieder zurück.«

Sie war unglücklich, rundherum haben das alle gespürt und gewusst. Wir haben die Hände über dem Kopf zusammengeschlagen, doch niemand konnte einschreiten. Es war nie so, dass sie die Kraft gehabt hat, dem Plan der Auswanderung etwas entgegenzusetzen; eine Idee, einfach etwas, in dem man sie hätte unterstützen können. Ich habe immer insistiert: »Ich unterstütze dich in allem, aber du musst es aktiv ausdrücken.« Das ist jedoch nie geschehen, von ihrer Seite aus kam keinerlei Zeichen.

Hat Steffis Partner nie auf diese schwierige Situation reagiert?

Nein, Australien war sein Traum und er war froh, dass sie dem zugestimmt hat. Er hat innerlich total gemauert, weil er dort leben wollte und will, und das ist bis heute so.

Er weiß mittlerweile, dass sie krank ist. Es gibt seitens Steffi ein befreundetes Paar, das regelmäßig mit den Kindern, dem Partner und Steffi via Video telefoniert hat, etwa alle zwei Monate. Letztes Jahr haben diese Freunde Steffis Partner das Geld gegeben, um in die Schweiz zu kommen und sie noch einmal zu sehen. Er kam im Sommer 2023 mit den beiden Kindern. Der Besuch war von Steffis Freunden und der Pflegeabteilung sehr gut vorbereitet worden. Es war für alle eine gute Begegnung und für Steffi enthielt sie sicher gute Momente. Da sie aber nach den Besuchen keinerlei Veränderung in ihrem Verhalten zeigte – was auch gut so war – merkte man auch, wie fortgeschritten die Erkrankung war und dass die Begegnung meiner Ansicht nach für Steffi zu spät kam. Für die Entwicklung der Kinder war es aus meiner Sicht wichtig, dass sie sehen, wie es ihrer Mutter geht und dadurch zu verstehen, warum sie sich nicht mehr um sie kümmern kann.

Wie haben Sie denn erfahren, was eigentlich mit Steffi in Australien passiert ist?

Wir sind immer in Verbindung geblieben, was allerdings stets von mir ausging, wir hatten nur Kontakt, wenn ich mich gemeldet habe. Mit der Zeit habe ich mich gar nicht mehr getraut, Fotos von unserem Leben zu schicken, oder zu erzählen, was so bei uns läuft, weil sie immer geklagt hat: »Und das alles ohne uns.« Dann hat sie geweint und stets betont: »Noch ein Jahr, dann komme ich wieder zurück.«

Sie hat vor Ort nie Kontakt zu anderen Menschen gesucht. Das konnte sie gar nicht mehr, was mir erst später bewusst wurde. Ich hielt sie für depressiv und habe ihm dafür die Schuld gegeben. Er war vor Ort, alleine mit ihr; als ihr Partner hatte er in meinen Augen die Verantwortung für sie gehabt.

Am Anfang hat sie Autos geputzt bei ihm in der Bude, das war ihre Beschäftigung. Sie hat natürlich gewusst, dass sie nicht als Krankenschwester dort unten arbeiten kann. Sie hätte diese schweren Tests machen müssen, und anfangs habe ich versucht, sie am Telefon zu ermutigen, dass sie sich doch für diese Prüfungen anmeldet, weil sie so unglücklich war. Aber das wäre nicht mehr gegangen, das hätte sie gar nicht mehr geschafft.

Nachdem sie ungefähr anderthalb Jahre da unten war, wurden die Anrufe immer schwieriger. Ich bekam mehr und mehr das Gefühl, sie will die Nähe zu uns nicht mehr aufrechterhalten. Das Schlimme war, dass das alle Freunde von ihr so empfunden haben. Leider trafen wir uns untereinander kaum mehr und konnten uns auch nicht darüber austauschen, warum sich die Steffi so verhält.

Haben Sie nie mit Steffis Partner darüber gesprochen?

Nein. Kurz nach Weihnachten 2019, als seine Eltern zu Besuch bei ihnen waren, habe ich von ihm einen Anruf zum Geburtstag meiner Jungs bekommen. Sie seien auf einem Campingplatz und Steffi sei am Tag zuvor abgereist, dass sie Krach mit ihrem Sohn hatte und ihn mit einem Handtuch geschlagen habe. Dann habe sie einen Streit mit seinen Eltern angezettelt, daraufhin das Auto genommen und sei 500 Kilometer vom Campingplatz nach Hause gefahren.

Das ging noch?

Ja, das ging noch. Sie konnte noch ganz lange Auto fahren, bis sie Unfälle verursachte und über rote Ampeln gefahren ist. Auf alle Fälle beklagte er sich bei diesem Anruf: »Die Steffi will mit uns nichts mehr zu tun haben. Die spielt immer am Telefon, raucht dauernd und ist spielsüchtig, sie hat dauernd Karten gespielt.« Das hatte sie wohl schon in der Schweiz angefangen, aber das habe ich gar nicht mitbekommen. Und er weiter: »Du weißt gar nicht, wie schlimm das hier ist.« Meine Antwort: »Ja woher soll ich denn das wissen? Steffi sagt immer, es sei alles gut.« Sie hatte mir gegenüber mal erwähnt, dass die Kinder und er immer viel Englisch sprechen und sie dadurch ausgrenzen; sie hat sich nicht darum bemüht, die Sprache zu lernen – was sie auch nicht mehr gekonnt hätte, wie wir später verstanden haben. Und dann habe ich gesagt: »Okay, ich ruf sie an.«

Das habe ich getan, sie war ja wieder zuhause; wir haben lange telefoniert und sie meinte: »Du kennst ja den Bruni«, also ihr Partner, »der übertreibt immer gern mal. So schlimm war das gar nicht, aber ich brauche jetzt mal meine Ruhe.« Auf meine Frage: »Was machst du denn jetzt?«, ging das Gespräch in die Richtung, dass es ihr nie gut gehe. Ich habe versucht, ihr Mut zu machen; nach 40 Minuten wollte sie das Gespräch abbrechen und hat behauptet, sie müsse jetzt einkaufen gehen, sie bräuchte noch was zu essen. Ich erwiderte: »Steffi, es ist erst vier Uhr in der Nacht bei dir, du hast noch zwei Stunden Zeit, wir besprechen jetzt, was du brauchst.«

In den folgenden Tagen habe ich ihr geschrieben und sie hat wieder geantwortet, sie genieße die Auszeit, während die Kinder noch weg seien und sie mal ihre Ruhe habe. Einige Zeit später habe ich von der Schwiegermutter erfahren, dass sie schon zu dieser Zeit körperlich recht verwahrlost war.

Etwa zwei Monate nach diesem Vorfall, habe ich ihrem Partner eine Nachricht geschrieben, ob er wegen Steffi etwas unternommen habe, ob er mit ihr beim Arzt gewesen sei. Und dann kam zurück: Nein, noch nicht. Keine Zeit. Mir waren die Hände gebunden, und bei uns war auch immer so viel los.

Zeitlich bewegen wir uns nun im Jahr 2020, richtig?

Genau, da ging Corona los, und das hat das Fass zum Überlaufen gebracht. Im Juli 2020 war eine Reise nach Deutschland zur Hochzeit eines Freundes geplant, für Steffi war diese Reise wie ein Rettungsanker gewesen. Als ich Steffi im April zu ihrem Geburtstag anrief, um zu gratulieren, sagte sie nach zehn Minuten, sie müsse jetzt in die Badewanne gehen. Da habe ich gewusst: Steffi geht es ganz schlecht; bei ihr stimmt überhaupt gar nichts mehr. Daraufhin habe ich ihren Bruder angerufen; in diesem Frühjahr haben wir ab und zu telefoniert und uns darüber ausgetauscht, wie wir Steffi im Gespräch erleben. Auch zu ihm hat sie immer gesagt: »Ja, es ist gut und es ist nicht so schlimm.« Dann kam der 3. Juni, mein Geburtstag, und ich erhielt einen Anruf von ihrem Partner und den Kindern, die mir zum Geburtstag gratulierten und es hieß, Steffi sei nicht da.

Auf meine Frage, wo Steffi sei, meinte er: »Das sage ich dir heute nicht, das versaut dir deinen Tag.« Nachdem ich darauf bestanden habe, ist er damit rausgerückt: »Steffi ist vor zwei Tagen von der Polizei abgeholt worden, weil sie so Bauchweh hatte und bei uns alles eskaliert ist.«

Von diesem Moment an sind Steffis Bruder und ich im Prinzip immer in Kontakt gewesen. Sie war offenbar noch zwei Tage im Spital wegen der Bauchschmerzen, ist dort von der Polizei abgeholt worden und ins Gefängnis gekommen. Von da an haben wir den Kontakt zu dem Partner quasi eingefroren, denn er hatte sie bei der Polizei angezeigt und behauptet, dass sie den Kindern wehtun würde. Er hat die Kinder ganz oft mit ihr allein gelassen, obwohl sie schon in so einem schlechten Zustand war, und sie war dann damit völlig überfordert.

Wer hat Steffi in die Schweiz zurückgeholt?

Der Bruder von Steffi und ich. Von dem Moment an, als ich wusste, dass sie im Gefängnis war, habe ich über die Botschaft einen Anwalt gesucht, dort unten in Perth. Es war ein Deutsch sprechender Anwalt und er hat das Mandat von Steffi übernommen. Sie war dort angeklagt wegen Kindesmissbrauch in schwerem Fall und wäre zu dreimal 20 Jahren Haft verurteilt worden. Der Anwalt hat erzählt, er habe noch nie so ein schlimmes Verhör gesehen; die Verhöre der Polizei werden ja immer auf Video aufgenommen. Die Polizei hat einfach nicht gewusst, was sie mit Steffi machen soll. Sie hat zu allem »yes« gesagt, obwohl sie die Fragen gar nicht verstanden hat. Das muss ganz schlimm gewesen sein für sie in ihrer Situation, das muss so ein unmenschlicher Druck gewesen sein.

Dank Corona konnten wir mit Steffi über Skype Kontakt im Gefängnis aufnehmen; weil niemand physisch zu Besuch kommen durfte, gab es für alle Leute diese Skype-Besuche. Bei diesen Skype-Gesprächen hat sie ohne jegliche Emotionen recht erschreckende Dinge erzählt, unter anderem, dass sie mit ganz schlimmen Frauen eingesperrt sei. Wenn ich fragte: »Steffi, hast du Angst?«, hat sie mit »ja« geantwortet. Aber in der Zelle hat sie das nicht ausdrücken und sich nie wehren können. Wenn wir nicht von außen eingegriffen hätten, also ich weiß nicht, was dann geschehen wäre. Sie hatte keine Bewältigungsstrategie, sie hat immer darauf gewartet, bis von irgendwoher ein Hinweis kommt, was sie tun muss. Nach sieben Wochen kam sie gegen eine Kaution aus dem Gefängnis raus; die hat der Partner bezahlt, organisiert über den Anwalt, weil das eine Person zahlen muss, die in Australien lebt. Am 28. Februar 2021 hatten wir es geschafft: alle Gerichtstermine waren erledigt, auch das psychiatrische Gutachten, wo man aber nur festgestellt hat, dass sie depressiv sei und psychische Probleme habe.

Aus diesem Grund wollten die Australier Steffi loswerden und man hat sie deshalb, soweit ich das weiß, mit Bewährung verurteilt. Wir haben daraufhin den Flug gebucht, der Anwalt hat sie in den Flieger gesetzt, sie sozusagen bis ans Gate begleitet. Er hat auch nicht gewusst, was mit ihr los ist, er meinte, er habe so etwas noch nie erlebt: Steffi verhalte sich wie ein Junkie, sei aber keiner, und wie eine Alkoholikerin, trinke aber keinen Tropfen; sie sei zu den Terminen entweder gar nicht, zu spät oder völlig verwahrlost erschienen.

Dann kam sie zurück und Sie haben sich um sie gekümmert.

Ja, und der Bruder sowie noch eine Freundin. Es gibt noch ein Foto vom Flughafen, als sie ankam und abgeholt wurde: sie hatte ganz kleine Augen, leere Augen und lange, ungepflegte Haare.

Hat sie alle noch erkannt?

Sie hat uns immer erkannt, bis vor kurzem noch, und sie hat ganz lang alle Fakten gewusst; nun bin ich mir nicht mehr ganz sicher. Seit ungefähr ein oder zwei Monaten wirkt sie ganz leer und die Sprache ist weg. Als sie ankam, wurde sie zunächst in die Psychiatrie gebracht, und wenn wir sie dort besucht haben, hat sie sich am Anfang auch gefreut.

In welchem Zustand wurde Steffi entlassen? War das den Australiern völlig egal?

Es war schon eher so, dass man sie loshaben wollte. Sie hatte zwar die Auflage, sich einmal pro Woche irgendwo zu melden, aber der Anwalt hat sich dann darum gekümmert, dass sie nicht aufgehalten wird am Flughafen. Sie hätte nicht ausreisen dürfen, und es war klar, wenn sie es dennoch tut, erhält sie keine Einreiseerlaubnis mehr nach Australien. Das war uns allen bewusst, und wir hatten eigentlich gehofft, dass auch der Partner mit den Kindern zurückkommt. Das war das Schlimmste für sie, abzureisen und von den Kindern entfernt zu sein.

Und in der Psychiatrie in der Schweiz hat man relativ schnell die Diagnose gestellt?

Ja. Meine Theorie als Pflegefachfrau - wir sind ja Intensivfachfrauen, wir suchen immer schnellstmöglich nach Diagnosen - war immer, dass sie eine Depression entwickelt hatte da unten und durch die Dinge, die dann passiert sind, ein Trauma entwickelt hat, dass sie deswegen so ein Kokonverhalten zeigte. Das war meine Erklärung.

Natürlich hatte ich gehofft, dass ihr in der Psychiatrie geholfen wird. Nicht unbedingt schnell, aber dass sie irgendwann den Boden wieder findet und dass man dann um die Kinder kämpfen kann. Das habe ich ihr stets versprochen: dass ich mithelfe, um die Kinder zu kämpfen, wenn wir das alles wieder in Ordnung gebracht haben. Die Ärzte haben uns schon nach einer Woche gesagt, dass die Diagnose Depression nicht stimme, denn in einer Depression leiden die Patienten, aber Steffi hat jeden Morgen gesagt, es gehe ihr gut, und sie hat einfach akzeptiert, dass sie dort auf einer geschlossenen Station untergebracht ist. Hauptsache, sie hatte Chips zu essen und Coca-Cola zu trinken. Nach zehn Tagen wurde sie zum MRT ins Tiefenau-Spital gebracht.

Man konnte ungefähr drei Viertel dieser Untersuchung durchführen, dann ist sie aufgestanden und weggelaufen. Doch es reichte aus, man hat gesehen, dass das Frontalhirn zurückgebildet war, und zwar schon ziemlich weit fortgeschritten.

Wie war das für Sie, was hat das bei Ihnen ausgelöst?

Der Assistenzarzt hat mir am Telefon erläutert, was sich bei der Untersuchung gezeigt habe: man gehe nicht mehr von einer Depression, sondern von einer neurologischen Erkrankung aus, in Richtung Degeneration. Meine Reaktion: »Wie jetzt? Demenz in dem Alter?«

Bei Google habe ich dann eingeben: »Demenz und junge Leute«, und dann erschien umgehend ein entsprechendes Merkblatt von der Alzheimer-Stiftung über Frontotemporale Demenz. Die ganzen Sachen, die dort standen, haben bei Steffi zugetroffen. Von diesem Moment an wussten wir, es gibt keine Besserung. All das war ein Schock, aber wir standen sowieso unter Schock und unter Stress. Zugleich wussten wir, wir müssen nun einfach weitermachen. Wie das gehen sollte, das war die nächste große Herausforderung für uns.

Was gab den Ausschlag dafür, dass Sie sich seither und weiterhin so intensiv um Ihre Freundin kümmern?

In der Anfangszeit kam ich zweimal wöchentlich hierher in das Zentrum, trotz meines Babys mit Down-Syndrom, meinen Zwillingen und meinem Mann, der nach dem Ski-Unfall von damals Tetraplegiker ist. Inzwischen besuche ich Steffi alle 14 Tage.

Doch zurück zur Diagnose: Also es war heftig, und es war immer noch die Corona-Zeit. Trotzdem hatten wir auch wieder Glück in dem ganzen Unglück, und zwar insofern, dass das Haus für Pflege in Bern über eine Leitung verfügte, die ein Herz für schwierige soziale Fälle hatte und Steffi aufgenommen hat. Sie war damals auf keiner geschlossenen Station, weil diese Einrichtung über keine verfügte. Steffi ist draußen immer barfuß herumgelaufen; es gibt ein Foto von ihr im Winter, wo 10, 20 Paar nasse Socken auf dem Heizkörper in ihrem Zimmer lagen, mit Schlamm gefüllt. Dennoch war sie an einem Ort, wo man sie besser betreuen konnte, als wir das privat hätten leisten können.

In dieser Zeit haben wir intensiv für ihre erneute Aufenthaltsgenehmigung in der Schweiz gekämpft, die sie wegen der Ausreise nach Australien und weil sie sie nicht hat aufrecht erhalten lassen, verloren hatte. Das war ein ziemlich schwieriger Prozess. Wir brauchten einen Beistand, den mussten wir uns über die KESB [Kinder- und Erwachsenenschutzbehörde] beschaffen, und das hat sich alles bis in den Frühling 2022 hingezogen.

Anfang Juni 2022 hatten wir es schließlich geschafft, die Aufenthaltsbewilligung zu bekommen, Gott sei Dank hat die IV geholfen. Ich habe Mails geschrieben und Telefonate geführt und auch dort einen Mitarbeiter mit Herz am Telefon angetroffen.

Das heißt: Hätten Sie nicht so gekämpft, hätte man Steffi nach Deutschland abgeschoben?

Das wurde mir so auf dem Sozialamt gesagt, sie hätten schon schlimmere Fälle abgeschoben. Mein Argument war: »In Deutschland gibt es niemanden, der sich um Steffi kümmert, und sie kann sich nicht selbst um sich kümmern.« Ein Zürcher Anwalt hat mich dann beruhigt: »Frau Kretzschmar, machen Sie sich nicht solche Gedanken, so eine kranke Person wird nicht abgeschoben.«

Man braucht enorm viel Geduld. Steffi war zu dieser Zeit in dem Haus für Pflege; wir haben versucht, möglichst wenig aufzufallen, als Angehörige nur wenige Wünsche zu äußern, damit sie dortbleiben kann. Es war eine verrückte Phase. Mit der Kostenzusage und mit der Aufenthaltsbewilligung wurde es etwas einfacher. Mit der KESB hatten wir geregelt, dass es einen Beistand gibt für das ganze Finanzielle, das haben wir abgegeben; das hatte ein Anwalt so empfohlen. Alex, Steffis Bruder, hat die Verantwortung für das Gesundheitliche und die Sache mit dem Aufenthalt übernommen. Deswegen bestimmen wir jetzt über alles, was mit Steffi läuft.

Was ist eigentlich Ihre Motivation, das alles zu übernehmen?

Für mich stand es nie zur Diskussion, das nicht zu tun. Aber ich muss auch zugeben, dass es ohne Steffis Bruder, ohne unseren regelmäßigen Austausch, vermutlich nicht funktioniert hätte. Und nicht zu vergessen: Steffi hätte niemanden anderen gehabt, ihr Partner war weg und es gab eigentlich nur noch mich. Alle anderen sind sofort einen Schritt zurückgetreten.

Am Anfang ging es um ihr Leben, es ging wirklich um ihr Leben. Steffi ist wie eine Schwester für mich, wir sind so nah miteinander verbunden. Wenn ich sie besucht habe, habe ich immer auch von ihr gespürt, dass ich die Person bin, der sie vertraut. Das Gefühl war ganz lang da; nun ist es schwierig, aber es war ganz, ganz lange immer da und ich habe stets das Gefühl gehabt, ich muss und ich will das für sie tun.

Sie haben einen Mann, der Tetraplegiker ist; Sie haben eine Tochter mit Down-Syndrom. Und nun begleiten Sie noch eine Freundin, die im Endstadium einer FTD ist. Haben Sie übermenschliche Kräfte?

Eher nicht ... Von Steffi konnte ich mich, seit wir sie hier sicher untergebracht haben, mittlerweile nach und nach abgrenzen; auch wenn sie mir im Herzen ganz nah geblieben ist. Doch ich musste das tun, denn meine Tochter braucht mich intensiv, je größer sie wird umso mehr. Wenn ich Steffi nun besuche, schaue ich nach dem Rechten, dass alles okay ist, dass sie gut versorgt wird. Zwischen mir und Steffi ist nicht mehr viel Steffi da, das ist nach und nach gestorben. Das forderte von mir einen Trauerprozess, der immer noch nicht vorbei ist. Viele sagten, ich solle mich mehr distanzieren, doch es war richtig, dass ich mich genauso um Steffi gekümmert habe, wie ich es wollte.

Wenn ich Ihnen zuhöre, spüre ich eine große Liebe für diesen Menschen und dafür braucht es keine Motivation. Liebe braucht keinen Grund und keine Erklärung.

Genau, für mich war klar, ich musste und wollte das machen, ich musste schauen, dass es der Steffi gut geht. Dieses Beschützergefühl hatte ich in unserer Freundschaft von Anfang an und vielleicht schließt sich nun der Kreis wieder. Manchmal sagt man ja, das ist alles schon vorherbestimmt. Sie hat immer so viel für mich gemacht, und deshalb ist es nie zur Debatte gestanden, nicht für sie da zu sein.

Sind Sie traurig?

Ich bin ganz oft traurig gewesen, und ich bin immer wieder traurig bei meinen Besuchen bei ihr. Das ist, glaube ich, ein langer Weg der Trauer. Am traurigsten bin ich darüber, dass sie als meine Freundin nicht mehr da ist. Dass das, was wir hatten, bis sie nach Australien gegangen ist, schon lange verschwunden ist.

Man spürt bei Ihnen auch Dankbarkeit, dass Sie so eine Freundin hatten, sonst kann man das, was Sie tun, wohl nicht leisten.

Ja. Ich bin ihr sehr dankbar für das, was wir miteinander hatten, das bin ich noch immer. Meine Mutter hat stets von mir behauptet: Wenn sie sich etwas in den Kopf gesetzt hat, dann muss sie das durchziehen. Wenn ich etwas unbedingt wollte, habe ich keine Ruhe gegeben, bis ich das erreicht hatte. Deshalb kam es für uns auf keinen Fall infrage, dass Steffi abgeschoben wird. Für mich war das Ziel und das habe ich allen Leuten gegenüber klar formuliert, dass sie hier in unserer Nähe in Sicherheit bleiben muss. Als wir das erreicht hatten, empfand ich in all der Tragik dieser Geschichte eine enorme Erleichterung. Dieses Gefühl begleitet mich nach wie vor und es ist mein Trost für all die Kämpfe, die wir ausgetragen und durchgestanden haben.

Was ich auch zugeben muss, ist, dass ich sehr ausgebrannt bin von den ganzen Anstrengungen der letzten Jahre und nicht mehr so viel Kapazität habe. Für meine Familie gebe ich alles, aber rundherum versuche ich mich aus Dingen, die mir nicht so nahegehen, rauszuhalten. Steffi war mir aber so nah, bei ihr wäre das nie gegangen. Und in so einer Not entwickelt man dann auch die entsprechenden Kräfte – zum Beispiel wie Steffi es geschafft hat, wieder hierherzukommen, das war auch eine Art von Überlebensinstinkt. Sie hat einfach gewusst, sie muss in die Schweiz zurück.

»Er ist immer noch mein Lieblingsmensch«

Frau C.S. ist 65 Jahre alt, bei ihrem Mann (68) – ein erfolgreicher Ökonom – wurde Ende 2019 eine FTD diagnostiziert. Die Familie hat drei erwachsene Kinder und lebt in einer Gemeinde am Zürichsee. Zum Zeitpunkt des Gesprächs betreut sie ihren Mann zu Hause.

Mein Mann war ein versierter Finanzexperte und hat in entsprechenden Positionen gearbeitet. Irgendwann fielen mir bei ihm Wortfindungsstörungen auf. Das ist an sich nichts Ungewöhnliches und jeder von uns hat das schon einmal erlebt. Da diese Wortfindungsstörungen nicht aufhörten bzw. gar zunahmen, habe ich meinem Mann vorgeschlagen, diese Auffälligkeit ärztlich abklären zu lassen. Dagegen hat er sich zunächst sehr gesträubt, denn er selbst hat dieses Suchen nach Worten überhaupt nicht bemerkt. Für ihn war alles bestens.

Ich kann natürlich nur über unsere Situation sprechen. Aber, soweit ich gehört habe, zeigt der/die Patient:in nie wirklich Einsicht in die Erkrankung. Der Alzheimer-Patient weiß: Oh, ich verlege meinen Mantel. Wo sind das Handy, der Schlüssel? Mein Mann hat das alles nach dem Motto ausgeblendet: Was ist denn dein Problem? Doch ich habe insistiert, dass eine Abklärung gemacht werden muss.

Monate zuvor hatte ich zufällig einen Vortrag von Dr. Irene Bopp gehört, der mir sehr gefallen hat, weil er so menschlich war. Deshalb habe ich im Waidspital angerufen, einen Termin vereinbart und bin mit meinem Mann zur Abklärung dorthin gegangen. Es wurden die entsprechenden Tests durchgeführt und das Resultat war eindeutig: Dieser Mann hat eine FTD.

Zum Zeitpunkt der Abklärung war mein Mann noch berufstätig. Das ging deshalb noch gut, weil er ein ausgesprochener Zahlenmensch war und es auch heute immer noch ist; mehr als fünf Jahre nach der Diagnose. Die Ärztin schlug eine IV-Anmeldung vor, was mein Mann rigoros von sich wies. Er war regelrecht empört und hat alles abgelehnt, was die Ärztin vorgeschlagen hat.

Für mich war die Diagnose ein großer Schock. Ich habe sofort angefangen zu googeln. Was bedeutet FTD genau? Wie ist der Verlauf, welche Konsequenzen kommen auf uns zu? Ich habe diesen Gedanken erstmal eine ganze Weile mit mir alleine herumgetragen.

Wie hat sich die Situation weiterentwickelt?

Die Diagnose wurde Ende 2019 gestellt, die Wortfindungsstörungen hatten 2017, 2018 begonnen, sonst war soweit alles in Ordnung. Mein Mann arbeitete weiterhin fokussiert. Er hatte noch Verwaltungsratsmandate inne, war Dozent an einer Hochschule und führte seine Firma. Alles hat soweit noch funktioniert. Wir haben beide an derselben Universität Wirtschaft studiert und uns dort seinerzeit kennengelernt. Als ich mir immer mehr Sorgen machte, ob er sein Dozentenamt noch ausführen konnte, habe ich einen befreundeten Professor in meine Beobachtungen eingeweiht. Ich bat ihn, sich in eine Vorlesung meines Mannes zu setzen, um herauszufinden, ob man jetzt sofort handeln müsse. Meine Auffassung war: Wenn mein Mann ein gesundheitliches oder kognitives Problem hat, dann darf dies nicht zulasten Dritter gehen. Dieser Freund hat meiner Bitte entsprochen. Noch während der laufenden Vorlesung schrieb er mir eine Nachricht, dass er zwar kleine Stolperer bemerkt habe, aber ansonsten hätte mein Mann alles souverän gemeistert. Ich war sehr erleichtert und wusste, dass er dieses Semester noch abschließen und dann quasi altershalber seine Dozententätigkeit beenden konnte. Das war 2020.

Neben all seinen beruflichen Aktivitäten war mein Mann seit ein paar Jahren in der Kirchenpflege unserer Wohngemeinde aktiv. Er hat sich um die Finanzen gekümmert. Da ich die Kirchenpflege-Präsidentin ebenfalls sehr gut kenne, habe ich sie über die Diagnose informiert. Ein solcher Schritt ist hart, denn mein Mann war sich seiner Erkrankung gar nicht bewusst und hat Alltag und Beruf anfänglich noch gut bewältigt.

Wie haben Sie selbst auf das alles reagiert und was haben Ihre Beobachtungen mit Ihnen gemacht?

Anfänglich dachte ich, dass mein Mann im Gespräch vielleicht nicht so bei der Sache ist oder ihm die Dinge nicht einfallen, weil er so stärk beschäftigt ist. Erst allmählich fing ich an, darüber nachzudenken: Hat mein Mann ein gesundheitliches Problem? Ich muss dazu erwähnen, dass mein Mann im Herbst 2004 unverschuldet einen schweren Autounfall hatte, bei dem er unter anderem ein Schädel-Hirn-Trauma erlitten hatte.

Gesundheitlich hat er sich von diesem tragischen Unfall wohl zu 95% erholt. Mein Mann war immer ein sehr einfühlsamer und unterstützender Mensch. Er war stets großzügig und wenn er helfen konnte, hat er geholfen. Nach dem Unfall wurde er irgendwie noch sensibler. Schwierig war, dass er in den ersten Wochen/Monaten nach dem Unfall die Menschen um ihn herum nicht mehr lesen, nicht mehr interpretieren konnte. Und ausgerechnet zu dieser Zeit hatte er ein schwieriges Verwaltungsratsmandat. Als Verwaltungsratspräsident sollte er zwischen den anderen Verwaltungsräten vermitteln, doch er konnte nicht erkennen, was sie wirklich dachten oder sagten. So berichtete er mir jeweils aus den Sitzungen und ich versuchte dann für ihn die Gespräche zu interpretieren. Erstaunlicherweise lag ich mit meinen persönlichen Einschätzungen oftmals richtig, was mir zeigte wie eng wir über all die gemeinsamen Jahre miteinander verbunden sind. Zum Glück reduzierte sich dieses Handicap mit der Zeit wieder und er konnte seinen Tätigkeiten ohne Einschränkungen nachgehen.

Sie haben drei erwachsene Kinder; wie haben sie die Veränderungen ihres Vaters wahrgenommen und haben Sie darüber miteinander gesprochen?

Als die Diagnose bei meinem Mann gestellt wurde, wohnte keines unserer Kinder mehr zu Hause. Unsere Tochter lebte und arbeitete in München und unsere beiden Söhne wohnten in der Stadt. Wenn wir jedoch an Wochenenden gemeinsam zusammenkamen, fiel ihnen durchaus auf, dass bei ihrem Vater irgendetwas anders war. Sie haben eine sehr unkomplizierte und positive Haltung ihm gegenüber eingenommen.

Als die Abklärung beendet war und die Diagnose eindeutig feststand, musste ich diese belastende Nachricht zunächst einmal selbst verdauen. So vergingen einige Wochen bis ich unsere Kinder zu einem Gespräch bat.

Das heißt, Sie konnten und wollten sich niemandem gleich anvertrauen?

Genau so war es. Mir war klar, dass diese Diagnose für unseren weiteren, gemeinsamen Lebensweg eine große Veränderung, ja einen enormen Einschnitt, mit sich bringen wird. Darum war es mir wirklich wichtig, diese Tatsache zunächst einmal mit mir selbst zu klären, bevor ich mit unseren Kindern oder anderen Familienangehörigen darüber spreche. Ich habe eine eineiige Zwillingsschwester, mit der ich sehr, sehr eng verbunden bin. Aber ich bin nicht die Person, die immer gleich alles erzählen muss und ein Feedback braucht. Da ich in meinem Leben viele Entscheidungen selbst treffen musste, bin ich es gewohnt, alleine zu entscheiden und für mich zu denken. Wochen später war der Moment gekommen, um unsere Kinder zu informieren: Ich teilte ihnen mit, dass bei der Abklärung in der Memory Klinik bei ihrem Vater eine Frontotemporale Demenz diagnostiziert worden war.

Hat Ihr Mann an dem Gespräch teilgenommen?

Nein, denn dies hätte meinen Mann, der ja keine Einsicht in seine Erkrankung hat, sehr irritiert und ein ehrliches Gespräch mit den Kindern unterbunden. Als ausgesprochener Morgenmensch ist mein Mann auch an diesem Abend recht bald zu Bett gegangen. So konnte ich mit unseren Kindern ganz offen über die Situation reden, die auf uns zukommen wird. Während unsere Söhne ganz still wurden und in sich gekehrt wirkten, brach unsere Tochter unmittelbar in Tränen aus. Am liebsten hätte ich auch geweint, aber ich wollte unsere Kinder in diesem Moment stützen und nicht zusätzlich belasten. Ich sagte ihnen, dass die abklärende Ärztin angeboten hatte, ein persönliches Gespräch mit ihnen zu führen, sofern sie dies wollten. Einige Zeit später gingen wir gemeinsam in die Memory Klinik und die Ärztin erklärte den Kindern und mir sehr einfühlsam, was es mit der Diagnose ihres Vaters auf sich hat und was das alles für ihn und uns in der kommenden Zeit bedeutet.

Wie ging es Ihrem Mann zu dem Zeitpunkt? Wie sitzt man gemeinsam am Tisch, wenn man weiß, meine Familie geht in die Klinik und hört etwas über mich?

Mein Mann wusste nichts von unserem Gespräch. Soll ich einer Person, die keinerlei Einsicht in ihre Erkrankung hat, sagen: »Du, ich gehe jetzt mit den Kindern in die Klinik zu deiner Ärztin?« Das würde nur unnötige Unruhe und Unverständnis auslösen. Und genau das wollte ich nicht. Ich wollte meinen Mann unbedingt schützen. Auch bin ich keine Person, die gleich in Panik ausbricht oder ein Drama macht. Um nach Möglichkeit mein inneres Gleichgewicht zu behalten und auch um zur Ruhe zu kommen, habe ich mit täglichen Spaziergängen begonnen. Ich nenne sie mittlerweile meine therapeutischen Spaziergänge. Dann gehe ich los, meistens am späten Nachmittag, gegen Abend und sinniere so vor mich hin. Was bedeutet das? Wie wird sich mein Mann aufgrund der Demenz verändern und was wird diese Krankheit mit uns als Familie machen? Bei meinen Spaziergängen fließen schon mal Tränen, aber eben mit mir alleine im Wald. Nach einem solchen Spaziergang komme ich dann oftmals wieder einigermaßen geerdet nach Hause.

War Ihr Mann zu dieser Zeit noch stabil und hat noch gearbeitet?

Ja, auch wenn die Krankheitszeichen sicher etwas zugenommen haben. Dadurch, dass er ein ausgesprochener Zahlenmensch war, fielen den Kollegen und Partnern die kleinen Schwächen vorerst nicht besonders auf. Da wir beide Ökonomie studiert haben, kenne ich viele Personen in seinem beruflichen Umfeld. Das gab mir die Möglichkeit, diese Personen direkt anzusprechen und mich nach Auffälligkeiten oder Veränderungen bei meinem Mann zu erkundigen. Einer der Angesprochenen meinte, dass mein Mann in letzter Zeit ein bisschen unkonzentriert wirken würde und ja, vielleicht auch ein wenig komische Sachen sage, doch dann fügte er an, dass er dies auch kenne; ganz besonders, wenn man unter Druck stünde. Gespräche wie dieses gaben mir die Möglichkeit, rücksichtsvoll über die Diagnose meines Mannes zu informieren und ein Abgeben fast aller seiner Ämter anzustoßen. Einerseits war es mir wichtig, dass er wegen seiner Demenzerkrankung nicht als neuerdings merkwürdiger Kollege stigmatisiert wird und andererseits sollte durch seine Erkrankung niemand anderes zu Schaden kommen.

Wusste er, dass Sie das gemacht haben?

Nein, das weiß er bis heute nicht, und alle Personen, mit denen ich gesprochen hatte, haben ebenfalls geschwiegen. Ich habe diese Gespräche ja nicht geführt, um meinen Mann in irgendeiner Form schlechtzureden. Ich wollte proaktiv handeln, damit er alle Ämter abgeben kann, bevor man ihn dort rausdrängt und sich fragt: Was ist das für ein Trottel? Was macht er alles falsch?

Ist es immer bei den Wortfindungsstörungen geblieben, oder kamen mit der Zeit neue Symptome dazu?

Leider schreitet die Demenz voran und es kommen neue Symptome dazu. Er hält sich nicht mehr an Abmachungen. Manchmal geht er wie eine Dampfwalze darüber hinweg, weil er den Inhalt nicht mehr realisiert und Zusammenhänge nicht mehr erkennt.

Das ist auch eines der massiven Probleme bei der FTD: Den Betroffenen geht mit der Zeit das Feingefühl, das Gespür für Situationen, für Menschen verloren. Als mein Mann noch gesund war, war er ein sehr sensitiver, feinfühliger Mensch. In unserem Umfeld hat man sich über diese Veränderung schon gewundert und mir dies auch gespiegelt.

Wenn Sie sich noch einmal die Situation der Diagnosemitteilung vor Augen führen: Was ist in den Tagen danach zwischen Ihnen beiden abgelaufen? Konnten Sie noch unbefangen mit ihm umgehen?

Ich habe ihn angeschaut und mir gedacht: Mein Gott, ausgerechnet einen solch fürsorglichen und anständigen Mensch trifft es, der niemandem etwas zuleide getan hat. Das denken andere, vom Schicksal getroffene Menschen ebenso. Dennoch hat mich die Diagnose sehr bewegt. Hinzu kommt die Frage: Wie lange hat er, haben wir als Paar und Familie noch sogenannte Quality time miteinander? Ich weiß nur so viel über seine Erkrankung, wie sich gerade in seinem Zustand zeigt. Jeder Krankheitsverlauf ist auch anders, sodass wir unseren eigenen Weg finden müssen. Gemeinsame Dinge, zu tun, die Zeit bestmöglich zu nutzen, das war/ist mein Bestreben.

Mein Mann war weiterhin in seinem »Ich muss doch arbeiten und Geldverdienen-Modus«. Und ihm zu sagen: »Vergiss es, lass uns die Zeit noch genießen«, das ging nicht. Da ich immer eine Partnerschaft hatte, in der mein Mann sehr viel gearbeitet hat und teilweise nicht zuhause anwesend sein konnte, gelang es mir, einfach in diesem Modus weiterzumachen.

Wie hat Ihr Umfeld reagiert?

Ich war immer ganz offen und habe unseren Freunden, Bekannten und Arbeitskollegen jeweils die Frage gestellt: Ist mein Mann so, wie ihr ihn immer gekannt habt? Und nach den Schilderungen, was ihnen aufgefallen war, antwortete ich: »Das ist keine Überarbeitung, allgemeine Vergesslichkeit etc., er ist an einer Demenz erkrankt.«

Wie erwähnt, stellte ich mir immer die Frage, wie man ihn aus seinem beruflichen Umfeld rausholen kann. Es ging um den Versuch, Lösungen zu finden, bei denen er nicht sein Gesicht verliert. Das war mir sehr wichtig. Es hätte mir sonst für ihn extrem leid getan, weil er so ein feiner Mensch war und ist.

Mein Mann war lange Verwaltungsrat in einer Maschinenfabrik. Im November 2023 las ich auf seinem Laptop ein Mail von einem ehemaligen Mitarbeiter: »Du erinnerst Dich vielleicht noch an mich. Während Deiner Zeit als Verwaltungsrat warst Du mein Mentor und Chef. Du hast so viel für mich gemacht. Nun möchte ich mich beruflich noch mal verändern und frage an, ob ich Dich als Referenz angeben darf?« Ich sprach meinen Mann auf diese Mail an, doch er konnte sich weder an die Firma noch an diesen Mitarbeiter erinnern. Damit war klar, dass er dieses Mail unbeantwortet lassen würde. So antwortete ich diesem Herrn und teilte ihm mit, dass mein Mann eine Demenz habe und deshalb für eine Referenz nicht mehr zur Verfügung stünde. Keine 24 Stunden später erhielt ich persönlich von diesem Herrn eine Mail. Er sei sprachlos und wüsste gar nicht, was er sagen sollte. Mein Mann wäre so ein toller Chef und ein zugewandter Mensch gewesen. Er wünsche ihm nur das Beste und mir natürlich auch.

Solche unerwarteten Reaktionen zeigen mir, dass er nicht nur privat, sondern auch beruflich ein feiner Mensch war. Er hat seine Aufgaben stets seriös gemacht, sich aber nie in den Vordergrund gespielt.

Sie mussten einen breiten Kreis informieren.

Das ist so. Das berufliche Umfeld meines Mannes zu informieren war belastender, als in der Familie und im Freundeskreis darüber zu sprechen. Aus unserer gemeinsamen Studienzeit haben wir auch nach vielen Jahren immer noch einen engen Freundeskreis. Die Anteilnahme und Unterstützung sind wirklich ein Geschenk.

Mein Mann war immer sehr sportlich und schlank. Mittlerweile hat er ein Bäuchlein bekommen, weil er sich nicht mehr so viel bewegt, aber sehr starken Appetit auf Süßes hat. Wenn er noch einmal joggen geht, grüßt er niemanden mehr, weil er die Menschen schlicht nicht mehr erkennt. Dann fragen die Leute wohl, was plötzlich mit ihm los ist? Mit Personen, die sehr distanziert waren, spreche ich nicht über die Erkrankung meines Mannes. Wenn es bis dahin kaum Kontakt miteinander gab, warum soll ich jetzt mit einem sehr persönlichen Thema anfangen. Großartig sind unsere Nachbarn vis-à-vis. Sie fragen stets wie es meinem Mann geht. Und im Freundeskreis höre ich immer: »Wie schaffst du das? Du musst Dich doch auch mal nur um Dich kümmern.« Dann denke ich mir: Ich darf auf eine enorm glückliche Partnerschaft zurückblicken, warum soll ich jetzt das Jammern anfangen? Andere haben ganz andere Schicksalsschläge zu meistern. Die FTD ist nun halt unser Weg.

Wie hat sich die Krankheit seit der Diagnose entwickelt?

Mein Mann steht unterdessen vor der Entmündigung. Diese erfolgt über die KESB [Kinder- und Erwachsenenschutzbehörde]. Zum Glück haben wir die Patientenverfügung und einen Vorsorgeauftrag bereits vor ein paar Jahren zusammen mit unseren Kindern gemacht: Mein Mann hat sich zunächst dagegen gesträubt. Nachdem unsere drei Kinder die Notwendigkeit dieser Dokumente auch für sich selbst sahen, hat er schlussendlich ebenfalls eingewilligt und mitgemacht.

Ich habe immer wieder zu einer List gegriffen, denn meinen Mann mit etwas zu konfrontieren, brachte nichts. Also versuche ich einen Weg zu finden, wie wir gemeinsam irgendwie zum Ziel kommen. Dank Margrit Dobler, bei der ich eine Selbsthilfegruppe in Zürich besuche, konnten wir den Vorsorgeauftrag 2022 nochmals mit einem Notar auf den neuesten Stand bringen.

Mein Mann kann immer weniger. Mit der Technik, insbesondere seinem Laptop oder dem Mobiltelefon, kommt er nicht mehr klar. So kann er auch das E-Banking nicht mehr selbst nutzen. Deshalb habe ich unseren Bankberater offen über die Demenzerkrankung informiert. Da ich glücklicherweise über alle relevanten Vollmachten verfüge, konnte ich schon vor geraumer Zeit sämtliche administrativen Aufgaben wie Steuern, Zahlungen, etc. von meinem Mann übernehmen.

Weiß er unterdessen, dass er eine Demenz hat oder ist er sich dessen immer noch nicht bewusst?

Nein, das Perfide an der Frontotemporalen Demenz ist, dass sich die Betroffenen, im Gegensatz zu anderen Demenzen, ihrer Krankheit nicht bewusst sind. Unlängst hatten mein Mann und ich zum x-ten Mal die Diskussion, dass ich ihn zu den falschen Ärzten gebracht hätte ... Nur deshalb dürfe er nicht mehr Autofahren und er müsse jetzt gleich bei der BZVM [Begutachtungszentrum Verkehrsmedizin zur Abklärung der Fahrtauglichkeit] anrufen. Nach dem Erhalt der Diagnose musste er im Grunde genommen recht schnell seinen Führerschein abgeben. Damit hadert er bis heute, auch wenn es für die Sicherheit aller Verkehrsteilnehmer richtig war.

Aber er nimmt schon wahr, dass mit seinem Kopf etwas nicht gut ist?

Ja, aber dies führt er auf Verletzungen zurück, die er 2004 beim Autounfall erlitten hatte. Dafür könne er schließlich nichts. Er wollte für sich selbst irgendeine Erklärung finden. Ob der Unfall seine Demenz ausgelöst hat oder ob ein Genfehler vorliegt, weiß ich nicht.

Wie ich gelesen habe, können auch jüngere, ja zum Teil viel jüngere Leute, von FTD betroffen sein. Als sich die Krankheit ankündigte war mein Mann knapp 60; also auch eher noch jünger. Aber er konnte die Anfangsphase seiner Demenz lange kompensieren.

Die Ärztin meinte, dass mein Mann über ein breites Wissen und hohes intellektuelles Niveau verfüge. Damit würde die Erkrankung erst bemerkt, wenn diese kognitiven Ressourcen aufgebraucht sind. So konnte er sein gesundheitliches Problem wahrscheinlich noch über längere Zeit kompensieren.

Als Ihre Tochter geheiratet hat, ist dieses Distanzlose dazu gekommen.

Unsere Tochter und ihr Mann feierten ihre Hochzeit mit Freunden, die teilweise selbst schon wieder Kinder haben. Mein Mann war von diesen kleinen Kindern fasziniert. Einem kleinen Mädchen brachte er ein Glas Rotwein mit der Bemerkung: »Schauen wir mal, ob sie das Rote auch mag.« Junge Paare – inklusive unserer Söhne – fragte er, ob und wann sie denn Kinder »machen« würden?

Wie geht es Ihrem Mann jetzt, wie würden Sie das beschreiben?

Mein Mann ist mittlerweile von allem und jedem verunsichert. Was für uns Gesunde so selbstverständlich ist, ist es für ihn nicht mehr. Wenn wir z.B. spazieren gehen wollen, dann nur, wenn auch wirklich keine Wolke am Himmel zu sehen ist. Sonst wäre dieser Spaziergang auch gefährlich. Zudem hat er dann stets einen Nylonrucksack auf dem Rücken. Darin befindet sich alles, was er nicht verlieren will. Ohne diesen Rucksack gerät er rasch in Panik. Wenn die Sonne scheint, lässt er jeweils sämtliche Rollläden halb herunter. Wenn ich ihn dann frage, warum er das macht, es sei doch schönes Wetter, lautet seine Antwort: »Ja, aber der Holzboden leuchtet so hell und die Sonne könnte ein Feuer entfachen.« Er hat mittlerweile die abstrusesten Ideen, was alles passieren könnte.

Selbst bei schönstem Sommerwetter befinden sich im Rucksack meines Mannes noch eine Fleece-Kappe und Winterhandschuhe. Wenn ich ihm sage, dass er diese Dinge ganz bestimmt nicht braucht, weil draußen 25 Grad herrschen und die Sonne scheint, antwortet er jeweils: »Man weiß ja nie.« Das ist ein Standardspruch von ihm: »Man weiß ja nie.«

Er kann mit seinem Verstand nichts mehr einordnen. Wenn ich vorschlage: »Wir können einen Spaziergang machen, obwohl der Himmel bedeckt ist«, antwortet er stets, »nein, nein, nein. Es gibt Wolken, es ist so rot am Himmel und das ist gefährlich.« Mittlerweile bringt er alles durcheinander.

Das heißt, Sie können ihn nicht mehr alleine lassen?

Doch, stundenweise klappt dies noch. Dadurch, dass er immer noch viel am Schreibtisch sitzt und – wie er meint – arbeiten muss, »füttere« ich ihn mit Zahlen. Ich gebe ihm den Bankauszug und diesen überträgt er dann in eine Excel-Datei. Gestern beispielsweise war ein sonniger Tag und ich fragte: »Willst Du nicht joggen gehen? Du joggst doch so gerne.« Nein, er hätte keine Zeit, er müsse an den Zahlen arbeiten.

Kann er sich noch auf Menschen einlassen? Würde er, wenn er hier sitzen würde, sich mit mir unterhalten, obwohl er mich nicht kennt?

Er wäre sehr höflich zu Ihnen, aber distanziert. Und er würde sofort sagen, dass Sie immer zu guten Ärzten gehen sollen, denn er wäre bei den falschen gewesen. Dieses Thema beschäftigt ihn sehr. Er geht mit allen sehr distanziert um und er kommt sofort in eine Logorrhö mit irgendwelchen komischen Sachen, z.B. warum er nicht Autofahren darf. Er lenkt ab oder er sagt, wenn ich nicht dabeibleibe, er müsse jetzt arbeiten und verkrümelt sich.

Wir haben jetzt auch Hygieneprobleme, also (freiwillig) Zähneputzen und Duschen, sind ein großes Thema. Weil er doch so gerne Süßes isst, sage ich ihm abends: »Du musst die Zähne putzen.« Nein, das müsse er nicht, wenn er im Bett liege. Im Sommer war unsere Tochter gerade aus den USA da, und mein Mann geht früh ins Bett und sie hörte diesen leichten Disput: »Du musst aufstehen, musst die Zähne putzen, sonst bekommst du Löcher und das tut weh« und so weiter, das versteht er ja alles nicht. Daraufhin kommt unsere Tochter ins Schlafzimmer und sagt: »Papi, komm, du musst die Zähne putzen. Ich muss auch die Zähne putzen. Also komm, wir machen das zusammen.« Da stand er auf und folgte unserer Tochter ins Bad. Aber bei mir ...

Das machte es für mich so schwierig. Jahrzehnte lang waren wir auf Augenhöhe und das ist jetzt nicht mehr der Fall. Ich denke, dass mein Mann glaubt, dass ich ihn manipulieren oder bevormunden möchte. Ich kann nachvollziehen, dass ihn solche Gedanken in die Opposition treiben.

Welche Symptome würde man von außen bemerken? Er scheint orientiert zu sein und kommt zu Hause noch zurecht.

Unsere vier Wände sind ihm nach wie vor sehr vertraut und dort fühlt er sich geborgen. Aber wirklich zurecht kommt er nicht mehr, weil er bereits sehr viel vergessen hat. Ganz besonders stark abgenommen hat sein

Sprachverständnis. Als einmal die Glühbirne einer Deckenlampe durchgebrannt war, bat ich ihn, mir bitte die Leiter aus dem Keller zu holen, damit ich die Glühbirne wechseln könne. Er fragte mich jedoch: »Was meinst du?« Diese Frage ist mittlerweile seine Standardfrage. Er verstand nicht, was mit Leiter und Glühbirne gemeint war. Nachdem ich dann die Leiter selbst geholt hatte, sagte er: »Ach, die Leiter meinst du.« Sehr viele Dinge kann er nicht mehr einordnen oder benennen, wenn er sie nicht physisch oder bildlich vor sich sieht.

Zuhause hat mein Mann mittlerweile seine eigenen Routinen entwickelt. Zum Beispiel möchte er abends unbedingt dreimal die Nachrichten schauen – um 19.00 Uhr, um 19.30 Uhr sowie um 20.00 Uhr. Das ist ihm derart wichtig, dass er sich nicht davon abbringen lässt. Wenn ich beispielsweise vorschlage, bei schönem Wetter noch einen gemeinsamen Spaziergang zu machen, lehnt er dies kategorisch ab. »Nein, ich muss die Nachrichten sehen«, auch wenn er den Inhalt nicht mehr versteht. Kommt beispielsweise ein Beitrag über den Gaza- und Israelkonflikt oder über Brüssel, fragt er mich: »Wo ist das? Ist das hier in der Schweiz?« Er kann mit Namen, Orten und Inhalten überhaupt nichts mehr anfangen. Sein, einstmals großes Wissen verschwindet mehr und mehr. Sein Sprachschatz ist bereits zum großen Teil verloren gegangen, er redet sehr nebulös: »Kannst du mal?«, »Bringst du, da hinten links«, und ich denke mir: Wo ist hinten links und was möchte er gerade? In solchen Situationen sage ich zu ihm: »Komm, zeig mir bitte, was du gerade meinst.«

Damit ich den Überblick behalte, was er an seinem Schreibtisch macht, teilen wir uns ein Arbeitszimmer. Oftmals schaut er aus dem Fenster und starrt vor sich hin. Oder er redet nonstop auf mich ein, obwohl ich gerade eine wichtige Arbeit am Laptop erledigen müsste. Das ist schwierig.

Führt er einen Satz zu Ende? Fragt er beispielsweise: Wo sind denn die Handtücher?

Teils, teils. Er spricht durchaus in ganzen Sätzen, auch wenn diese inhaltlich oftmals keinen Sinn ergeben. »Ich suche das, du weißt schon ...«, oder er sagt: »Du weißt schon.« Und ich habe überhaupt keine Ahnung, was er möchte. Ist es hier im Raum, ein Gegenstand? Oder er fragt: »Wo ist die Frau?« Damit fragt er nach unserer Tochter, die mit ihrem Mann aktuell in New York lebt. Es kann aber durchaus sein, dass er nach meiner Zwillingsschwester fragt, die er genauso mit »die Frau« betitelt. Er bricht alles runter auf wenige Begriffe.

Was ist für Sie selbst das Schwierigste an der ganzen Situation?

Seit wir uns kennen, konnten wir uns immer aufeinander verlassen und waren ein liebevolles, zärtliches Paar. Wenn wir spazieren gingen, dann Händchen haltend. Nicht um zu demonstrieren, wir sind ein glückliches Paar, sondern weil uns die gegenseitige Nähe stets wichtig war und guttat. Mittlerweile zuckt er zusammen, wenn ich die Hand auf seine Schulter legen möchte. Er verträgt keine Nähe mehr und findet diese vielleicht etwas bedrohlich, obwohl wir immer noch unser Schlafzimmer und Bett teilen. Er mag mich nur noch selten berühren und er mag es auch nicht, wenn ich ihn berühre.

Diese körperliche Nähe, die uns beiden so wichtig war, fehlt mir sehr. Das versucht er mit lieben Worten auszugleichen. Er sagt mir fast jeden Tag: »Du bist so toll, ich weiß, du machst ganz viel. Du bist keine Faule.«

Eigentlich möchte ich dies gar nicht hören, denn was ich mache, ist notwendig und er ist mir immer noch der liebste Mensch in meinem Leben.

Dass wir inhaltlich kein interessantes Gespräch mehr führen können, ist ebenfalls sehr schlimm für mich. Mein Mann selbst spricht eigentlich nur noch über das Wetter und warum er nicht mehr Auto fahren darf.

Wie steht es mit dem Essen?

Im Herbst hat uns ein Nachbar aus seinem Garten einen Korb mit schönen großen Birnen gebracht. Mein Mann schaute sich die Früchte an und sagte: »Nein, die esse ich nicht.« Daraufhin erklärte ich ihm, dass ich einen Kuchen backen werde. Den Birnenkuchen hat er mit großem Appetit verschlungen. Über Speisen, die er mag, sagt er nicht: »Das schmeckt gut oder ist fein«, sondern er sagt immer: »Das ist nett, das ist wirklich nett.« Für ihn sind Lebensmittel jetzt nett.

Fast alles, was gesund ist, mag er nicht mehr. Soll heißen Obst, ein No-Go; Gemüse: »Das kannst du selber essen. Ich esse keinen Salat«, usw. Das macht es schwierig, ihn gesund zu bekochen. So bereite ich mittlerweile viel Aufläufe zu und mache ihm täglich ein Smoothie, damit er doch noch Gemüse und Früchte isst. Ich kann ihm nicht erklären, dass sein bevorzugtes Essen, nämlich Kekse, Schokolade und Eiscreme, ungesund sind und dick machen. Das versteht er nicht. Er antwortet nur: »Doch, das ist nett.«

Wie gestalten Sie Ihr eigenes Leben?

Das ist kein leichtes Unterfangen, und ich lerne es nur langsam. Ich muss die Tatsache akzeptieren, dass wir nach so vielen glücklichen und schönen Jahren kein gemeinsames Leben mehr haben. Ich habe meine Spaziergänge, aber ich muss mich daran gewöhnen, alleine oder mit Freunden bzw. Freundinnen an Vorträge zu gehen und unseren Freundeskreis ohne ihn zu treffen. Ich muss anfangen, mein soziales Umfeld und meine Aktivitäten alleine, ohne meinen Mann zu gestalten.

Im Moment kann ich ihn zu Hause noch stundenweise alleine lassen. Das nutzt er wiederum aus: Er isst Süßes und geht ungewaschen ins Bett. Duschen ist für eine Person mit FTD ein ganz großes Problem. O-Ton: »Wasser – in jeder Form – ist gefährlich.« Ich muss darauf bestehen, dass er regelmäßig duscht. Da er, im Gegensatz zu mir, ein Morgenmensch ist, steht er meist zwischen 5.00 und 5.30 Uhr auf. Ins Bad lege ich ihm oftmals ein Blatt Papier, auf dem ein duschender Mann zu sehen ist und geschrieben steht: »Bitte gehe heute Morgen duschen. Vielen Dank.« Manchmal macht er das, aber leider zunehmend seltener. Abends nehme ich ihm die getragene Kleidung weg und lege ihm etwas Frisches zum Anziehen hin. Wenn er gelegentlich einmal joggen geht, kann es sein, dass er eine Anzughose anzieht sowie ein Hemd.

In den vergangenen zwei Tagen trug er eine Schlafanzughose, worauf ich ihm sagte: »Das ist eine Schlafanzughose. Zieh doch eine Jeans an.« Er antwortete mit großer Überzeugung: »Nein, nein, das ist schon gut so.« Von seinen Argumenten ist er noch immer überzeugt.

Suchen Sie inzwischen nach einem Platz für ihn in einer Institution? Oder ist Ihre Idee, dass Sie ihn mit Hilfe von Pflegefachkräften zu Hause betreuen?

Das ist eine schwierige Frage. Mein Herz sagt immer noch nein. Wir haben uns als junge Menschen am allerersten Studientag kennengelernt. Nicht gesucht, und doch passiert: er war 22 und ich 19. Vom Tag eins an waren wir in einer Clique, nach wenigen Monaten befreundet und seitdem gehen wir gemeinsam durchs Leben. Es klingt vielleicht ein bisschen pathetisch, aber er ist mein Lieblingsmensch. Ich bin so glücklich mit ihm gewesen. Er war ein zugewandter, positiver und stets hilfsbereiter Mensch.

Ich möchte so lange für ihn da sein wie es irgendwie geht. Aber, und da bin ich ehrlich, seine Erkrankung zerrt auch an meinen Kräften; physisch wie psychisch. Darum habe ich ihn auf Anraten seiner behandelnden Ärztin an zwei Orten angemeldet, nämlich in der Sonnweid in Wetzikon sowie bei Alma Casa hier in Zürich.

Das heißt, Sie wollen und müssen das durchstehen, solange es irgendwie geht?

Momentan kann ich mir nur schwer vorstellen, meinen Mann irgendwo hinzugeben und zu sagen: »Mein Lieber, ich komme dich dann übermorgen wieder besuchen.« Ich weiß genau, er würde klagen: »Wieso lässt du mich hier? Ich habe doch nichts Böses gemacht.«

Gibt es irgendetwas an Unterstützung, das Ihnen fehlt?

Menschen mit Demenz versucht man so lange wie es geht in der Gesellschaft zu halten und sie nicht auf das zu reduzieren, was sie nicht mehr können. Ich sehe das auch in unserem Familien- und Freundeskreis: Es gibt Einige, die sind wunderbar geduldig mit ihm und nehmen ihn so wie er jetzt ist. Andere ziehen sich zurück, weil sie mit der Erkrankung meines Mannes nicht umgehen können oder wollen.

Mein Wunsch an die Gesellschaft lautet: Lasst die Erkrankten, die nichts für ihre FTD können, möglichst lange am Leben mit anderen teilnehmen. Sie versuchen nach wie vor ihr Bestes zu geben, auch wenn sie das nicht mehr so können wie früher.

Wie gehen Sie mit peinlichen Situationen um oder mit Scham und Schuldgefühlen? Gibt es die überhaupt?

Glücklicherweise habe ich sehr viel schwarzen Humor, und der trägt mich enorm. Wenn ich den nicht hätte, wäre ich vielleicht psychisch schon am Ende. Wenn wieder etwas Unerwartetes passiert, denke ich oft: Wäre das jetzt eine Komödie, wäre das ein witziger Kalauer. Dann geht's. Scham? Nein, das empfinde ich nicht, denn solche Situationen sind der Krankheit geschuldet. Also muss man deswegen keine Schamgefühle haben. Ich denke, dass mein Galgenhumor auch dabei eine wichtige Stütze für mich ist.

Gibt es solch komische Situationen, an die Sie sich spontan erinnern?

Ja, viele. Mein Mann kann mit Ablaufdaten nicht mehr umgehen. Einmal kam ich am frühen Abend von meinem therapeutischen Spaziergang nach Hause. Mein Mann empfing mich mit den Worten: »Es gibt ein Problem.« Er war in unserer Küche und auf der Arbeitsfläche stand unser kleiner Wein-Vorrat. Mit sehr ernster Miene zeigte er auf die Weinflaschen und sagte: »Die musste ich alle wegschütten. Schau mal, da steht 2021, 2022 drauf.« Er müsse uns doch schützen, sonst würde ich uns noch vergiften … Ich schaute ihn nur an und erklärte ihm: »Das ist das Abfülldatum und nicht das Ablaufdatum.«

Ich nenne Ihnen einige Begriffe und Sie sagen spontan, was Ihnen dazu einfällt: Trauer.

Überkommt mich täglich; speziell auf meinen Spaziergängen, wenn ich reflektiere: Wie war unser Leben, wie ist unser Leben, was könnte die Zukunft bringen für ihn wie für mich? Dann kommt Trauer auf. Und die lasse ich auch zu.

Wut

Ich empfinde keine Wut. Ich muss bei mir bleiben. Nein, Wut habe ich keine.

Hoffnung

Hoffnung, dass es meinem Mann noch lange so gut geht, damit es möglich ist, weiterhin unter einem Dach miteinander zu leben. Und ansonsten Hoffnung, dass ich mich mit unserem Schicksal arrangiere, und ich sagen kann: Wir haben uns diesen Weg nicht ausgesucht, aber er ist auch okay.

Freude

Ich kann mich an sehr vielen kleinen Dingen erfreuen. Das kann ein schöner Baum im Herbst sein, ein nettes Gespräch, eine anregende Begegnung. Das geschieht noch häufig und das trägt mich. Und ich habe besonders große Freude an unseren drei Kindern.

Liebe

Großartig, wenn man sie erleben darf. Und ich habe sie erleben dürfen.

Dankbarkeit

Dankbarkeit empfinde ich dafür, einen gefühlvollen, liebevollen Partner gehabt zu haben, der ja auch immer noch lieb und dankbar ist; dass wir drei wunderbare Kinder haben, die mir so viel Kraft und Freude geben. Ich bin all jenen Menschen dankbar, die Empathie zeigen und meinem Mann mit Wohlwollen begegnen und sich nicht aus seinem und meinem Leben zurückgezogen haben.

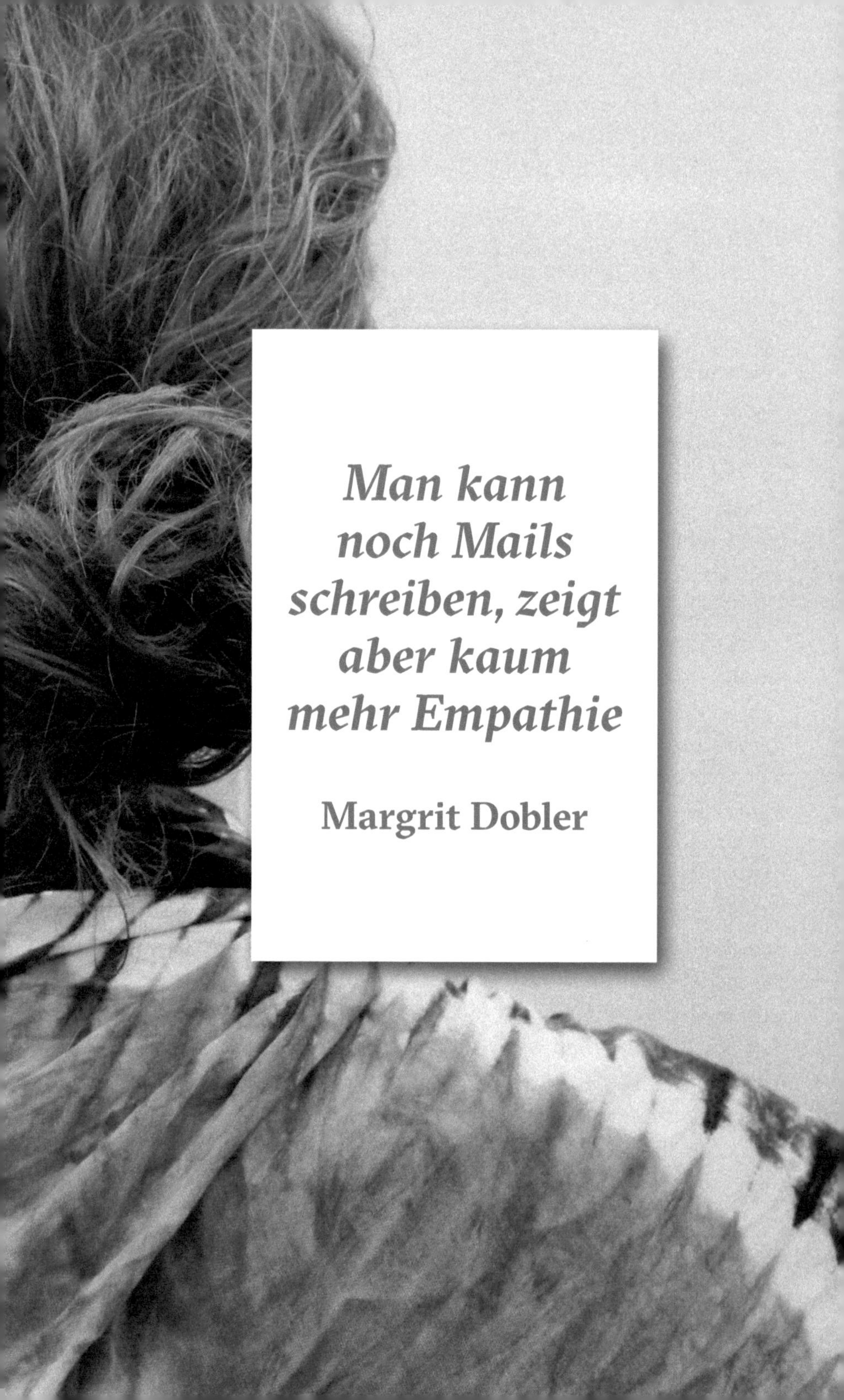
Man kann noch Mails schreiben, zeigt aber kaum mehr Empathie
Margrit Dobler

Die Frontotemporale Demenz (FTD) ist in der Gesellschaft nach wie vor kaum bekannt. FTD-betroffene Menschen können sich oft noch sehr gut ausdrücken, sie können in Gesprächen mithalten und Mails schreiben, Ferien organisieren, und sich an die Namen von Freunden, Nachbarn, Verwandten erinnern. Die Verhaltensveränderungen wie Apathie und mangelndes Einfühlungsvermögen, die fehlende Impulskontrolle oder ausgeprägtes Suchtverhalten der Erkrankten gleichen eher einer psychiatrischen Erkrankung wie beispielsweise einer Depression, und selbst wenn die Diagnose einer FTD vorliegt, können sich die wenigsten etwas darunter vorstellen.

Selbst Ärztinnen und Therapeuten sowie Pflegefachleuten ist die FTD noch zu wenig bekannt. Das führt oft zu langen Umwegen, bis endlich eine klare Diagnose gestellt werden kann. Die Angehörigen erleben dadurch schwierige Situationen: Sie fühlen sich nicht ernst genommen, nicht verstanden, in ihrer zunehmenden Verzweiflung allein gelassen und nehmen immer weniger am Leben außerhalb der eigenen vier Wände teil. Die Folge davon ist nicht selten ein eigenes Erkranken, sei dies psychischer oder körperlicher Natur.

Auch Fachstellen wie Pro Infirmis, die IV, Krankenkassen, Pro Senectute, KESB, Versicherungen, Polizei oder Regionale Arbeitsvermittlungen (RAV) wissen kaum etwas über das Krankheitsbild der FTD, was zu vielen unnötigen Verzögerungen führt, bis die Betroffenen die adäquate Unterstützung erhalten. Es besteht dringender Aufklärungsbedarf, was eine FTD ist, wie sie sich zeigt und was zu tun ist, bevor eine Situation eskaliert.

Durch das veränderte Verhalten der Betroffenen ziehen sich Verwandte, Freunde und Nachbarn häufig zurück. Dies ist vor allem für die Angehörigen belastend, denn dadurch nimmt die Gefahr einer Vereinsamung nur noch zu. Kinder und Jugendliche wagen es nicht mehr, Kolleginnen und Kollegen mit nach Hause zu bringen, weil sie sich für ihren erkrankten Elternteil schämen. Dadurch entstehen viele Spannungen und Streit, was man in der ohnehin schon schwierigen Situation nicht auch noch gebrauchen kann.

Gerade in herausfordernden Situationen tauchen viele Sinnfragen auf. Einige Betroffene wie Angehörige suchen wieder den Zugang zur Kirche, weshalb geschulte Seelsorger gebraucht werden. So kann es vorkommen, dass ein FTD-betroffener Mann am Sonntag immer unbedingt in die Kirche gehen will. Manchmal bleibt er nicht ruhig sitzen, spaziert in der ganzen Kirche umher oder dirigiert die Kirchgängerinnen zu den Liedern. Dieses Beispiel zeigt deutlich, wie es ist, mit einem betroffenen Menschen zusammen zu leben; hier hilft es sehr, wenn die Umgebung dafür Verständnis entwickelt und mit dem daraus entstehenden Wohlwollen die Angehörigen unterstützt.

Leider verfügen wir noch über viel zu wenige Tagesstätten, Entlastungsangebote und stationäre Heimplätze. Vor allem für FTD-Jungbetroffene – Menschen zwischen Mitte/Ende 30 und Mitte 60 – bräuchte es dringend mehr Angebote, wie Tagesstrukturen mit gemeinsamen Aktivitäten und Möglichkeiten des Austauschs.

Es ist wichtig, offen mit der Diagnose und der Situation umzugehen. Nur so kann ein Verständnis in der näheren Umgebung wie auch in der Gesellschaft entstehen und sich etwas ändern. Ein gutes Beispiel dafür ist der amerikanische Schauspieler Bruce Willis. Im Februar 2023 gaben er und seine Familie öffentlich die Erkrankung des Actionhelden an einer FTD bekannt. Um über seinen Zustand zu informieren, verbreitet seine Familie regelmäßig kurze Videos auf Social Media, auf denen man den Schauspieler mit seinen Angehörigen sieht.

Es geht darum, nicht wegzuschauen und sich auch mal bei einer Fachstelle zu informieren, wenn einem etwas bei einer Nachbarin oder einem Freund seltsam vorkommt. Die Broschüre über FTD der Schweizerischen Alzheimervereinigung bietet eine gute Möglichkeit, um Menschen im engeren Umfeld zu sensibilisieren. Man kann diese kostenlos beziehen und z.B. an Verwandte, Freunde, Nachbarn aber auch an Hausärzte und bei Ämtern abgeben. Je mehr sich einzelne Bürgerinnen und Bürger offen mit dem Thema FTD befassen, umso eher werden die Betroffenen und ihre Angehörigen auf Wohlwollen stoßen und Veränderungen werden möglich.

»Man lebt von Tag zu Tag, von Stunde zu Stunde«

Nelly M. (73) traf ihren Mann A.M. (79) ganz modern: Im Internet, wo für beide ein zweites Glück seinen Anfang nahm. Schon nach dem ersten Date war für beide klar, dass es eine Fortsetzung geben würde. Man verstand sich gut und teilte die Freude am Reisen, bis beim ehemaligen Ökonomie-Professor 2015 eine Frontotemporale Demenz festgestellt wurde. Mittlerweile lebt A.M. in einer stationären Einrichtung.

Sie haben eine schwierige Zeit hinter sich, wie geht es Ihrem Mann?

Im Januar (2024) dachten wir, dass er im Sterben liegt, doch er hat sich wieder erholt. Mein Mann ist ein Stehaufmännchen; es ist unglaublich.

Vor etwa 35 Jahren wurde bei meinem Ehemann eine Multiple Sklerose diagnostiziert, und diese hat inzwischen eine Form der FTD ausgelöst; die Plug-Ablagerungen der MS haben sich auch im Bereich des Temporallappens abgelagert. Und seit kurzem ist auch noch Alzheimer-Demenz dazugekommen, das heißt, er hat eine Mischform von MS, FTD und Alzheimer. Es sind jeweils andere Eiweiße, die bei Alzheimer, MS oder FTD verklumpen.

Wann haben Sie bemerkt, dass sich was verändert?

Wir sind beide in zweiter Ehe verheiratet und als ich ihn kennengelernt habe, hat er mir gesagt, er hätte eine MS-Diagnose. Außer dass er nur mit einem Auge sieht, hatte er keine körperlichen Beeinträchtigungen und konnte ganz normal gehen.

Wir haben uns 2002 getroffen und 2007 haben wir geheiratet. Auf der Hochzeitsreise 2008 habe ich festgestellt, dass es bei ihm etwas häufiger zu Unsicherheiten kommt bezüglich örtlicher Orientierung. In Wien, daran erinnere ich mich gut, hatten wir uns in einem renommierten Hotel einquartiert. Mein Mann wollte für einen Moment spazieren gehen, er hatte sein Handy bei sich und ich blieb im Hotel. Auf einmal rief er mich an und fragte, wie das Hotel heiße, wie die Straße, er würde nicht mehr zurückfinden. Vorher hatte ich schon bemerkt, dass er manchmal, wenn wir verabredet waren, an einem anderen Ort wartete. Mit der Zeit hat sich das akzentuiert und sogar gesteigert, und irgendwann kam eben um 2010 die Aggression dazu.

Man könnte auch sagen, er war ein wenig der schusselige Professor.

Das trifft es genau, der schusselige Professor: Etwas ist nicht wichtig für ihn, also behält er es nicht, so stellt es sich aus meiner Sicht dar. Aber irgendwann wurde mir klar, etwas stimmt nicht, weshalb ich im Spital angerufen habe, um einen Termin für ihn in der Neurologie zu vereinbaren. Als der Rückruf kam, hieß es: »Das hat nichts mit dem Gehirn zu tun, Ihr Mann ist bei uns in der Kardiologie schon bekannt. Er hat einen ganz tiefen Puls, das Gehirn ist zu wenig durchblutet. Er braucht einen Schrittmacher und wir haben einen Termin für Sie in der Kardiologie vorgesehen.« Daraufhin bin ich mit ihm in die Kardiologie gegangen, man hat ihm den Schrittmacher eingesetzt, doch es wurde nicht besser, sondern immer schlimmer.

Danach wurde mein Ehemann durch einen privaten Neurologen behandelt. Dieser hat im Liquor Eiweiße des Typ Alzheimer festgestellt. Daraufhin wurde mein Ehemann medikamentös gegen Alzheimer behandelt.

Was hat sich konkret verschlimmert?

Sein Verhalten und die Vergesslichkeit, zu der örtlichen kam noch die zeitliche Desorientierung hinzu.

Dann hatte er einen Herzinfarkt, kam wieder ins Spital, wo ein Professor, meinte: »Wir können jetzt, obwohl Sie einen Herzschrittmacher haben, ein MRI mit einem speziellen Apparat durchführen und schauen, was im Gehirn los ist.« Das Ergebnis lautete: Es ist kein Alzheimer, er hat keine Hirnmasse verloren. Es ist die MS, die die Ablagerungen im Frontalhirn verursacht hat. Das führte dazu, dass man aufgehört hat, ihn auf Alzheimer zu behandeln.

Um 2015 hatten wir mehr und mehr die Klarheit, dass es eine Frontotemporale Demenz ist.

Wie haben Sie auf die Situation reagiert und was hat Sie in dieser Zeit am meisten beschäftigt?

Wenn ich ein Problem habe, dann löse ich das, wenn es irgendwie geht. Die Situation meines Mannes war für mich wieder eine Herausforderung und das bedeutete für mich: Ich will mich informieren, ich will aktiv sein, ich will wissen, um was es geht und ich will mich dem stellen.

Mein größtes Problem war sein verändertes soziales Verhalten. Ich habe einen großen Freundeskreis und wir bekamen viele Einladungen, die wir bald nicht mehr annehmen konnten.

Es war einfach nicht mehr möglich, einen vergnügten Abend mit der Familie zu verbringen oder sich mit Freunden zu treffen, da mein Ehemann aggressiv reagierte und jegliche soziale Kompetenz verloren hatte. Ein Beispiel: Einmal nahm er das Telefon ab; ich war in der Nähe und hörte, dass er komische Antworten gab und dann den Hörer auflegte. Auf meine Nachfrage, wer angerufen habe, wimmelte er mich ab: »Das war die Polizei, aber es ist nichts.« Ich habe daraufhin zurückgerufen und erfuhr, dass die Polizei eine Strafanzeige gegen meinen Mann erhalten habe. Er war mit einer Frau aneinandergeraten, die einen großen Hund hatte, und er war mit unserem kleinen Hund unterwegs gewesen. Mein Mann sei im Wald aggressiv gegenüber dieser Frau geworden, weil er offenbar Angst vor ihrem Hund bekommen hatte. Am Ende lagen beide auf dem Boden; als sie wieder zu Hause war, hat sie bei der Polizei Strafanzeige eingereicht.

Ich habe mich entschuldigt und erklärt, mein Mann sei dement, ob ich wohl mit der Dame reden könne. Der Polizist hat das dann übernommen und gesagt, sie würden in ihren Unterlagen festhalten, dass mein Mann an Demenz leide, falls wieder einmal etwas vorfalle sollte.

Diese Dame hat dann die Strafanzeige zurückgenommen; ich sehe sie oft im Wald, wir haben sogar zusammen gesprochen. Sie ist sehr nett zu mir, weil sie weiß, was los ist.

Hat Ihr Ehemann die Veränderungen selbst auch gespürt und wie hat er darauf reagiert?

Was er auch heute noch weiß, ist, dass sein Gehirn leer ist; er formuliert das oft so. Er hat inzwischen auch Wortfindungsstörungen. Früher hat er wunderschöne Briefe geschrieben, später auch SMS, die waren so poetisch, das ist alles weg. Manchmal erkundigt er sich, weshalb wir nicht zusammenwohnen. Und manchmal glaubt er, er sei zu Hause und fragt: »Wann kommst du wieder zurück?«, wenn ich mich im Heim, wo er seit 2021 untergebracht ist, von ihm verabschiede. Dann fragt er mich ab und zu, was ich denn für eine Krankheit hätte, dass wir nicht mehr zusammenleben könnten.

Er glaubt also, Sie müssen krank sein, weil Sie nicht bei ihm sein können.

Ja, genau, das glaubt er oft. Und er realisiert, dass er sich nicht mehr so ausdrücken kann, wie er es möchte.

In dieser Phase im Januar hat er mich während drei Tagen nicht mehr gekannt, nun erkennt er mich wieder. Im Zimmer hat er Fotos von allen Familienmitgliedern in einem Bild vereint und ich frage ihn manchmal: »Kennst du die Leute?« Doch er erkennt nicht einmal mehr sich selbst auf dem Bild.

Wie würden Sie seinen physischen Zustand beschreiben?

Sein physischer Zustand verschlechterte sich kurz vor Weihnachten ganz stark. Da hatte er vermutlich einen starken MS-Schub, wir glaubten, er hätte einen Hirnschlag erlitten. Man hat ihn vom Heim ins Spital gebracht, weil sie dort alle Unterlagen haben. Das CT ergab, dass es kein Hirnschlag und auch keine Hirnblutung war, die Ärzte vermuteten einen epileptischen Anfall und haben ihm starke Medikamente gegeben, die leider als Nebenwirkung die Aggressionen fördern. Sie haben bald wieder die Medikamente gewechselt, er stand völlig neben den Schuhen, als er ins Heim zurückgekommen ist.

Und jetzt ist er im Rollstuhl und körperlich vollständig handicapiert. Es sind drei Personen nötig, um ihn vom Rollstuhl auf die Toilette zu setzen. Inzwischen hat man ihn in die Pflegestufe 12, das ist die höchste Stufe, eingeteilt.

Bis im Herbst 2021 haben Sie ihn zu Hause betreut; weshalb mussten Sie ihn ins Heim geben?

Es ging mir extrem an die Substanz; er musste unter anderem nachts zwei- bis dreimal auf die Toilette, fand sie jedoch nicht. Ich musste ihm zeigen, wo sie ist; den Rückweg fand er allein, er kam zurück ins Bett und schlief wieder ein, während ich nächtelang wach lag. Es überstieg meine Kräfte, Tag und Nacht zu ihm zu schauen, irgendwann konnte ich nicht mehr. Fremd- und Eigengefährdung nahmen zu, von daher war eine stationäre Unterbringung unausweichlich.

Wie war in dieser Zeit die Verbindung zwischen Ihnen beiden?

Wir haben eine sehr starke Beziehung zueinander. Ich bin seine wichtigste Person. Und wenn sie im Heim ein Problem haben, rufen sie mich an. Gegen Abend verstärkt sich die Desorientierung. Jeden Abend stellen sie vom Heim um 19.00 Uhr eine Verbindung her, wenn mein Mann ansprechbar ist. Durch mein gutes Zureden konnte er so beruhigt werden. Am Nachmittag war ich jeweils dort und am Abend haben wir noch telefoniert. Leider geht das Telefonieren mit ihm persönlich heute nicht mehr.

Im Dezember 2021 kam es zu einem Zwischenfall. Abends gegen 22.00 Uhr bekam ich einen Anruf, dass mein Mann randaliert und Leute verletzt habe, er habe gegen Scheiben geschlagen, weil er glaubte, er sei bei sich zu Hause und diese Leute hätten jetzt endlich zu gehen, sie hätten beim ihm zu Hause nichts verloren.

Man informierte mich, man würde ihn in Polizeibegleitung ins Spital bringen zwecks Abklärung, ob irgendeine Entzündung oder irgendetwas anderes im Kopf vorliege. Etwa eine Stunde später rief ein Arzt an und fragte, ob ich mit einer ärztlichen, fürsorgerischen Unterbringung in der nächstgelegenen Psychiatrie einverstanden wäre, er könne nicht zurück ins Heim.

Am nächsten Tag haben sie mich aus der psychiatrischen Klinik angerufen und gebeten, in den nächsten beiden Tagen nicht vorbeizukommen, er sei in keinem guten Zustand und das sei nicht schön anzusehen. Er lag in einem Isolationszimmer, ans Bett gefesselt. Nach zwei Tagen habe ich entschieden: »Fertig, ich komme jetzt vorbei«, und dann bin ich jeden Tag zu ihm gegangen.

War die FTD-Diagnose zu diesem Zeitpunkt schon klar?

Ja, da war sie bereits klar.

Und warum hat man ihn in einem Isolationszimmer untergebracht und gefesselt?

Weil er sich stark gegen alles gewehrt hat; zum Schutz wegen Eigen- und Fremdgefährdung. Und vermutlich auch wegen Personalmangels.

Mit wem konnten Sie in dieser Zeit über all das sprechen?

Mit der Familie und Freunden und innerhalb der FTD-Selbsthilfegruppe.

Wie hat das Umfeld auf die Diagnose reagiert?

Ich habe alle Freunde informiert, es ist aber trotzdem auch mit Freunden schwierig, wenn plötzlich diese Aggressionen auftreten. Die Vergesslichkeit ist kein Problem, die nehmen sie hin, aber wenn plötzlich Beleidigungen ins Spiel kommen, das kann man nicht so leicht wegstecken. Selbst wenn man weiß, dass jemand krank ist, denkt man: »Der kennt mich doch. Was hat der bloß? Was fällt dem ein?« Deshalb bin ich nur noch allein zu Einladungen gegangen.

Das Umfeld reagierte traurig und sehr mitfühlend; ich habe von allen Seiten viel Unterstützung bekommen. Eine Person hat noch relativ lange Kontakt mit meinem Ehemann gehabt. Er hatte selber nur einen ganz kleinen Freundeskreis, und beruflich sind Professoren Einzelkämpfer, da pflegt jeder sein Ressort. Man trifft sich einmal im Monat, um den Stundenplan und Prüfungen zu besprechen und dann geht man wieder. Die Vorlesungen bereitet man zu Hause vor.

Sie beide haben eine schöne Liebesgeschichte erlebt. Wie geht es Ihnen jetzt ohne Ihren Ehemann?

Ich fühle mich manchmal als Witwe und doch nicht als Witwe. Ich bin jeden Tag bei ihm, ich könnte nicht zu Hause sitzen und denken, er ist jetzt im Heim und ist gut versorgt.

Mittlerweile bin ich in eine kleinere Wohnung umgezogen. Und ich habe meine Freundinnen, die Witwen sind, zum Mittagessen eingeladen. Das möchte ich nun regelmäßig machen, denn sie waren alle so begeistert und sich einig: »Das müssen wir öfter tun.«

Zudem habe ich große Unterstützung durch die Familie und die Enkelkinder bringen Freude in mein Leben. Nicht zu vergessen mein Hund, der mich zwingt, jeden Tag an die frische Luft zu gehen.

Haben Sie das alles alleine gestemmt oder hatten Sie professionale Unterstützung?

Am Anfang war ich allein. Ich hatte diesen Neurologen, zu dem sind wir jedes halbe Jahr gegangen. Bei der Alzheimervereinigung hat man mir von der Selbsthilfegruppe erzählt und so kam ich dazu und lernte Margrit Dobler kennen.

Merkt Ihr Ehemann, dass Sie da sind und am Tag vorher da waren oder nicht da waren?

Schon nach zwei Minuten weiß er nicht mehr, dass ich da war, er vergisst es. Alle sagen: »Du brauchst nicht so oft zu gehen.« Doch ich kann nicht anders und ich möchte es auch so.

Was ist er jetzt für Sie?

Er ist mein kranker Partner, trotz allem mein geliebter Partner.

Können Sie ihn noch in die Arme nehmen oder er Sie?

Ja, aber er kann das nicht mehr. Wir halten uns gegenseitig die Hand. Wenn ich komme, gebe ich ihm einen Kuss auf die Wange oder auf die Stirn und frage, wie es ihm geht. Dann sagt er: »Gut«, und manchmal sagt er: »Nicht gut«, schüttelt den Kopf oder hält den Daumen hoch oder hinunter.

Es gibt seltene Tage, an denen man mit ihm wirklich noch eine ernsthafte Diskussion führen kann. Zwei Minuten später fragt er dasselbe, aber im Moment, wenn man mit ihm spricht und er das gerade aufnimmt, kommt an guten Tagen eine adäquate Antwort. An anderen Tagen fragt er mich, ob ich ihm erklären könne, was eine Zeitmaschine sei. Er hat in seinem ganzen Leben nie den Film »Back to the Future« gesehen. Auf meine Frage: »Meinst du eine Uhr?«, sagte er: »Ja, eine Zeitmaschine.« Und dann habe ich ihm erklärt, welche Uhren es gibt, und es ergab sich ein ernsthaftes Gespräch. Aber nach einem Satz, ist es wieder weg, dann fragt er vielleicht wieder dasselbe.

Machen Sie Pläne für die Zukunft?

Für mich? Nein. Ich nehme jeden Tag, wie er kommt. Alles ist immer sehr kurzfristig, ich kann nichts planen. Jeden Moment kann das Telefon klingeln und es heißt: »Können Sie uns helfen? Er nimmt die Medikamente nicht, können Sie kurz sprechen mit ihm? Oder es könnte wieder ein epileptischer Anfall stattgefunden haben. Man lebt eigentlich von Tag zu Tag, von Stunde zu Stunde.

Sie sind mit ihm in Kontakt, Sie können ihn offensichtlich auch beruhigen, ihm Ruhe vermitteln.

Er hat ein extremes Vertrauen zu mir. Wenn ich sage: »Du bist hier gut aufgehoben«, oder »Du kannst heute dort übernachten«, dann stimmt er zu. Dann vermittle ich ihm noch: »Morgen ist das Frühstück für dich auch schon organisiert«, und dann ist er beruhigt …

Dann kam der Zusammenbruch, im Januar hat er die Medikamente nicht mehr genommen, das war heftig. Ich bin zum Teil zu ganz anderen Zeiten zu ihm gekommen, damit ich dort war, wenn es Zeit für die Medikamente war. Er hatte fast alle zwei Stunden Medikamente zu nehmen, jede kleine Veränderung brachte ihn durcheinander. Weil er sehr viel Ruhe braucht, haben die Pflegerinnen für ihn einen kleinen Raum eingerichtet, in dem er essen kann, das ist fantastisch.

Ist er ängstlich, wenn er alleine ist?

Er fühlt sich allein gelassen ob er ängstlich ist, ist nicht ganz klar; eher einsam, würde ich sagen.

Wie würden Sie einen schönen Moment mit ihm beschreiben?

Wenn er lächelt und ich weiß, er ist im Moment zufrieden. Wenn er hingegen angestrengt nach den Worten sucht, das tut mir weh.

Apropos, ich nenne Ihnen verschiedene Worte und Sie sagen, was sie in Ihnen auslösen. Beginnen wir mit Trauer.

Es ist traurig, zusehen zu müssen wie ein Mensch, den man gern hat, den man liebt, immer mehr zerfällt. Man kann ihm nicht helfen, er kann sich nicht helfen. Es ist traurig, es ist wirklich traurig. Manchmal denke ich, es wäre für ihn eine Erlösung, wenn er nachts einfach einschlafen könnte. Ich hoffe wirklich, dass er nicht noch mehr leiden muss.

Freude

Wenn ich ihn sehen kann und es ihm gut geht, freue ich mich. Ich habe Freude an meiner Familie und ganz besonders an meinen Enkelkindern oder wenn ich Freunde treffen kann. Auch an meinem Hund habe ich Freude. Ich bin eigentlich ein eher positiv denkender Mensch.

Dankbarkeit

Dankbar bin ich dafür, dass ich noch gesund bin und zu ihm schauen kann. Also das ist schon ein Geschenk, dass ich noch mobil bin und das tun kann. Das ist nicht selbstverständlich, ich bin auch nicht mehr so jung.

Hoffnung

Dass er nicht leiden muss. Hoffnung, dass es mir so lange gut geht, wie er da ist. Hoffentlich auch länger; dass ich meine Familie noch lange um mich haben kann und dass ich vielleicht, wenn er vor mir gehen würde, mein Leben trotzdem noch etwas genießen und mich auf mich besinnen kann.

Und das letzte Wort wäre Liebe

Ja, ich bin voll Liebe für alles, für alle und die ganze Familie, vor allem aber für meinen Mann. Und diese Liebe wird nicht getrübt, die ist da.

Fürsorgerische Unterbringung

Wird jemand mit einer FU ins Spital oder die Psychiatrie eingeliefert, muss nach sechs Wochen eine Anhörung stattfinden. Im Fall von Nelly und A.M. verlief es jedoch alles andere als nach den Richtlinien:

9.12.2021 | Anordnung einer medizinischen Fürsorgerischen Unterbringung FU und Einweisung in eine Psychiatrie – mit Zustimmung der Ehefrau.

17.1.2022 | Psychiatrieärzte informieren KESB über Ablauf der für 6 Wochen angeordneten medizinischen FU – ohne Benachrichtigung der Ehefrau.

18.1.2022 | KESB macht 1. Versuch einer telefonischen Anhörung von A.M., die misslingt – ohne Benachrichtigung der Ehefrau; Ärzte isolieren A.M. erneut.

19.1.2022 | abends, telefonische Info an Ehefrau durch Arzt der Psychiatrie, dass KESB informiert worden sei und eine Anhörung stattzufinden habe. Ehefrau bittet Arzt, mit KESB einen Termin zu vereinbaren und diesen ihr mitzuteilen, damit sie als Vorsorgebeauftragte mit von KESB validiertem Vorsorgeauftrag an der Anhörung teilnehmen könne. Generell teilt sie ihre Missbilligung der Einbeziehung der KESB dem Arzt mit. Der Arzt verspricht, sofort mit der KESB eine Terminvereinbarung zu treffen und die Ehefrau diesbezüglich zurückzurufen. Fünf Minuten später erfolgt der Rückruf; anstelle einer Terminvereinbarung wurde die Anhörung in der Zwischenzeit ohne Beizug der Ehefrau durchgeführt. Dann bekam die Ehefrau noch einen Anruf der KESB der bestätigte, dass die Anhörung soeben stattgefunden habe und dass sie gestützt darauf eine Verfügung zur Begutachtung von A.M. bis 16.2.2022 erlassen würden. Die Ehefrau erhob sofort per Mail an die KESB inklusive Kopie an die Psychiatrie Einspruch gegen die telefonische Anhörung.

21.1.2022 | KESB schickt die Einsprache der Ehefrau gegen die Anhörung als Beschwerde der Ehefrau gegen die Begutachtung ans Obergericht. Das Obergericht geht nicht darauf ein, die Einsprache als Beschwerde gegen die Begutachtung anzuerkennen – was korrekt ist, da die Ehefrau gegen die Begutachtung keine Beschwerde eingereicht hat, sondern nur gegen die Art und Weise der Anhörung – und rüffelt vermutlich die KESB, eine Anhörung einer dementen Person ohne Beizug einer für sie vorsorgeberechtigten Person durchgeführt zu haben. Dieser Schluss kann gezogen werden, weil die KESB am gleichen Tag die Ehefrau anruft und ihr entschuldigend mitteilt, dass sie in Zukunft die Ehefrau immer zu einer Anhörung beiziehen werde.

26.1.2022 | Psychiatrie erlässt Einweisung zur Begutachtung für weitere 6 Wochen, gestützt auf eine ärztliche Untersuchung vom 25.1.2022, um – auf Grundlage der KESB Verfügung vom 19.1.2022 – bis zum 16.2.2022 ein Gutachten verfassen zu lassen.

16.2.2022 | Gutachten Psychiatrie: eine behördliche Anordnung einer FU sei erforderlich.

18.2.2022 | Anhörung durch KESB findet in Sitzungszimmer der Psychiatrie im Beisein von A.M., seiner Ehefrau und Sohn von A.M. sowie Sozialdienst und behandelnden Ärzten statt. A.M. hört sich die Fragen der KESB bezüglich seines Zustandes und seiner persönlichen Einschätzung desselben an und antwortet völlig strukturiert:

1. er könne nicht mehr für sich selber sorgen

2. seinen Zustand könne er nicht mehr seiner Ehefrau zumuten

3. deshalb bleibe für ihn nur noch ein Eintritt in ein Heim (d.h. er ist bereit, freiwillig und nicht gegen seinen Willen in ein Heim zu gehen!)

23.2.2022 | Entscheid KESB: amtliche FU bis 22.8. 2022 und Auftrag an Psychiatrie, eine Anschlusslösung für A.M. zu suchen, da ihn das bisherige Heim nicht mehr aufnimmt.

11.3.2022 | Eintritt in neues Heim

20.4.2022 | Verfügung KESB, Aufhebung amtlicher FU rückwirkend per 11.3.2022

KESB: Kinder- und Erwachsenenschutzbehörde

Je nach Kanton ist die KESB ein Gericht oder eine gerichtsähnliche Behörde. Diese wird eingeschaltet, wenn eine Person fremd- oder eigengefährdet ist oder ihre finanziellen und administrativen Angelegenheiten nicht mehr selbständig regeln kann. Die KESB trifft mit Hilfe von Mitarbeitern, Sozialdiensten und Gutachtern einen Entscheid, welche Maßnahme angebracht ist. Es wird stets versucht, eine einvernehmliche Lösung zu finden.

Die KESB bestimmt zur Begleitung der Person einen Beistand. Wenn niemand aus der Familie oder dem näheren Umfeld infrage kommt, wird ein sogenannter Berufsbeistand eingesetzt. Es gibt vier verschiedene Arten von Beistandschaft: Begleitbeistandschaft, Vertretungsbeistandschaft, umfassende Beistandschaft und Mitwirkungsbeistandschaft.

FU: fürsorgerische Unterbringung

Benötigt jemand eine stationäre Behandlung und Betreuung, sei dies in einem Heim, in einem Spital oder einer psychiatrischen Klinik, kann diese Person auch gegen ihren Willen gemäß ZGB Art. 426ff. eingewiesen werden. Eine Einweisung geschieht durch einen Arzt oder die KESB (Kind- und Erwachsenenschutzbehörde). Spätestens nach sechs Wochen muss zwingend eine Anhörung durchgeführt werden um festzustellen, ob die betreffende Person noch weiterhin in der Institution bleiben muss oder nicht.

Wichtig bei einer FTD: Wird eine Verlängerung verfügt, sollte diese als medizinische Indikation erfolgen, damit die zuständige Krankenkasse weiterhin zahlt. Wird die Verlängerung »nur« als amtliche Verfügung erteilt, kann es zu hohen Kosten kommen, weil die Krankenkassen normalerweise nicht mehr zahlen.

»Mitleid wollte ich auf keinen Fall, Verständnis hätte ich gern gehabt«

Regula und Josef M. leben im Bündnerland, in einem Dorf mit knapp 600 Einwohnerinnen und Einwohnern, in dem noch jeder jeden kennt, in dem zahlreiche Vereine aktiv sind und in dem »der persönliche Austausch rege gepflegt wird«, wie es auf der Website heißt. Wenn jedoch einer von ihnen plötzlich ein irritierendes Verhalten an den Tag legt, herrscht große Ratlosigkeit.

Wann hat die Erkrankung bei Ihrem Mann angefangen und wie haben Sie es bemerkt?

Wir haben um 2004 allmählich den Umzug aus der Stadt in ein Dorf im Bündnerland geplant. Es ist der Heimatort meines Mannes, er ist dort aufgewachsen und wollte im Alter unbedingt wieder dort leben. 2005 konnte er sich frühpensionieren lassen, und das war für ihn ein wichtiger, positiver Schritt.

Im Sommer 2005 sind wir ins Dorf gezogen, da war bei ihm noch nichts spürbar. Das Haus hatten wir bereits 1997 gekauft und dann alles langsam mit Freude umgebaut; er konnte sehr viel selber machen und es so herrichten, wie er es sich vorgestellt hat. Mein Mann war damals erst 58 und wir dachten, nun erfüllen wir uns das, was er immer wollte: Wir legen uns ein paar Ziegen zu und einen Hund. Das Stadtleben können wir hinter uns lassen, wir sind beide eigentlich keine Stadtmenschen, und er kann wieder daheim sein.

Ich bin gerne mitgegangen, mir hat die Gegend immer gefallen, wir hatten schon seit vielen Jahren ein Maiensäss und haben die Freizeit mit den Kindern dort oben verbracht. Alles lief harmonisch, bis man mit der Zeit bemerkte, dass er sehr hektisch, wie getrieben auf vieles reagierte. Diese Veränderung ist mir immer mehr aufgefallen, das war nicht mehr der Mann, mit dem ich umgezogen bin. Mit der Zeit hat er sich regelrecht von mir abgewendet, und er hat sich nicht mehr im Alltag zurechtgefunden. Er war sich jedoch bewusst, dass er daheim ist in dem Dorf, und das war sein Ziel gewesen.

Wir haben wirklich nicht mit dem gerechnet, was dann alles auf uns eingestürzt ist. Ich hatte neben dem Haus einen großen Garten gemietet, dort hatte er bald einmal einen Zusammenbruch. Er lag dort in der Wiese, wurde grün und gelb. Mein Fehler war wohl, dass ich nicht mit ihm zum Arzt gefahren bin, sondern ihn einfach reingenommen habe. Für mich war das der Moment, in dem sich seine Überforderung mit der neuen Lebenssituation zeigte, diese Hektik, die er schon länger an den Tag legte, die ganze Umstellung von der Stadt, wo er einen verantwortungsvollen Job zuverlässig bewältigt hatte. Es gab noch mehrere solcher Zusammenbrüche, und man hat gemerkt, er hat eine starke Unruhe in sich, er kommt mit sich selber nicht mehr zurecht.

Von welchem Zeitraum sprechen wir nun?

Das alles spielte sich zwischen 2005 und 2012 ab. Die ersten zwei Jahre, haben die Leute gesagt, hätten sie ihn eigentlich noch als normal und fleißig erlebt, interessiert an allem. Es verlief anfangs schleichend, er hat zum Beispiel im Stall die Türe nicht mehr geschlossen. Oder er konnte plötzlich die Schafe nicht mehr versorgen und hat mir verboten, das zu erledigen. Seine Schwester hat dann die Tiere übernommen und wir waren der Meinung, das ist gut so, jetzt hat er sich beruhigt. Das war auch der Eindruck in der Bevölkerung. Es dauerte jedoch nicht lange, bis ein Bauer zu uns kam und sagte, er bringe die Schafe, die mein Mann bestellt habe. Der Bauer hat gemerkt, dass etwas nicht stimmt und versicherte mir: »Wenn etwas ist, ruf an und ich helfe dir.« Zwei Tage später hat er die Schafe wieder abgeholt, denn es ging einfach nicht.

Kurz darauf begannen seine Vorwürfe gegen mich, dass alles wegen mir nicht gegangen sei. So wie die Schafe und der Hund weggegeben werden mussten, und alles, was wir aufgebaut hatten, fortmusste, musste auch ich weg. Denn er war überzeugt: Nun stört mich meine Frau, jetzt muss die auch weg. Eins kam zum anderen, und die Anerkennung und die Freude, die wir all die Jahre aneinander gehabt haben, die hat er nicht mehr gespürt.

Haben die Kinder das auch bemerkt?

Die Kinder haben das zu diesem Zeitpunkt noch nicht realisiert. Zwei leben in der Stadt und der Jüngste sogar hier in der Nachbarschaft. Die Kinder haben lange versucht, mich zu beruhigen, das sei alles nicht so schlimm, der Vater hätte sich halt umstellen müssen, ich solle Geduld haben. Beim ersten Zusammenbruch haben der Sohn und ich ihn ins Spital gefahren, mit dem Doktor geredet und es hieß, wir können ihn wieder mit nach Hause nehmen. Daraufhin meinte unser Sohn: »Siehst du, es war einfach ein bisschen zu viel für ihn«. Dann ging es eine Weile bis zum nächsten Zusammenbruch; das geschah nach der Arbeit, er hat für einige Leute Holz gehackt, kam nach Hause, blieb im Hof sitzen, hat kaum mehr gesprochen und nur noch geheult, geseufzt, und fertig.

Zufällig kam gerade unsere Tochter Anna an, weil sie zusammen mit uns das Quartierfest besuchen wollte. Es gab einen kurzen Wortwechsel, bei dem er recht verwirrt schien und schließlich forderte er, dass man auf dem Tisch vor ihm lauter Zeitungen stapeln solle, damit ihn niemand mehr sehe.

Das ist auch den Kindern aufgefallen und sie meinten: »Mami, das ist doch nicht normal.« Wir sind dann mit ihm ins Spital gefahren, doch die Ärzte meinten, sie finden nichts. Mir war es nicht wohl dabei, ihn einfach wieder mit nach Hause zu nehmen, und deshalb haben sie ihn über Nacht behalten. Am anderen Morgen rief er gegen 9.00 Uhr an und polterte: »Hallo, was ist eigentlich los? Habt ihr mich einfach wegbracht wegen dem Fest?« Und überhaupt: »Alle Kleider hast du mir weggenommen. Du kannst mich nicht einfach abschieben, wegen dem Fest im Quartier!« Solche Vorwürfe und Ereignisse haben immer mehr zugenommen und waren für mich sehr belastend.

Wie gelang es dann, eine Abklärung vornehmen zu lassen?

Der Arzt im Spital meinte, man müsse den Kopf untersuchen und alles überprüfen, und das fand dann in der Memory Klinik statt. Die Spezialisten dort haben ihm erklärt, er sei körperlich kerngesund, aber: »Sie haben eine Frontotemporale Demenz.« Und sie haben ihm erläutert, dass er alles, was er noch in Ordnung bringen oder organisieren wolle, in nächster Zeit schriftlich festlegen solle, wegen dieser Erkrankung. Daraufhin habe ich mich eingemischt und nachgehakt: »Was heißt das für mich? Was kann ich machen? Ich muss das doch wissen, um ihm zu helfen.« Die Antwort lautete: »Sie können gar nichts machen, Sie müssen jetzt lernen, für sich selber zu schauen.« Ich dachte, ich mache den Handstand da drinnen und blieb dran: »Ja, das kann ich, aber wie kann ich meinem Mann helfen?« Da hieß es: »Gar nicht. Nicht einmal wir können ihm helfen, das wird nicht besser und das können wir nicht heilen.« Mein Mann lächelte nur: »Mir kann niemand helfen.« Das ist ihm völlig klar gewesen.

Nicht sehr ermutigend.

Das waren die Anfänge, und man hat die Veränderungen immer deutlicher bemerkt. Doch ich dachte zunächst, ich bin stark und mag das schon tragen. Wir konnten 40 Jahre gut miteinander umgehen, dann geht das schon. Den Kindern habe ich die Diagnose mitgeteilt, er hat alles abgestritten. Doch er beharrte auf einer Aussage der Ärzte: »Du hast gehört, dass ich jetzt erledigen soll, was ich will und das mache ich auch.« Nach ein paar Tagen befahl er plötzlich: »Sag den Kindern, dass sie kommen sollen«, und das habe ich dann auch getan. Als wir alle um den Tisch versammelt waren, legte er los: »Ich habe euch zusammenrufen lassen, damit wir die Erb-Teilung machen können. Ich habe eine Frontotemporale Demenz und ich muss alles, was ich machen will erledigen, und jetzt sage ich, wie es geht. Du bekommst das, du bekommst das, du bekommst das.« Und das haben wir genau nach seinem Wunsch gemacht. Kurz darauf hielt er es zuhause nicht mehr aus, er hat im ganzen Dorf eine Wohnung gesucht und ist bald einmal ausgezogen.

Haben die Dorfbewohner da schon Bescheid gewusst?

Sie haben die Veränderung gespürt. Aber als sie wirklich bemerkten, das etwas nicht stimmt, haben sie sich lieber zurückgezogen und sich gefragt, wie ich das aushalten und einfach so annehmen kann.

Ist jemand einmal auf Sie zugekommen?

Nein, und sie fragen mich heute noch: »Was hätte ich denn tun sollen? Was hättest du mir für eine Antwort gegeben?« Da muss ich ganz ehrlich zugeben, bei den einen hätte ich vermutlich gesagt: »Das geht dich nichts an.« Mitleid wollte ich auf keinen Fall, Verständnis hätte ich gern gehabt. Es ist noch ganz schwierig zu sagen, was ich für eine Antwort gegeben hätte, wenn sie mich tatsächlich gefragt hätten.

Wem konnten Sie sich anvertrauen?

Ich habe eine gute Nachbarin, die hat gespürt, dass etwas nicht mehr stimmt und dann mehr Kontakt gesucht mit mir. Ihr Mann ist jung gestorben und er war eigentlich die Bezugsperson zu meinem Mann.

Wo hat Ihr Mann letztlich gewohnt?

Niemand im Dorf hat ihn aufgenommen, denn alle wussten, dass etwas nicht mehr stimmt. Der Hausarzt betonte, er sei Doktor und kein Psychiater, wir sollten in eine Beratung gehen. Viele im ganzen Dorf glaubten, dass wir ein Eheproblem hätten. Das habe ich dann auch gespürt, denn er hat überall erzählt, ich könne nicht kochen, kümmere mich um nichts mehr, würde den ganzen Tag im Bett liegen. Am Ende hat er mir sogar fremde Männer ins Haus geholt und mich ihnen angeboten. Kurz danach ist er in den Stall eines Bauern gezogen und hat sich dort mit der Zeit ganz gut eingerichtet, inklusive Sanitärleitungen und Closomat.

Wenn er mit einer Lieferung oder einer Arbeit nicht einverstanden war, bezahlte er die Rechnung nicht und die Rechnung wurde an mich gesandt. Allerdings bin ich nach einer gewissen Zeit zu allen Handwerkern und auf die Bank gegangen und habe dort festgehalten, dass ich zwar die bisherigen Kosten übernehme, aber zukünftig nicht mehr zahle und ich habe verlangt, dass sie ihm keine Ware mehr liefern.

Wie viel Zeit ist vergangen seit der Diagnose?

Ungefähr zehn Jahre, ich bin 2015 oder 2016 in die FTD-Gruppe der Angehörigen gekommen, wo man mich auch sehr gut wegen der ganzen finanziellen Themen beraten hat. Es war ja auf einmal überhaupt kein Geld mehr vorhanden, und ich habe nur noch gezittert.

Kaum hatte ich den Brief bekommen, dass mir nun meine AHV-Rente ausbezahlt würde, weigerte er sich, weiterhin Unterhalt zu bezahlen. »So, von nun an gibt es keinen Rappen mehr. Ich habe 40 Jahre für dich bezahlt, jetzt musst du selber schauen.« Die Gruppe hat mich dabei unterstützt, eine gerichtliche Trennung in die Wege zu leiten, damit es eine finanzielle Entflechtung gibt.

Sie hatten kaum Unterstützung; waren Sie sehr isoliert im Dorf?

Ich habe mich selbst zurückgezogen; ich habe bemerkt, dass mich Leute angeschaut und realisiert haben, dass es mir schlecht geht. Sie haben aber nichts gesagt und ich eben auch nicht. Bis ich eines Tages zusammengebrochen bin; mittlerweile fragen die Leute nach oder sagen: »Wir haben uns nicht getraut, dich anzusprechen.«

Das ist wirklich tragisch.

Man darf natürlich nicht vergessen, was er den Leuten alles an Schlechtem über mich erzählt hat. Dass ich ihn beispielsweise schlagen würde.

Wie geht es ihm denn inzwischen?

Plötzlich wollte er wieder nach Hause kommen, so um 2018. Die Gruppe war der Ansicht, das sei keine gute Idee, es würde nichts bringen. Sie hatten recht, es gab immer wieder unangenehme Vorfälle, und ich wollte ihn unbedingt dazu bewegen, mit mir zum Arzt zu gehen. Das war jedoch nicht zu machen.

Interessant ist: Er sah mich nicht mehr als Ehefrau, ich war nicht mehr Partnerin, das habe ich ganz fest gespürt.

Wie haben denn die Dorfbewohner darauf reagiert, dass er auf einmal wieder da war?

»Siehst du, das ist doch viel besser. Du hättest ihn doch nicht wegschicken müssen.« Andere sind erschrocken und dachten, nun fängt das Theater wieder von vorne an.

Sind Sie Mitglied in einem Verein, wo Sie auftanken können?

Von früher kannte ich viele Leute, als wir noch in der Stadt wohnten, haben wir viele Wochenenden hier verbracht und hatten unseren Bekanntenkreis im Dorf. Ich besuche das Altersturnen und bin den Landfrauen beigetreten, ich bin sehr kontaktfreudig, meine offene Tür wird geschätzt und in Anspruch genommen. Die Veränderung und die Erkrankung meines Mannes war jedoch kein Thema, dies sicher aus Unwissenheit, wie man mit der Situation umgehen soll.

Wie kann man damit leben, dass das ganze Umfeld alles ignoriert?

Das ist eben das Schwierige gewesen.

Wollten Sie nie von sich aus reinen Tisch machen und sagen: »Um das geht es bei uns?«

Hätte ich sagen sollen: »Komm mal da her, er hat eine Demenz.« »Ja, ja, aber zu mir ist er immer sehr nett.« Immer kam diese Antwort, wenn ich einmal ganz vorsichtig etwas sagen wollte.

Sie haben es ja zum Teil gut gemeint, haben ihn bekocht, weil sie dachten, er bekomme zu Hause nichts, sie haben jedoch nicht realisiert, dass ich daheim mit dem Essen auf ihn warte. Aber sie können nichts dafür, er hat ja behauptet, sie liegt wieder im Bett und kocht nicht.

Offenbar hatte niemand den Mut, deutlich zu formulieren, was Sache ist. Und auch nicht das Rückgrat, auf Sie zuzugehen und zu fragen, wie Sie das alles schaffen.

Man hat es geschehen lassen und vermutlich gedacht, sie schafft das schon. Irgendwie schafft sie das schon.

Wie geht es Ihrem Mann unterdessen?

Den tiefsten Punkt hatte ich 2019 erreicht, damals konnte ich wirklich nicht mehr. Ich hatte einfach keine Kraft mehr; wegen eines Erschöpfungszustandes wurde ich ins Spital eingeliefert. Da wurde festgestellt, dass ich eine schwere Nierenbeckenentzündung habe. Ich wurde auf die Intensivstation verlegt und es war wirklich sehr ernst.

Mein Mann war in der Zwischenzeit in einer Wohnung in einem anderen Dorf untergekommen, doch das ging nicht lange gut. Kurz darauf zog er in die nächste Stadt. Auch dort konnte er sich nicht einordnen. Und plötzlich hörte ich, er könne eine Wohnung in einem Altenheim beziehen, wo sie ihn in allem unterstützen und wo er auch essen kann.

Seitdem die Diagnose gestellt wurde, sind doch nahezu 20 Jahre vergangen und er hat recht abgebaut; allerdings ist er nun sehr ruhig geworden, er macht keinen Blödsinn mehr.

Wie geht es Ihnen denn nun im Dorf?

Sehr gut. Jetzt kann ich eigentlich richtig leben.

Ich nenne Ihnen einige Begriffe und bitte Sie um ein paar Worte, die Ihnen dazu einfallen. Zuerst Trauer.

Die kann man auch empfinden, wenn jemand noch lebt. Ich hatte lange eine Verlusttrauer. Diese Trauer hatte ich und die habe ich auch selber tragen müssen. Das ist, glaube ich, wie bei allen. Aber mit der Trauer allgemein kann ich gut umgehen.

Wut

Wut ist das, was ich nicht rauslassen konnte. Aggressiv war ich nicht, aber wütend, und das habe ich auch selber bewältigen müssen.

Hoffnung

Hoffnung habe ich immer noch. Die habe ich eigentlich immer gehabt und auch nie aufgegeben.

Wie verändert sich die Hoffnung?

Es beruhigt mich, dass es ihm gut geht. Früher hatte ich gehofft, dass er ein wenig wegkommt von dem starken, strengen Druck, den er in sich trägt. Dass er vielleicht noch mal zu sich kommt und das Schöne dieser Welt sehen kann. Ich war oft in Sorge und hoffte, dass nichts passiert, dass nicht noch etwas Schlimmeres auf uns zukommt. Nun, da es ihm gut geht, brauche ich eigentlich diesbezüglich keine Hoffnung mehr. Er ist ruhiger geworden und er ist gut versorgt.

Freude

Freude habe ich sehr oft, zum Beispiel am Garten. Ich koche gerne und reise ein wenig, gönne mir ab und zu einen Wellness-Aufenthalt. Das war ein paar Jahre lang wirklich nicht mehr möglich. Und mittlerweile kann ich aufs Wasser schauen und denken: »Nun kümmerst du dich einfach um dich selbst.«

Liebe

Die hat mir gefehlt, Liebe braucht man halt schon. Man ist allein, hat keine Liebe und es braucht dich niemand. Es hat mich niemand mehr gern, aber es muss auch nicht sein. Eine neue Beziehung, nein, das bringt es nicht. Man kann nichts ersetzen. Wir hatten 40 Jahre eine gute Ehe und er war ein zuverlässiger Vater. Er hat geschaut, dass wir finanziell gut dastehen.

Der letzte Begriff wäre Dankbarkeit.

Ich bin dankbar, dass wir die drei Kinder haben und dass wir 40 schöne Jahre hatten. Auch denen im Dorf, von denen ich mich getragen fühlte, bin ich dankbar. Sie meinen: »Das hast du verdient, dass es dir jetzt gut geht.«

Meine letzte Frage: Was ist Ihr Wunsch an die Gesellschaft? Sie machen wirklich etwas sehr Schweres durch und mit. Was würde Ihnen, wie auch anderen Angehörigen, am meisten helfen?

Die Krankheit ist zu wenig präsent. Das habe ich stark gespürt und auch darunter gelitten. Ich war hilflos unterwegs und konnte mich nirgends mehr einfinden. Ich habe dann zum Glück diese FTD-Angehörigengruppe gefunden. Man sollte wissen, dass es diese FTD-Gruppe gibt, es muss viel mehr dafür getan werden, dass die Familien davon erfahren. Dort bekommt man echte Hilfe und wird verstanden, die Gruppe gibt einem Halt, den wir sonst nirgendwo finden.

Stimmen aus dem Dorf

Ich kann mir nur ansatzweise vorstellen, was sie durchgemacht hat

20 Jahre habe ich im Dorf bei der Raiffeisenbank gearbeitet. Im Februar fand immer das Wassermann-Treffen statt. Alle in diesem Sternzeichen Geborenen kamen zusammen. Man hat gemeinsam gegessen und einen lustigen Abend verbracht. Ich wurde auch eingeladen und dort hatte ich die erste Begegnung mit Josef M.; er brachte für alle Getränke mit. Auf meine Frage, warum er das mache, hat jemand gesagt: »Er muss halt immer ein wenig angeben.« Als ich ihn als Kunden kennen lernte, bekam ich den gleichen Eindruck. Er hat stets betont, wie wichtig und verantwortungsvoll seine Arbeit sei.

Eine nächste Begegnung hatte ich, als er pensioniert war und mit seiner Frau ins Dorf kam. Ich traf ihn beim Holz rüsten. Weil das Postauto die enge Straße runtergefahren kam, musste ich anhalten. Er kam an mein Autofenster und erzählte mit Tränen in den Augen: Wie sehr er in der Kindheit unter der Behandlung seiner Mutter gelitten habe, alle seine Geschwister seien mehr wert gewesen als er. Seine Mutter habe ihn schikaniert und schlecht über ihn geredet. Weil ich seine Mutter als dominante Frau erlebt habe und als Kind das Gleiche erfahren habe, habe ich ihm geglaubt. Ich habe ihm geraten, das in einer Therapie zu verarbeiten, davon wollte er aber nichts wissen.

Einige Zeit später hat er bei mir an der Haustür geklingelt und mich gefragt, ob ich nicht eine Wohnung für ihn hätte. Auf meine erstaunte Frage wieso, er habe doch ein Haus im Dorf, antwortete er, dass er dort wegmüsse, er halte es im Haus nicht mehr aus. Als ich dann sagte, dass ich keine freie Wohnung habe, ist er ohne sich zu verabschieden gegangen. Ich habe dann erfahren, dass er an vielen Orten nach einer Wohnung gefragt hat.

Die nächste Begegnung war noch viel unbegreiflicher für mich. Er kam wieder zu mir und fragte, ob ich mit ihm eine Schiffsreise in den Norden machen wolle. Sehr erstaunt habe ich ihn gefragt, wieso er denn nicht seine Frau mitnehme. Mit dieser Frau könne man sich nirgends zeigen, und er würde mir nichts tun, lautete seine Antwort. Er suche nur jemanden, der ihm helfe, die Kabine zu bezahlen, es werde dann für beide billiger. Nachdem ich ihn zurechtgewiesen hatte, dass man doch nicht so über seine Frau spreche, meinte er, dass ich die ja gar nicht kenne und ist gegangen. Ich blieb verwirrt zurück.

Später habe ich dann von seiner Krankheit erfahren und konnte vieles besser einordnen und verstehen. In letzter Zeit habe ich Regula M. durch die gemeinsame Liebe zur Gartenarbeit besser kennen gelernt und kann mir nur ansatzweise vorstellen, was sie durchgemacht hat und immer noch verarbeiten muss. Meine Mutter hatte Demenz und ich habe sie gepflegt. Damals wusste man nur, dass diese Leute vergesslich werden und sich nur noch an Sachen von früher erinnern; das Kurzzeitgedächtnis sei weg, hieß es. Seit ich aber die Geschichte von Josef M. kenne, verstehe ich viele Dinge, die damals mit meiner Mutter passiert sind, besser, und das ist für mich auch im Nachhinein eine große Hilfe.

Ein Nachbar mit Demenz

Wir kannten Josef M. vorher kaum, da er in der Stadt wohnte. Als er das Haus neben uns gekauft hatte, war er anfangs übers Wochenende hier, da er in der Stadt arbeitete. Als er frühzeitig in Pension ging änderte sich das.

Wie wir von Bekannten vernommen haben, war er früher schon ein spezieller Mensch. Er war pensioniert und hatte genügend Zeit, um rumzunörgeln und Behauptungen aufzustellen, wie die, dass wir ihm zwischen den Häusern Land gestohlen hätten. Wir schalteten schließlich den Landammann ein, um endlich das Gegenteil beweisen zu können, und um Ruhe und Ordnung zu schaffen. Es gab leider auch noch andere, ähnliche Zwischenfälle. Durch die Krankheit, die seinen Charakter noch verstärkte, wurde es immer schwieriger. Er wurde uns gegenüber aggressiv und streitsüchtig, ja sogar handgreiflich.

Wenn man ihn so sah, hatte er oft eine starke Unruhe in sich: Er hackte manchmal Holz bis zur Erschöpfung. Meine Frau und ich gingen ihm, wenn möglich, aus dem Weg, um Konflikte und Streitigkeiten zu vermeiden. Heute lebt er in einem betreuten Wohnheim, und für uns ist zum Glück Ruhe und Friede eingetreten.

Erinnerungen an Josef M.

Vor mir steht ein großer Mann, voller Ideen und Tatendrang. Ziegen möchte er haben und zwar afrikanische mit Schlappohren. Damals kam Josef M. nach der Pensionierung zusammen mit seiner Frau aus dem Unterland in sein Heimatdorf zurück. Sie besitzen ein wunderschönes altes Haus, das sanft renoviert wurde.

Der Stall, in dem er die Ziegen einquartierte, steht in der Nähe unseres Wohnhauses. Schön hatten es die Ziegen dort, die Freude war groß, alles stimmte. Doch plötzlich ist uns aufgefallen, dass manchmal der Zaun nicht dicht war, seine Frau musste wegen Kleinigkeiten zu Hilfe kommen, dies und das funktionierte nicht.

Mein Mann und ich waren überrascht, nach relativ kurzer Zeit hieß es plötzlich, es sei ihm einfach alles zu viel. Der Entschluss wurde gefasst die Ziegen weiterzugeben, das Ziegenprojekt war wohl nicht das Richtige.

Josef M. sprudelte vor Ideen, es war sehr interessant, mit ihm ins Gespräch zu kommen. Etwas Neues verfolgte er hartnäckig, zielstrebig und voller Energie, aber nicht lange. Aufgefallen ist, dass seine Geschichten sehr bald von einer neuen Idee überholt wurden. Er scheute sich nicht, alle Leute die er für seine jeweilige Idee als geeignet betrachtet, anzusprechen.

Dann bewarb er sich für das Amt als Gemeindevorstand. Dies war eine schwierige Situation, man wusste nicht genau, was mit Josef M. anders ist, konnte aber ihm den Wunsch nicht abschlagen, denn jeder Bürger und jede Bürgerin in unserem Dorf hat das Recht und auch die Pflicht, etwas für die Allgemeinheit zu tun. Die Stimmen, die sich für ihn einsetzen, hatten nicht gereicht. Aber es gelang ihm, einen Stand mit kalten und warmen Getränken am Ende unserer Schlittenbahn aufzustellen.

Nach dieser aktiven Zeit, Josef M. war viel ruhiger, trafen meine Freundin und ich ihn eines Tages im Auto am Straßenrand in der Nähe des Dorfplatzes sitzend. Wir klopften ans Fenster und erkundigten uns, wie es ihm gehe. Schlecht sei ihm, er musste erbrechen, war orientierungslos. Er wusste eigentlich gar nicht recht, wie ihm geschah. Wir holten Hilfe, seine Frau war sofort vor Ort. Von da an hat sich Josef M. auch äußerlich verändert. Er trug einen wilden Bart, sein Äußeres war ihm nicht mehr wichtig.

Eines Tages kam er mit der Idee zu mir, ich möchte ihm doch eine Wunschmalerei auf sein Alphorn malen, er wusste, dass ich gerne zeichne und male. Josef M. ist leider nie mit seinem Instrument bei mir vorbeigekommen.

»Unser Leben ist ein Büchergestell«

Er war die Liebe ihres Lebens, umso schmerzhafter, dass sich der liebenswürdige und gesellige Techniker immer mehr in sich zurückzog und keine Nähe mehr zulassen konnte. Als wäre das nicht genug, kommt zu der Diagnose FTD noch eine ALS hinzu, was sich für das Paar jedoch anders entwickelt, als man annehmen könnte: Der in sich verkapselte Daniel beginnt sich wieder zu öffnen und kann seiner Frau Regina in seinen letzten Lebenswochen seine innige Verbundenheit zu ihr wieder zeigen.

Ihr Mann war von einer FTD betroffen und ist vor kurzem verstorben. Wann haben Sie das erste Mal realisiert, dass sich etwas verändert?

Vor genau drei Jahren, im September 2020, hatten wir ein Schlüsselerlebnis, und von da an wussten wir, jetzt stimmt definitiv etwas nicht mehr. Wir sind dann bald einmal davon ausgegangen, dass es etwas Neurologisches sein könnte, haben ein Jahr intensiv gesucht, was es sein könnte, haben uns zusätzliches Fachwissen angeeignet und nach und nach alles wieder verworfen.

Es stand kurz im Raum, ob er womöglich eine neue Beziehung hat, doch wenn man frisch verliebt ist, pflegt man sich sehr, man hat eine ganz besondere Ausstrahlung, und das war bei ihm infolge der Erkrankung nicht der Fall. Wir waren beide über 50, seit 41 Jahren zusammen, man verändert sich, aber dass es etwas mit seinem Charakter zu tun hat, konnten wir bald ausschließen; es musste etwas im Kopf sein.

Woran haben Sie gemerkt, dass sich Ihr Mann verändert?

Ein Schlüsselerlebnis gab es, als ich mit unserer Tochter in Italien in den Ferien war und mein Mann kam mit dem Zug später nach. Kaum angekommen sagte er, dass er in zwei Wochen nachts arbeiten werde. Vom Job her hat er immer wieder Einsätze in der Nacht gehabt und das hat er auch sehr gerne gemacht, aber stets Rücksprache mit mir darüber gehalten, weil ich die Familienagenda geführt habe. Das hat er in dieser Zeit eigentlich schon nicht mehr gemacht, auch unsere täglichen Telefonate über dieses oder jenes haben nach und nach abgenommen. Als ich antwortete, du kannst an diesem Datum keinen Nachtdienst übernehmen, wir haben ein Wanderwochenende mit unseren Freunden abgemacht, das Hotel ist reserviert, war es wie ein Schnitt: Er hat sich mehr und mehr zurückgezogen.

Was hat er beruflich gemacht?

Er war Techniker bei einer großen Schweizer Firma, dieses Jahr konnte er sein vierzigjähriges Jubiläum feiern. Rückwirkend weiß ich natürlich, dass das schon viel früher begonnen hat. Anhand von Notizen aus dem Jahr 2017, die mir in die Hand gefallen sind, habe ich gemerkt, wie fest ich schon damals in dieser Thematik steckte, die ersten Symptome waren wahrscheinlich bereits 2015 vorhanden. Es ist mir so vorgekommen, als ob wir uns nicht zusammen weiterentwickeln, sondern immer mehr auseinander.

Erinnern Sie sich an diese Symptome?

2015 waren wir zweimal bei Kollegen eingeladen und führten ein Gespräch am Tisch. Er hat den Faden verloren, ich hatte das Gefühl eines Aussetzers, ein bisschen so, wie es das bei Epilepsie gibt, und ich habe das überbrückt. Das ist beide Male an einem Freitag passiert, und ich dachte, wir dürfen uns einfach nicht mehr am Freitag mit Kollegen verabreden, denn wenn er eine anstrengende Woche gehabt hat, ist er einfach zu müde. Man sucht ja für alles Erklärungen.

Wir sind in einem Alter, in dem sich viele Paare auseinanderleben, zugleich habe ich stark an mir zu zweifeln begonnen, denn er ist ein ganz ruhiger, durchdachter Mensch, ich bin sehr temperamentvoll und gesprächig. Da kam die Idee auf, dass ich ihn all die Jahre mit meinem Wesen überrumpelt, ihn in den Schatten gestellt haben könnte, das war eine sehr schwere Zeit für mich.

Es war offenbar ein subtiler Rückzug.

Wir haben all die Jahre sehr offen miteinander gesprochen und wenn irgendetwas war, haben wir das einander gesagt. Er hat mir stets den Rücken freigehalten. Wir waren in vieler Hinsicht emanzipierter, als manches junge Paar heutzutage. Er hat oft den Haushalt gemacht, eingekauft und gekocht, manchmal sogar mehr als ich, ohne dass wir das fix einteilen mussten. Und auf einmal fiel mehr und mehr davon weg, es gab weniger Gespräche, er wurde immer stiller und in sich gekehrt.

Wie hat er reagiert, als Sie ihn auf sein Verhalten angesprochen haben?

Er hat eben nicht reagiert, er hat keine Antwort gegeben, sondern weggeschaut. In dem Jahr, als wir auf der Suche nach den Gründen für sein Verhalten waren – es war in der ersten Coronaphase – wollte ich einmal irgendetwas von ihm und habe nicht lockergelassen. Er ist dann davongelaufen, ich wollte ihm hinterher, doch dann kam mein Sohn, hielt mich fest – das ist auch so ein Erlebnis, das mir geblieben ist – und drehte mich zu sich: »Mama, du musst aufhören, Papa kann dir und dem, was du sagst, nicht mehr folgen.«

Unser Sohn konnte es ja auch nicht einordnen, aber er hat seinen Vater gesehen, der stocksteif dastand und keinerlei Reaktion zeigte. Es gab in diesem Jahr auch Situationen, da stand ich vor ihm, weinte und flehte ihn an: »So können wir nicht mehr weitermachen, was passiert bloß mit uns?« Mich quälten ständig die Fragen: Was ist mit mir los? Was passiert mit uns oder was ist mit uns los? Was kann ich bloß ändern? Wir hatten doch so viele Pläne. Und zugleich realisierte man, er stand nur da, schaute durch einen hindurch, zeigte keine Reaktion. Am Anfang äußerte er oft noch ein peinliches Lachen; es konnte etwas Trauriges angesprochen werden und er lachte. Ich habe das als Überforderung wahrgenommen, er konnte wohl nicht anders; ich wusste schon, dass das kein Auslachen war, sondern eine nicht passende Reaktion.

Ihre beiden Kinder haben die Veränderung auch mitbekommen. Wie sind sie damit umgegangen?

Für unsere Kinder waren wir Eltern, die kaum Streit hatten und nun traten öfters, heftige Diskussionen auf, die durch mich, infolge der schwierigen Situation, hervorgerufen wurden. Mein Mann war seit ich ihn kenne extrem harmoniebedürftig. Auseinandersetzungen waren aber auch kaum nötig, weil wir so harmonisch waren. Und dann kam die Phase, in der ich mehr gefordert und nach Lösungen gesucht habe und er sich immer mehr zurückgezogen hat. Das kostete einfach extrem viel Energie und ich habe gemerkt: Ich bleibe auf der Strecke. Wenn ich von der Arbeit nach Hause kam, fragten die Kinder: »Was gibt es zu essen, ich habe Hunger!« Und mein Mann, der vorher oft gekocht hat, machte nichts mehr im Haushalt. Er erkundigte sich auch nicht mehr, wie mein Tag verlaufen ist. Ich hatte zwar immer ein gutes Umfeld, viele Kontakte zu Bekannten und war im Austausch mit ihnen, aber der Alltag hat mich über Gebühr beansprucht.

Hat Ihr Mann zu dem Zeitpunkt noch gearbeitet?

Er hat bis 1. September 2023 noch 100% gearbeitet.

Und dort hat niemand etwas bemerkt?

Es ging alles Schlag auf Schlag: 2021 haben wir durch einen Anruf bei der Angehörigenberatung der Universitären Psychiatrischen Dienste Bern (UPD) einen Hinweis auf die mögliche Diagnose bekommen. Die Psychologin hat mir etwa nach zehn Minuten gesagt, bei dem, was ich ihr schildere, käme ihr einzig eine Frontotemporale Demenz in den Sinn; ich solle nicht schockiert sein. Meine Antwort lautete: Mich kann nichts mehr schockieren, wir sind seit einem Jahr auf der Suche, was mein Mann hat. Die Kinder lasen auf dem iPad nach und meinten: »Bingo, das ist es.« Nachdem wir dort alles nachgelesen hatten, war für uns ganz klar, er hat die Diagnose.

Ist das nicht heikel, so etwas am Telefon nach zehn Minuten Beratung jemandem zuzumuten, man weiß ja nicht, wie der Mensch am anderen Ende der Leitung reagiert?

Ich bin belastbar und mag es, wenn Klartext gesprochen wird. Der Psychologin habe ich von Anfang an gesagt, wir müssen einen Namen für das Ganze haben, es muss irgendetwas Neurologisches sein. Vor dem Gespräch hatte ich mir zwei, drei Diagnosen zu psychischen Erkrankungen notiert, die hat sie gleich verworfen und meinte: »Sie sind mit ihrem Mann zusammen, seit Sie 17 Jahre alt sind, alle Krankheiten, die Sie da schildern, wären viel früher ausgebrochen.«

Sie hat mir geraten, mich an die Alzheimer-Vereinigung zu wenden, um ihren Verdacht verifizieren zu lassen. Das habe ich gemacht und wurde sofort an Margrit Dobler verwiesen. Später bin ich nochmals mit der Psychologin des Beratungstelefons der UPD in Kontakt getreten, um mich für ihre kompetente und offene Beratung zu bedanken.

Begann daraufhin der ganze Abklärungsprozess?

Wir konnten zwei Jahre nichts unternehmen, denn auch mein Mann war, wie es typisch für die FTD ist, nicht krankheitseinsichtig. Hinzu kam: Er war sehr gesund und wir haben es nicht geschafft, ihn zum Arzt zu bringen, obwohl wir es x-mal probiert haben. Meine Tochter hat zu jener Zeit eine Ausbildung zur Pflegefachfrau gemacht und im Rahmen der Ausbildung gesagt: »Papa, wir haben gerade durchgenommen, dass man unbedingt einen Check-up machen soll, wenn man wie du gegen 60 geht.« Nichts hat genutzt, keine Chance zu ihm durchzudringen. In meiner Verzweiflung habe ich meinem Mann gedroht: »Ich rufe deinen Chef an.« Daraufhin er: »Das nimmst du mir nicht auch noch weg!«

Als dann vor zwei Jahren die Vermutung einer FTD im Raum stand, musste ich mit meinem Mann nicht mehr streiten. Die ganze Familie hat keine Energie mehr in Situationen investiert, von denen wir wussten: es bringt nichts. Uns war klar, er ist schwer krank, alles was er macht, macht er nicht extra. Durch eine berufliche Weiterbildung – ich arbeite in der Aktivierung in einer Behinderteninstitution – habe ich gelernt: Was weg ist, ist weg. Das hat es erträglicher gemacht, mit ihm den Weg zu gehen. Für mich war von dem Punkt an auch klar, dass ich ihn nicht verlasse.

Hat er je gemerkt, dass mit ihm etwas nicht stimmt?

Das werden wir nie wirklich erfahren. Er hat sich sehr zurückgezogen; ob das seine Bewältigungsstrategie war, weil er etwas gemerkt hat, ist reine Vermutung.

Seit ich die Diagnose erfahren habe, habe ich ihn nicht mehr berührt, denn das hat er nicht mehr ertragen. Wir haben nichts getan, das ihn noch mehr zu einem Rückzug bewogen hätte oder ihn aus dem Konzept bringt.

Wem haben Sie es in ihrem Umfeld gesagt?

Das habe ich Schritt für Schritt getan und dabei realisiert, was für ein gutes Umfeld ich habe. Es gab eine Dokumentation über einen deutschen Mann, der sich in einer ähnlichen Situation befand und im Freundeskreis sehr eingebettet war. Mein Mann hat sich jedoch komplett zurückgezogen und ich habe angefangen, ihn zu schützen. Ich habe kaum mehr Besuch eingeladen, höchstens Freundinnen, doch keine Paare mehr, sonst wäre er völlig ausgeschlossen gewesen.

Er hat auch nicht mehr mit uns gegessen; er hat nicht mehr am Familienleben teilgenommen, sondern sich in sein Zimmer zurückgezogen und auch dort gegessen. Vor drei Jahren haben wir getrennte Schlafzimmer eingerichtet, denn er ist meist sehr früh ins Bett gegangen.

Das sind so kleine feine Nadelstiche. Wie hält man das aus?

Meine extreme Angst war, dass ich mit ihm unter gehe. Denn so gut einem die Selbsthilfegruppe tut, weil man versteht, dass man nicht alleine ist mit diesen Themen, man trägt dennoch acht bis neun andere Geschichten mit nach Hause und jedes Mal sitzt irgendwo die Angst im Nacken, dass die KESB kommt oder die Polizei. Hoffentlich finde ich, wenn es soweit ist, die geeignete Institution für ihn, war auch ein Gedanke, der mich plagte. Das Wichtigste in dieser Zeit war jedoch, dass ich meine beiden Kinder schützen wollte; sie sind 24 und 26 Jahre alt und sehr verständnisvoll, bei allem, was sie miterleben mussten. Der Sohn macht eine Ausbildung zum Sozialpädagogen, die Tochter fängt jetzt die dritte Ausbildung an: sie macht ein Nachdiplom zur Pflegefachfrau Notfall.

Unser Sohn ist vor zwei Jahren ausgezogen, wohnt aber in der Nähe; die Tochter ist daheim geblieben; sie wäre dieses Jahr ausgezogen, doch als sich im Sommer die Situation zugespitzt hat, ist sie zu Hause geblieben. Ohne sie hätte ich das alles nicht geschafft; sie hat vorwiegend Spätdienste übernommen, damit mein Mann nicht so lange alleine ist. Das heißt, sie war meistens bis um 14.00 Uhr zu Hause und ich bin zwischen fünf und halb sechs Uhr von der Arbeit gekommen.

Wie hat sich die Krankheit bei Ihrem Mann entwickelt?

Es war nach wie vor nicht möglich, auch nach zig Versuchen nicht, ihn zu einem Arzt zu bringen. Nach seinem Rückzug aus der Familie, hat er nur noch gearbeitet, das war sein Leben, es war wie eine Flucht. Ich habe dann einfach darauf gewartet, ob seitens des Arbeitgebers eine Reaktion kommt; man macht sich ja auch finanziell Gedanken. Der Lohn kam noch regelmäßig, es gab keine Reklamationen, also dachte ich: rüttle im Moment besser nicht daran.

Muss man aus rechtlicher Sicht den Arbeitgeber involvieren oder nicht? Wer ist verantwortlich, wenn Ihr Mann als Techniker eine Anlage nicht richtig installiert oder repariert?

Deswegen habe ich mich vom Rechtsdienst der Gewerkschaft beraten lassen und habe von denen grünes Licht erhalten. Die meinten nämlich: Alles basiert auf einer Vermutung. Meine Nichte ist HR-Fachfrau (Personalwesen), sie war der Ansicht, wenn er Chauffeur oder Pilot wäre, dann wäre es ganz klar meine Pflicht, den Arbeitgeber einzuweihen, dass er umgehend aufhören müsste, doch in seiner Funktion sei es ein Grenzfall. Heute bin ich froh, dass ich in dieser Hinsicht nichts unternommen habe.

Mein Mann hat bis am 1. September 2023 wirklich 100% gearbeitet; im Dezember zuvor hat man ihm ein neues Projekt gegeben, gegen das sich alle anderen gewehrt haben, er konnte jedoch nicht nein sagen. Es war ein schwieriges Projekt und er war damit komplett überfordert. Zu den Kindern habe ich noch gesagt: Hoffentlich geht das gut! Doch es ging nicht gut: Am Morgen des 23. Dezember 2022 ist er zusammengebrochen.

Meine Hausärztin, zu der wir gegangen sind, hatte ich etwa ein halbes Jahr vorher eingeweiht, um mich versicherungstechnisch abzusichern, damit ich nicht irgendetwas falsch mache und weiß, sie steht hinter mir. Ihr Mann, auch Arzt in dieser Praxis, hat probiert, ihn zu kontaktieren, doch mein Mann hat das Telefon einfach nicht abgenommen. Auch wenn seine Schwester angerufen hat, nahm er das Telefon nicht mehr ab. Nach dem Zusammenbruch hat er dann endlich in eine Untersuchung eingewilligt. Es war eine Art Nervenzusammenbruch mit sehr hohem Blutdruck. Der Arzt, den ich eingeweiht hatte, war bereit, die Abklärung aufzugleisen und hat das auch getan, doch mein Mann hat den Termin wieder abgesagt, da sein Blutdruck nach kurzer Zeit wieder okay war. Daraufhin erklärte der Arzt: »Uns bleibt tatsächlich nichts anderes übrig, als abzuwarten, bis etwas passiert.«

Man kann und darf niemanden zu einer Abklärung zwingen.

Meine Ärztin hat am Anfang festgehalten, dass sie mir gar nichts sagen dürfe, aber wir haben vereinbart, dass sie mich informiert, wenn sie ihn erreicht hat. Und wir konnten in der Tat nichts anderes tun, als abzuwarten. Im Sommer verschlechterte sich seine Motorik zusehends; wir haben ihn oft heimlich beobachtet, wie er sich an der Wand festgehalten hat, wenn er die Treppe hochgegangen ist. Und ich machte mir mehr Sorgen, weil er noch Auto fuhr. Als Techniker war er selbständig unterwegs. Die Arbeitskollegen sehen sich kaum, Sitzungen sind seit Corona nur über Video abgehalten worden. Hätte er in einem Büro gearbeitet, von morgens um 7 bis zum Abend um 5 Uhr, hätte man die Veränderungen sicher viel früher bemerkt.

Im August 2023, als es mit seiner Motorik immer schlimmer wurde, habe ich mit dem Care Gate bei seinem Arbeitgeber Kontakt aufgenommen. Ich hätte sie eigentlich schon früher mit ins Boot nehmen können, weil sie verschwiegen sind und ohne mein Einverständnis nichts weitergeben hätten. Und wieder hatte ich Glück, denn: Die meisten Menschen können das Geschehen nicht einordnen, weil niemand die Diagnose FTD kennt. Doch die Fachfrau des Care Gates meinte auf meine Frage, ob sie schon von FTD gehört habe, dass in ihrem Umfeld eine Person an derselben Erkrankung leide. Fast niemand kennt die FTD und ich habe mit einer sozialen Stelle zu tun, wo die für mich zuständige Person von der ersten Sekunde an weiß, wovon ich rede. Das tat gut.

Am 4. September 2023 habe ich ihm seinen Autoschlüssel abgenommen und gesagt: »Ich gebe ihn dir nicht mehr, bevor du nicht mit mir beim Arzt warst.« Zunächst hat er Widerstand geleistet, aber irgendwann ist er eingeknickt. Wir haben sofort einen Termin beim Arzt bekommen, und dann ging es rasch. Er hat eingewilligt und ist hospitalisiert worden. Dort habe ich natürlich sofort gesagt, dass wir seit zwei Jahren quasi die Gewissheit hätten, dass er unter einer nicht diagnostizierten Frontotemporalen Demenz leide.

Wir ging es von da an weiter?

Ich wäre sehr gerne mit Daniel in die Memory-Klinik in Basel zu Dr. Sollberger gefahren, aber letztlich ist man einfach froh, dass etwas auf der medizinischen Seite geschieht. Wir waren im Kantonsspital Solothurn und das war alles in allem okay. Der Arzt kam nach den ersten Untersuchungen am Abend ans Bett und hat meinem Mann verkündet, er hätte Glück, es sei kein Hirntumor, das könnten sie ausschließen. Zugleich hat ihm das erste Mal hat eine Fachperson erklärt: »Bei Ihnen ist ein Abbau im vorderen Bereich von Ihrem Gehirn feststellbar.« Zusätzlich ist noch eine Stenose festgestellt worden, er hatte eine Diskushernie und sie wollten unbedingt ausschließen, dass der beeinträchtigte Bewegungsablauf daher stammt.

Bei der Entlassung bekam er ein Medikament, das die Motorik verbessern soll. Das ist ein Parkinson-Medikament; er hatte zwar kein Parkinson, aber es gibt Betroffene, die darauf gut reagieren. Bei ihm war das jedoch nicht der Fall. Und von da an nahmen die Rückschritte bei ihm stetig zu. Man hat im Anschluss noch einige ambulante Untersuchungen vorgenommen, Nervenmessungen mit Strom, was auch mit der Stenose zusammenhing. Wenn er mit dem Betrieb telefonierte, hat er immer davon geredet, dass er etwas mit dem Rücken hätte, es aber unklar sei, was genau. Wir haben ihm schon erklärt, es hinge mit dieser Krankheit zusammen, die auch diagnostiziert worden sei, wir haben allerdings nicht darauf beharrt, dass er das einsieht.

Vom Moment an, als die Abklärungen ihren Lauf nahmen, wurde er immer zugänglicher. Was sich mir eigentlich nicht erklärt, da es heißt: was weg ist, ist weg und kommt nie mehr zurück. Um es den Leuten zu erklären, sage ich meist: Unser Leben ist wie ein Bücherregal. Die Bücher, die unser Leben beschreiben, sind fest an ihrem Platz auf dem Regal. Plötzlich, wie bei einem Erdbeben, stehen die Bücher nicht mehr fest an ihrem Platz und irgendwann fällt ein Buch raus. In Daniels Bücherregal wurden das Buch »Lebenspartnerin« und das Buch mit dem Titel »Familie« als erste rausgekippt. Hingegen »Arbeit«, »Ferien«, »Autofahren«, diese Bücher standen sicher im Regal.

Wie kann man erklären, dass er wieder zugänglich wurde?

Es gibt keine aufschlussreiche Antwort darauf, trotz Nachfrage bei zwei Neurologen. Für uns ist das einfach wunderbar gewesen, wirklich wunderbar und wertvoll für unser Weitergehen ohne ihn.

Hat er auch wieder Berührungen zugelassen?

Ja. Dazu gab es ein Erlebnis im Spital: Er musste sich einer MRI-Untersuchung unterziehen, ich habe ihn dorthin begleitet, und danach habe ich meinen Sohn am Eingang abgeholt. Als mein Mann vom MRI kam und wir auf ihn zugingen, hat er gestrahlt; das hatte es seit drei Jahren nicht mehr gegeben und war für uns so schön. Mein Sohn hat mich später in den Arm genommen und gesagt: »Mama, es tut mir so leid für dich.« Das Strahlen hatte ihm gegolten und nicht mir, doch das war mir egal. Von solchen Momenten gab es noch einige, selbst in den letzten Tagen noch.

Daniel war im Spital, er ist am 9. September 2023 zurückgekommen und war zunächst bis zur ersten Oktoberwoche daheim. Dann sind wir am Montag darauf zum Arzt und der ist aus allen Wolken gefallen, als er den Gesundheitszustand meines Mannes sah. Der Hausarzt betonte: »Er muss zu weiteren Abklärungen dringend erneut ins Spital.« Am 19. Oktober erfuhren wir, dass mein Mann zusätzlich eine ganz aggressive Form von ALS (Amyotrophe Lateralsklerose) hätte. Somit bekam er zwei Diagnosen innerhalb von sechs Wochen. Zwei Diagnosen, die nicht schlimmer sein könnten.

Sie sind dann mit Ihrem Mann nach Hause zurückgekommen mit den Diagnosen ALS und FTD?

Ja. Mein Mann hatte keine herkömmliche Demenz, er hat bei allen Tests tipptopp abgeschnitten und hätte wieder Auto fahren dürfen. Alle drei Ärzte haben beim ersten Gespräch gesagt: »Wir würden uns sofort in Ihr Auto setzen und wir wollen, dass Sie wieder arbeiten gehen können.« Und dann kam die ALS-Diagnose; dagegen gibt es ein Medikament, womit man alles ein bisschen verzögern kann. Das wird einem so gesagt und ich habe das Okay dazu gegeben. Beim Gespräch mit der Ärztin ist er im Rollstuhl fast eingeschlafen, gezeichnet von der Krankheit. Im Lift sagte mein Mann: »Ich will zu EXIT, so will ich nicht weiterleben.« Ich habe gesagt, ich hätte vollstes Verständnis und versprochen, das Vorgehen abzuklären. Kurz darauf musste ich ihm beibringen: »Du bist dort nicht angemeldet und wegen der anderen Diagnose hat es keinen Sinn, dass wir das vorbereiten, denn es gibt eine Vorlaufzeit, und die Zeit hast du gar nicht mehr.« Und wegen der FTD hätte so viel mehr abgeklärt werden müssen, das hätte zeitlich nie gereicht.

Am Sonntag, den 22. Oktober kam er nach Hause, wo wir alles mit der Palliativ-Spitex vorbereiten mussten, ein Pflegebett bestellen, eine IV-Anmeldung vornehmen und noch vieles mehr; diese Stellen waren mir wohlgesinnt.

Trotz der guten Unterstützung kam viel auf Sie zu.

Ja, die Unterstützung war extrem gut, trotzdem musste ich u.a. wegen der IV manchmal bis halb zwölf Uhr nachts im Büro viele Formulare ausfüllen. Die IV-Anmeldung, die Hilflosenentschädigung und Hilfsmittel beantragen, und überall muss man noch jede Menge an Formularen und Kopien mitliefern.

Mein Mann hatte am 1. September seinen letzten Arbeitstag, am 14. November ist er gestorben und in dieser Zeit musste ich jedes Hilfsmittel besorgen, alle involvierten Institutionen an Bord holen, den Arbeitgeber orientieren und zugleich ja nichts von den Ärzten her verpassen. Ein paar Tage bevor er starb, haben wir bei ihm Blut abnehmen lassen, damit seine genetischen Informationen hinterlegt sind, sodass die Kinder darauf zugreifen können, wenn sie dies zu einem späteren Zeitpunkt möchten.

Seine Arbeitskollegen konnten nicht wie vorgesehen, über die beiden Krankheiten informiert werden, sondern erhielten die Nachricht seines Todes. Ich habe einen offenen Brief an das Team geschrieben, der an der Informationssitzung vorgelesen wurde.

Woran ist Ihr Mann am Ende gestorben?

Man geht davon aus, dass er an einer aggressiven Form von ALS gestorben ist. Hätte er keine FTD gehabt, hätte ich ihn bereits im Januar darauf hingewiesen: »Du läufst so verhalten. Irgendwas stimmt mit deiner Haltung nicht. Eventuell ist es etwas mit dem Rücken.« Doch durch die FTD und seinen Rückzug ... Mein Mann ist auch noch nach Asien in die Ferien gefahren, er hat seinen 60. Geburtstag letztes Jahr dort einsam für sich gefeiert. Wir haben erst durch ein Foto erfahren, wo er ist.

Er ist einfach abgeflogen, ohne dass Sie es gemerkt haben?

Eine halbe Woche vorher hat er den Koffer vom Estrich geholt. Ich wollte gar nichts mehr fragen, ich war so müde und dachte nur: »Uff, er ist mal wieder eine Woche weg, Gott sei Dank.« Zugleich wusste ich, wenn irgendeine ausländische Nummer auf dem Handy erscheint, muss ich sicher abnehmen. Könnte ja Interpol sein.

Ich möchte Ihnen einige Begriffe nennen und Sie sagen spontan, was Ihnen dazu ein fällt. Beginnen wir mit Hoffnung.

Ich hatte die Hoffnung, dass nicht alles das eintrifft, was eintreffen könnte. Ein wenig hat sich die Hoffnung erfüllt, denn er hinterlässt nicht so einen großen Scherbenhaufen, wie andere in seiner Situation. Man muss vielleicht auch noch sagen: Ich habe die Kraft gehabt, das alles zu ertragen, ohne dass ich untergegangen bin.

Trauer

Ich habe vor vielleicht anderthalb Jahren zu meiner Hausärztin gesagt: »Ich hoffe, ich kann dann noch um meinen Mann trauern und weinen und bin nicht aus lauter Erschöpfung einfach nur froh, dass der Schrecken nun ein Ende hat.« Und sie meinte: »Das wird nicht passieren«, obschon sie mich nicht gut kennt. Manchmal hatte ich halt den Eindruck, dass ich fast keine Gefühle mehr habe oder dass sie irgendwo tief in mir eingeschlossen sind, damit ich überleben kann.

Mit meinen engen Bezugspersonen kann ich ganz gefasst sprechen, aber in Situationen wie hier kommen mir die Tränen, wenn ich von Daniel spreche. Der Sohn einer Freundin hat mir ganz herzlich geschrieben, er habe sehr schöne Erinnerungen an meinen Mann. Daniel war extrem beliebt, ein Kinderfreund und sehr gesellig. Dieser junge Mann hat das in sehr schöne Worte verpackt. Und solche Worte berühren mich dann tief und lassen mich weinen.

Der letzte Begriff wäre Dankbarkeit.

Die ist enorm, denn ich hatte den tollsten Partner, den man sich nur vorstellen kann. Ich darf voller Dankbarkeit auf ein sehr glückliches gemeinsames Leben zurückschauen.

Manchmal ist es nur ein Klischee, manchmal eben auch die Wahrheit.

Ich hatte immer wieder traurige Momente in meinem Leben; ich war 23 als ich meine Mutter verlor und 35, als meine Schwester mit 34 Jahren starb, und er ist immer da gewesen für uns; immer, immer für alle.

In den letzten drei Wochen habe ich in der Stube unten neben seinem Pflegebett auf einer Matratze geschlafen. Einmal sagte er: »Weißt du, das tut mir im Herz weh, was ich dir ...« Mehr kam nicht, weil die Sprache auch beeinträchtigt war. Und er hat mehrmals gesagt, wenn ich neben ihm saß: »Was würde ich nur ohne euch machen? Was würde ich nur ohne dich machen?« Neurologisch ist das nicht erklärbar. Für uns ist es das, was bleibt.

Was wäre Ihr wichtigster Wunsch an unsere Gesellschaft?

Dass die Krankheit öffentlich viel bekannter wird, und wenn man von einer Frontotemporalen Demenz spricht, die Polizei, die Ärzte, sämtliche Behörden und Arbeitgeber gleich Bescheid wissen, um was es geht und entsprechend mehr Verständnis aufbringen. Kommt die Rede auf Krebs, Parkinson oder Diabetes, dann kennt man die Diagnose. Doch bei einer FTD braucht es so viele Erklärungen und dafür haben wir Angehörigen keine Kraft neben all dem, was wir an Energie aufbringen müssen, um den Alltag zu bewältigen.

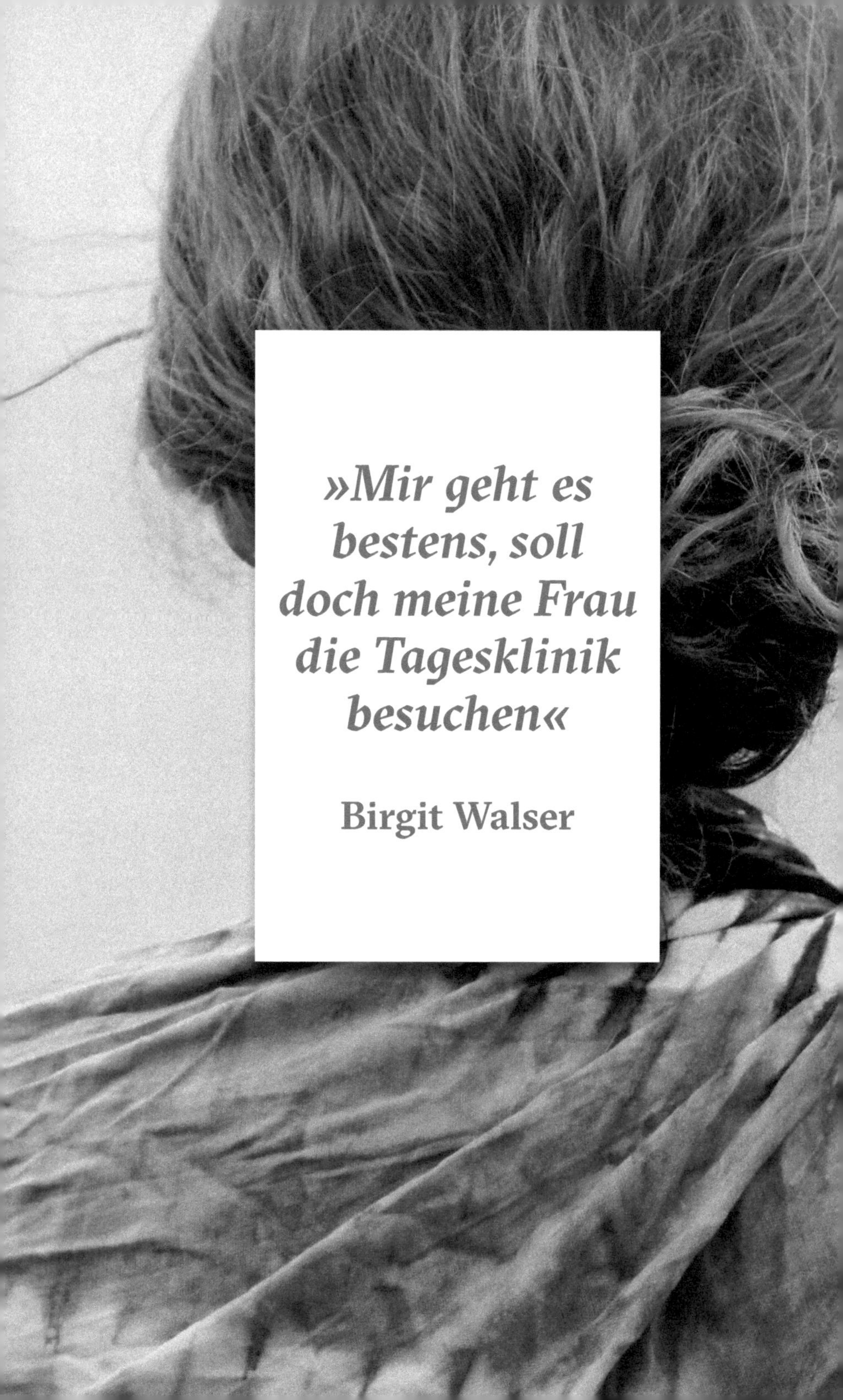
»Mir geht es bestens, soll doch meine Frau die Tagesklinik besuchen«
Birgit Walser

Herr L. ist Architekt, mit eigenem Geschäft, verheiratet, zwei Söhne. Plötzlich vergisst oder verwechselt er Termine, findet seine Unterlagen nicht mehr, hält Abmachungen nicht ein. Seine Persönlichkeit verändert sich. Überarbeitet, ein Burnout vermuten sein Geschäftspartner wie auch seine Familie. Dann mit 58 Jahren die Diagnose: Frontotemporale Demenz.

Herr L. ist sportlich, viel gereist, aufgeschlossen, wirkt dynamisch, er sieht viel jünger aus als 58 Jahre. Er, der immer sehr viel Wert auf gutes Benehmen und Taktgefühl gelegt hat, macht zunehmend unangemessene Äußerungen. Bei einem Spaziergang – er kommt zwei Tage pro Woche in die Tagesklinik – ruft er laut und für alle hörbar: »Schau mal, die da vorne, hat die einen fetten Arsch, die sollte weniger essen.« Vermehrt kommentiert er nun Figur und Aussehen fremder Leute, oft lacht oder kichert er dabei. Er weigert sich im Winter beim Verlassen der Tagesklinik die Jacke anzuziehen, weil er dies nicht für nötig hält. Dann möchte er nicht mehr in das Auto des Rotkreuzfahrdienstes einsteigen, das ihn jeweils in die Tagesklinik bringt und wieder abholt. Mittlerweile erkennt er seine Söhne oft nicht mehr. Beim Namen seiner Ehefrau (Marianne) strahlt er jedoch meist. Oft vergisst er nun, dass Marianne seine Ehefrau ist, aber irgendwie verbindet er mit dem Namen Marianne etwas Vertrautes, Schönes und Bekanntes.

Längst reagiert Herr L. nur noch auf seinen Vornamen. »Robert, das Auto bringt dich zu deiner Marianne.« Meist genügt dieser Satz und Robert steigt beruhigt in das Auto des Rotkreuzfahrdienstes ein. Doch dieses Mal will Robert nicht einsteigen. Im Gegenteil, er lässt uns stehen und läuft davon. Robert hat einen starken Bewegungsdrang entwickelt und läuft tagsüber sehr oft umher, er ist ständig in Bewegung. Rufen und argumentieren hilft in dieser Situation gar nicht. Aber ich weiß, Robert trifft gerne Menschen und er liebt es, in Gesellschaft Kaffee zu trinken.

Während Robert seine Runden um die Tagesklinik dreht, folge ich ihm mit Abstand. Nach einer Weile überhole ich ihn und rufe ihm zu: »Ach Robert, das ist aber schön, treffe ich dich hier.« (Robert kann nicht genau einordnen, woher er mich kennt, aber ich komme ihm bekannt vor, er weiß wahrscheinlich auch nicht mehr, dass er vor zehn Minuten nicht ins Auto steigen wollte). »Robert, ich gehe einen Kaffee trinken, gerne würde ich dich dazu einladen.« Robert strahlt, in Gesellschaft Kaffee trinken, ja das mag er gerne. Anschließend bringe ich Robert, zum immer noch wartenden Auto des Rotkreuzfahrdienstes. Robert steigt ein, als wäre nichts gewesen.

Bei Menschen mit einer Frontotemporalen Demenz ist es oft schwierig, allgemein gültige Lösungen für Verhaltensauffälligkeiten zu finden. Regeln aufzustellen, Maßnahmen zu treffen, um mit diesen, teilweise sehr unterschiedlichen Verhaltensauffälligkeiten, umzugehen. Oft muss auch nach individuellen, kreativen, unkonventionellen und sehr persönlich abgestimmten Ansätzen gesucht werden. Ein strukturierter Tagesablauf, klare Aufträge, Lob und Humor statt Kritik und Korrektur, können dabei helfen.

Unterschiede in der Begleitung von Menschen mit Alzheimer-Demenz und Menschen mit FTD

Im Unterschied zu Menschen mit einer Alzheimer-Demenz, sind Menschen mit einer FTD beim Eintritt in die Tagesklinik meist wesentlich jünger, viele bis vor kurzem noch berufstätig gewesen. Nicht Gedächtnisprobleme stehen im Vordergrund, sondern Veränderungen in Persönlichkeit, Verhalten und Sprache. Sie überschätzen sich oft und sind teilweise sehr impulsiv. In ihrem Umfeld erscheinen sie wenig einfühlsam, sozial ungeschickt, oft taktlos; was die Integration in Gruppenaktivitäten in der Tagesklinik erschwert. Oft sind dadurch auch Einzelbetreuungen nötig. Die fehlende Krankheitseinsicht erfordert meist viel Motivation seitens der Pflegefachleute (und vor allem auch von den Angehörigen). Die Notwendigkeit, eine Tagesklinik zu besuchen, wird oft nicht eingesehen und abgelehnt.

»Ich fühle mich gut, ich komme gut zurecht, habe keine Probleme, soll doch meine Frau die Tagesklinik besuchen, wenn sie meint, dies sei nötig«, meinte ein Patient.

Ausschnitt aus einem Gespräch mit Herrn A., 65, ein paar Wochen, nachdem er seine FTD-Diagnose erhielt:

»Wie geht es Ihnen heute Hr. A?«

»Wie geht es Ihnen? Alle fragen mich das. Auch die Psychologin fragt das. Die war doch auch bei der Abklärung dabei. Der Arzt hat mir gesagt, es gibt keine Heilung für diese Krankheit, es gibt keine Medikamente, die heilen. Wie soll es mir da gehen?«

»Denken Sie, was für eine blöde Frage, wenn man so eine Diagnose hat?«

»Ja, das denke ich, wie soll es mir damit gehen? Es kann einem nicht gut gehen.«

»Ich kenne Menschen, mit der Diagnose FTD, die noch jünger als Sie waren. Es gibt Möglichkeiten seinen ›eigenen Weg‹ zu finden, um mit dieser Diagnose zu leben.«

»Ja, ich habe davon gehört, ich bin aber noch nicht so weit.«

»Können Sie sich zu Hause beschäftigen?«

»Ich lese oft, gehe noch einkaufen. Das Einkaufen ist schwierig. Früher ging es einfach, man ging rasch einkaufen.

Nun ist es schwierig, ich muss mich dabei immer so anstrengen. Wenn ich genug vom Lesen habe, gehe ich spazieren. Ich gehe sehr viel spazieren.«

»Tut es Ihnen gut, spazieren zu gehen?«

»Ja, es tut gut, aber wenn ich alleine spazieren gehe, kommen halt diese Gedanken wegen der Krankheit, dass es keine Heilung gibt, man kann nichts dagegen tun.«

»Machen Sie das weiter, was Sie bis jetzt getan haben. Gehen Sie viel spazieren, lesen Sie, besuchen Sie weiterhin die Therapien. Treffen Sie sich mit Ihren Freunden, machen Sie Besuche, unternehmen Sie weiterhin Reisen mit Ihrer Ehefrau. Tun Sie, was Ihnen Freude macht.«

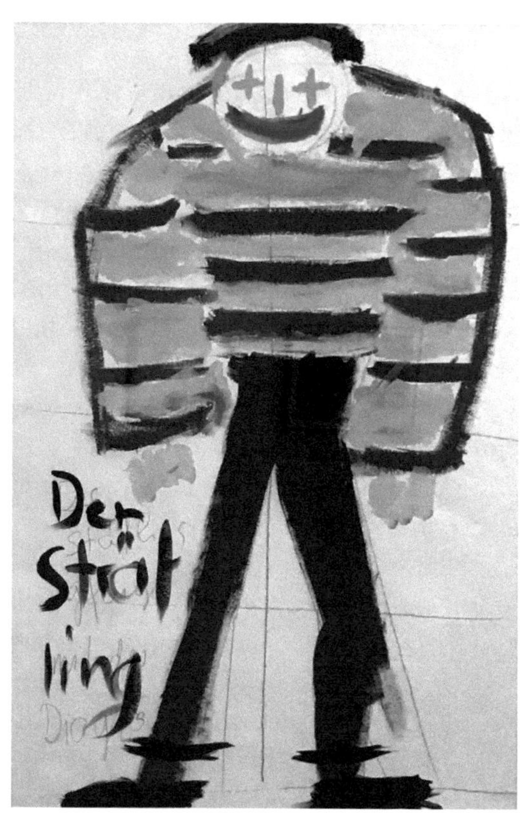

Hr. A. betitelte das Bild mit: »Gefangener der Krankheit«

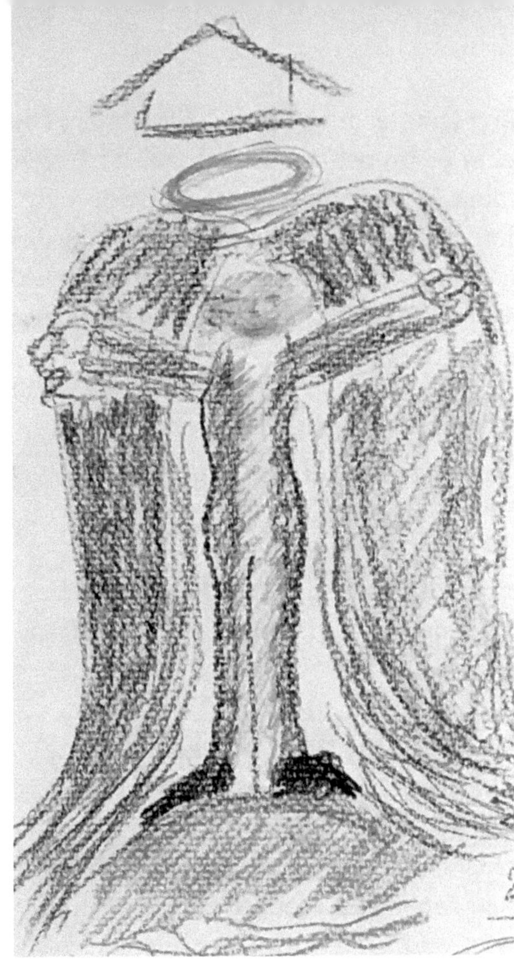

Hr. A. betitelte das Bild mit: »Der Engel, der mich verlassen hat«

Herr A. besucht die Mal und Kunsttherapie sowie das kognitive Training

18 Monate später: Herr A. spricht nur noch selten von sich aus. Auf die Toilette wird er begleitet, da er oft nach dem Toilettengang ohne Unterwäsche und Hosen zurückkommt. Er zeigt vermehrt stereotype Verhaltensweisen, sein Essverhalten hat sich stark verändert, seine Sprache ist beeinträchtigt.

Die Tagesklinik, die Mitpatientinnen und Mitpatienten und das Pflegepersonal scheinen ihm vertraut zu sein. Er wirkt zufrieden, entspannt und lacht oft. Am kognitiven Training kann er nicht mehr teilnehmen. Die Maltherapie besucht er immer noch, auch an der Bewegungstherapie nimmt er gerne teil. Er mag Gesellschaft.

Vieles hat Herr A. vergessen. Doch die Freude, das Lachen, die Teilhabe, das Glück im Moment, das Gefühl zu dieser Gruppe in der Tagesklinik zu gehören, lassen ihn glücklich und zufrieden wirken.

Die Herausforderung bei der Betreuung von Menschen mit FTD in der Tagesklinik

Fragen an die Pflegefachpersonen, eine Aktivierungsfachfrau, eine Kunsttherapeutin und den zuständigen Facharzt. Ihre Antworten dazu:

- Das herausfordernde Verhalten, wie und wo setze ich Grenzen, Machbarkeit
- Selbstgefährdung (z.B. auf die Straße laufen, ohne links und rechts zu schauen/auf der Straße statt dem Trottoir zu gehen/auf Mauern zu balancieren)
- Mehr Einzel-Betreuung ist nötig/mehr Personalressourcen müssen vorhanden sein
- Gruppenfähigkeit ist oft nur beschränkt gegeben durch die Verhaltensauffälligkeiten
- Mitpatientinnen/Mitpatienten fühlen sich oft gestört
- Kommunikation/Sprache (vor allem bei der sprachlichen Variante) ist erschwert und eingeschränkt; Betroffene verlieren die Fähigkeit zu sprechen
- Selbsteinschätzung (Betroffene überschätzen sich meist)
- Umgang mit Nähe und Distanz/Enthemmung, verminderte Selbstkontrolle (Aggressionen, sexuelle Enthemmung, Vernachlässigung der Körperpflege)

- Maßlosigkeit beim Essen und Trinken, kein Sättigungsgefühl, Mitpatientinnen und Mitpatienten wollen nicht am selben Tisch sitzen
- Stimmungsschwankungen »auffangen«

Gute und schöne Momente in der Begleitung von Menschen mit FTD

- Wenn Betroffene, Freude und Glück im Moment empfinden und diese Emotionen sichtbar und spürbar sind
- Wenn Betroffene verbal, mimisch oder taktil Rückmeldung geben können (ausgesprochener Dank, Lachen, strahlende Augen, Hände drücken, streicheln, Hand festhalten)
- Sinngebende Beschäftigung, die sichtbare Freude der Betroffenen am »eigenen Tun«
- Wenn die Pflege ressourcenorientiert und auf die Patientinnen und Patienten abgestimmt ist, keine Überforderung, genügend Zeit
- Humor, zusammen Lachen, Freude empfinden

Ich wünsche mir, dass es uns als Pflegefachleuten gelingt, das Gefühl der Würde für Betroffene, herzustellen, es ihnen zu ermöglichen, dass sie Freude und Zufriedenheit im Moment empfinden können, dass das »eigene Tun« als sinnvoll erachtet wird und dass sie Respekt und Wertschätzung im Umgang mit ihnen erfahren.

Birgit Walser ist Leiterin Alterspsychiatrische Tagesklinik Chur

Stiftung Basler Wirrgarten, Atrium Jung

Die Stiftung Basler Wirrgarten ist ein Kompetenzzentrum zum Thema Demenz mit Beratungsstelle und Tagesangeboten sowie weiteren hilfreichen Angeboten für Betroffene und betreuende Angehörige. Auch eine Gesprächsgruppe für Angehörige von Menschen mit einer FTD findet regelmäßig statt.

Aus dem Projekt Atrium Jung ist nun seit April 2024 ein Regelbetrieb geworden. Das Atrium Jung ist ein Ort, wo jung- und frühbetroffene Menschen mit einer Demenzerkrankung selbstbestimmt – mit Unterstützung – ihren Tag sinnvoll gestalten können. Dort lernen sie Menschen in einer ähnlichen Situation kennen. Gemeinsam mit Gleichbetroffenen fällt es einfacher, mit den Herausforderungen umzugehen. Die Tagesstätte ist an drei Tagen die Woche offen und für Menschen zwischen ca. 50 bis maximal 70 Jahren geeignet.

Es gibt zwei Angebote:

1. Tagestreff: In einer kleinen Gruppe verbringen sie gemeinsam den Tag: sich miteinander unterhalten, gemeinsam kochen und essen, sowie gemeinsam Aktivitäten planen und erleben. Dabei lassen sie sich von ihren Wünschen und Ideen leiten.

2. Wandergruppe: Der Start ist mit einem gemeinsamen Mittagessen im hauseigenen Bistro, anschließend wird in ca. zweistündigen Wanderungen die Region erkundet.

Die Angebote werden rege genutzt und erfreuen sich großer Beliebtheit. Es entstehen auch schöne Beziehungen unter den Gruppenteilnehmenden.

Weitere Informationen unter www.wirrgarten.ch

Tagesstätte mosa!k, St. Gallen

Seit 2017 bietet mosa!k in St. Gallen Angebote für jung- (unter 65-Jährige) und frühbetroffene (im frühen Stadium der Krankheit) Menschen mit Demenz und ihre Familien an. Das vielseitige Angebot für Betroffene (eine Tagesstruktur von Montag bis Freitag, unterstützte Selbsthilfegruppen, sportliche, kulturelle und musische Angebote) sind ganz bewusst auf die Bedürfnisse jung Erkrankter ausgerichtet. Jungbetroffene schätzen den Austausch und die Vernetzung mit Personen, die im gleichen/ähnlichen Alter sind. Sie fühlen sich Gruppen mit Personen Ü80 nicht zugehörig, weil sie andere Interessen haben, an einem anderen Ort im Leben stehen und andere Herausforderungen bewältigen müssen. Jung an Demenz erkrankte Menschen sind körperlich oft fit und schätzen z.B. unsere Bewegungs- und Sportangebote wie Wandern, Kanufahren, Schneeschuhlaufen oder kulturelle Aktivitäten wie z.B. Museumsbesuche.

Familien, in denen eine Person jung an einer Form von Demenz erkrankt, benötigen dringend eine individuelle, auf ihre Situation abgestimmte Begleitung und passende Angebote. mosa!k begleitet betroffene Familien als »mosa!k Demenz Lotsen« während dem gesamten Krankheitsverlauf. Im Auftrag von Alzheimer SG/beider Appenzell begleiten wir zudem eine Angehörigengruppe für Partnerinnen und Partner. Seit 2021 besteht zudem die Gruppe »Young dementia carer – meine Mama/mein Papa hat Demenz«, eine Vernetzungs- und Austauschgruppe für jugendliche Kinder/junge Erwachsene mit einem Elternteil mit Demenz.

Im Januar 2025 starten wir das Projekt »PortoFaro – ein Hafen für junge Menschen mit Demenz«. Dieses von

Gesundheitsförderung Schweiz geförderte Projekt hat zum Ziel, in St. Gallen und Umgebung ein umfassendes Angebot für junge Menschen mit Demenz und ihre Familien zu etablieren. Dazu gehört, Lücken im Versorgungsangebot zu erkennen und zu schließen sowie ein professionelles Netzwerk für diese Zielgruppe nachhaltig zu implementieren.

Cristina De Biasio Marinello
Co-Founderin & Geschäftsführerin mosa!k
www.mosaik-demenz.ch

»Müssen wir das wirklich tun?«

Es war eine der schwierigsten Entscheidungen für Silvia M. und ihren Mann Franz, doch sie ließ sich nicht länger aufschieben: Der erfahrene und beliebte Zahnarzt musste seine Praxis schließen. Inzwischen ist die Erkrankung weiter fortgeschritten und die Betreuung zuhause wird für die Ehefrau immer anstrengender. Mehr Institutionen, die eine tageweise Entlastung bieten würden, stehen ganz oben auf der Wunsch-Liste der Angehörigen, auch bei Familie M.

Die Veränderungen bei meinem Mann bestehen seit etwa zehn Jahren. Es waren zunächst Kleinigkeiten, über die man sich nicht allzu viele Gedanken gemacht hat; richtig realisiert haben wir etwa 2016, dass es mehr sind als Kleinigkeiten.

In seiner Zahnarzt-Praxis hatte mein Mann ein eigenes Büro und ist oft am Sonntagabend oder sehr früh morgens hingefahren, um sich, wie er es nannte, auf die Arbeit vorzubereiten. Im Nachhinein habe ich erfahren, dass er dort Alkohol getrunken, Tabletten geschluckt, Sexfilme geschaut hat; ich hatte keine Ahnung davon. In diesem Büro herrschte ein enormes Durcheinander, es war schmutzig, doch niemand durfte rein und putzen, er hat alles abgeschlossen. Die eingegangene Post konnte er nicht mehr richtig zuordnen, wie zum Beispiel die Kostengutsprachen der Krankenkassen. Rechnungen hat er nicht mehr bezahlt, es lagen ganze Stapel an ungeöffneter Post herum. Irgendwann konnte er keinen Brief mehr schreiben, und das ist natürlich den Gehilfinnen in der Praxis aufgefallen.

Mein Mann war zudem ein starker Raucher, auch im Büro, und entsprechend verfärbt waren die alten Wände. Mit den Kindern haben wir später alles ausgeräumt, die Wände frisch streichen lassen, ein Putzinstitut mit der Reinigung beauftragt. Er hat das zugelassen, und er hat – ich weiß nicht warum – damals mit dem Rauchen aufgehört.

Wie haben die Mitarbeiterinnen reagiert und wie hat die Praxis funktioniert?

Die Angestellten haben das alles schon lange gesehen und die Putzfrau hat sicher fünf Jahre, sechs Jahre immer rings um die Stapel herum geputzt. Man kann es leider nicht anders sagen: Die Angestellten machten sich diese Veränderung meines Mannes teilweise zu Nutzen.

Er hat zu dieser Zeit noch Patienten behandelt.

Es gab immer mehr leere Zeiten in der Agenda. Die sogenannten Recall-Patienten sind einfach immer jedes Jahr gekommen, und ich glaube, die waren mit der Dienstleistung zufrieden. Er war so ein »Flickzahnarzt«, kein geschäftstüchtiger Zahnarzt, der bestrebt war, den Patienten noch weitere Maßnahmen zu empfehlen. Er hat geflickt, geflickt, geflickt; zwei Personen kamen quasi jede Woche und klagten, dass die Füllung nicht halte. Dann hat er wieder etwas gemacht, doch sie sind wiedergekommen und reklamierten. Er hat aber behauptet: »Nein, das kann nicht sein.« Irgendwann haben diese Patienten die Rechnungen nicht mehr bezahlt. Das haben die Gehilfinnen schließlich auch bemerkt. Sie haben sich auch gefragt, was los sein könnte und eine Depression vermutet.

Wie hat sich Ihr Mann zu Hause verhalten und wie haben das die Kinder erlebt?

Die Kinder haben sich eher zurückgezogen und sich vermehrt an der Außenwelt und an ihren Freunden orientiert. Zwei studierten noch, einer ging noch zur Schule.

Teilweise hat sich mein Mann schon etwas seltsam verhalten, sich häufig von uns allen zurückgezogen. Als der eine Sohn zu seinem 30. Geburtstag ein Fest organisiert hat, bat er mich quasi: »Du bist sehr willkommen, aber ist es möglich, dass der Papa nicht kommt?« Es ging ihm um seine Freunde, denn mein Mann hat manchmal unkontrollierte und unpassende Sätze rausgelassen, die weder Hand noch Fuß hatten, und dies mit seiner kräftigen Stimme, die auch sehr mächtig und dominant klingt.

Haben Ihnen diese Veränderungen Angst gemacht?

Man hängt in der Luft, weil man nicht weiß, was los ist. Die Söhne haben schließlich das Thema »Alkohol« nochmals aufgegriffen und sich gefragt, ob das wohl für sein Verhalten eine Rolle spiele – es fanden sich im Büro immer wieder leere Weinflaschen. Sie haben bei einer auf Suchtverhalten spezialisierten Institution eine Sitzung organisiert und die haben uns ihre Unterstützung zugesagt. Zu einer weiteren Sitzung ist dann mein Mann mit mir mitgekommen. Er fand, es könne schon sein, dass er in dieser Hinsicht ein Problem habe. Er konnte eine ganze Flasche Wein einfach runterschütten. Ich vermute, das hat mit dem Ritual des Trinkens und seinem Medikamentenmissbrauch zu tun.

Die Suchtproblematik, vor allem im Bereich Alkohol, ist ein Thema bei FTD, relativ viele Betroffene haben damit zu tun.

Ein-, zweimal war ich mit ihm bei dieser Suchtberatung, doch er zeigte keine Einsicht. Er meinte zwar ja, ja zu allem, aber er hat nichts geändert.

Wie ist es weitergegangen, haben Sie irgendwann entschieden, die Praxis aufzugeben?

Wir sind schließlich in eine Paartherapie gegangen. Dort war er recht aufgeschlossen und fand, wir hätten einige Aufgaben zu lösen, doch er konnte sich an nichts halten. Das mit dem Medikamentenmissbrauch hat er zum Beispiel dort gar nie erzählt. Aber ich wusste, er hat in seiner Jacke stets Rohypnol-Tabletten (Benzodiazepin, wirkt stark beruhigend), die er regelmäßig einnahm. Allmählich haben meine Kinder und ich gemerkt, wir sind dort auch nicht auf dem richtigen Weg.

Am Ende gab die Begegnung mit einer Freundin den entscheidenden Hinweis: Wir waren an einem Konzert und saßen am Schluss noch etwas zusammen. Mein Mann trug an diesem Abend zwei Uhren, die waren enorm wichtig für ihn. Und auf einmal sagte die Tochter meiner Freundin: »Du, der Franz ist ja gleich wie mein Großmami, sie ist auch demenzerkrankt, aber natürlich älter.« Und ich musste mir eingestehen: »Eigentlich hat sie komplett recht.« Das muss man untersuchen.

Kam Ihnen in diesem Moment zum ersten Mal der Gedanke, dass Ihr Mann ernsthaft krank sein könnte?

Nein, das dachte ich schon vorher. Aber die Frage war mehr, was ist mit ihm los. Der Hausarzt, den ich kontaktiert habe, wusste auch nicht genau, was zu tun war, bis ich ihn schließlich bat, meinen Mann in der Memory-Klinik anzumelden. Und er versprach, das in die Wege zu leiten.

In der Folge haben wir gewartet, gewartet, gewartet. Irgendwann habe ich angerufen und nachgehakt. Der Arzt meinte dann: »Ja, ich mache es, bin noch nicht dazu gekommen.« Am Ende haben wir drei lange Monate gewartet, bis die Anmeldung endlich zustande kam.

Hat Ihr Mann bis dato eigentlich auch das Gefühl gehabt, dass mit ihm etwas nicht stimmt?

Nein, nicht bewusst; obwohl er schon irgendetwas bemerkt hat, deswegen wohl sein Alkoholgenuss und die Medikamenteneinnahme. Aber er kann keine Einsicht zeigen, er kann das alles nicht wahrnehmen und nicht einordnen. Er ist dann zur Abklärung in die Memory-Klinik in Sursee mitgekommen, hat aber noch am Tag vorher gemurrt: »Ich komme nicht mit, ich komme nicht mit.« Dabei ist er laut geworden und aggressiv.

Und dann bekamen Sie die Diagnose?

Nur: Verdacht auf FTD. Ich wusste damals noch nicht, was das war und was es bedeutet. Man hat ein MRI und ein PET-CT gemacht, und mein Mann musste viele Tests über sich ergehen lassen; es war kaum nachvollziehbar, was man alles testen muss. Aber eben: es hieß und blieb nur Verdacht auf FTD, denn der Radiologe hatte nichts gesehen. Doch die Ärztin hat auf einer weiteren Beurteilung der Bilder bestanden und dann lautete das Ergebnis: »Ja, man könnte etwas sehen.«

Für mich war folgender Punkt sehr wichtig: Kann man allein mit der Diagnose Verdacht auf FTD eine Zahnarztpraxis schließen? Daraus ergaben sich auch verschiedene versicherungsrelevante Fragen. Für eine medizinisch indizierte Arbeitsunfähigkeit waren wir versichert. Wir steckten im Übrigen seit Jahren in den roten Zahlen, was ebenfalls ein Indiz dafür gewesen ist, dass etwas nicht mehr in Ordnung war. Darum war eine klare Diagnose, die mit dem Bericht der Ärzte bestätigt wurde, sehr wichtig.

Wie alt war Ihr Mann zum Zeitpunkt der Diagnose?

Die kam 2016, da war er 58 Jahre alt. Vor den Sommerferien in diesem Jahr haben wir die Praxis geschlossen und wir mussten den Angestellten kündigen.

Wie hat er die Diagnose zur Kenntnis genommen?

Das sei alles Quatsch, lautete sein Urteil, doch er hat erstaunlicherweise allem zugestimmt, auch wenn er keine Einsicht zeigte, dass er wirklich eine Erkrankung hat.

Wie hat Ihr Umfeld reagiert, die Nachbarn, die Freunde?

Nachdem wir den Entschluss gefasst hatten, wir schließen die Praxis, mussten wir alle Patientinnen und Patienten informieren. Wir haben ihnen in einem Brief mitgeteilt, dass die Praxis aufgrund einer Erkrankung aufgelöst wird.

Dann kam der Moment, in dem wir hinter der Rezeption in der Praxis standen, den Brief formuliert hatten, Zweifel aufkamen und wir uns fragten: »Müssen wir das wirklich tun?« Das war so eine einschneidende Entscheidung. Gut, wir haben den Brief verschickt und anschließend erfolgte die Orientierung der Nachbarn und der Freunde.

Haben Sie die Diagnose offen kommuniziert?

Im Brief an die Patientinnen und Patienten haben wir es mit »aufgrund einer Erkrankung« umschrieben. Die Anteilnahme war wirklich schön; wir haben viele positive Briefe bekommen. Sie haben alles Gute gewünscht, obwohl sie nicht genau gewusst haben, was los ist.

Die Freunde und Nachbarn haben wir über die Diagnose informiert; so konnten Mutmaßungen und Gerüchte verhindert werden.

Wie haben Ihre Kinder die Diagnose aufgenommen?

Sie haben mir sehr geholfen, ein Sohn kam mit in die Memory-Klinik. Es war, glaube ich, eine Erlösung für alle, dass wir anschließend wussten, was los ist. Die Krankheit bekam einen Namen und das Verhalten meines Mannes war erklärbar. Man weiß zwar nicht genau, was das heißt und zweifelt, ist es das wirklich, aber es war auch erleichternd.

Haben Sie und Ihre Söhne auch darüber gesprochen, was diese Diagnose für Ihre Kinder selbst bedeuten könnte? Ob sie allenfalls die Krankheit vom Vater geerbt haben könnten?

Das war sehr rasch ein Thema und die Buben haben sich darüber erkundigt. Eine genaue Antwort konnte jedoch niemand geben. Zwei der Söhne sind mit in die Angehörigen-Gruppe gekommen, als dort speziell über die Vererbung diskutiert wurde.

Ihr Mann ist inzwischen 65 geworden, wie geht es ihm jetzt?

Nachdem er in der Praxis aufgehört hat, ist er an die Universität Zürich gegangen und hat dort Theologie und Philosophie studiert. Er kannte Zürich, dort hatte er bereits Zahnmedizin studiert und konnte gut mit dem Zug in die Stadt fahren. Für ihn war es sehr wichtig zu sagen: »Ich studiere Theologie und Philosophie.« An den Prüfungen konnte er jedoch nicht mehr teilnehmen. Dann kam Corona und die Vorlesungen wären alle online gewesen, das hat bei ihm nicht mehr funktioniert. Seither nimmt er noch alle zwei Wochen an der Philosophiegruppe der Alzheimervereinigung teil; er fährt dort allein hin.

Doch es geht leider abwärts. Es gab Schwierigkeiten mit einer Institution, in der er drei Tage pro Woche war. Es kam zur Vertragsauflösung, weil er ab und zu recht aggressiv wurde. Nun ist er wieder daheim; er liest noch ein wenig oder schaut Filme auf dem iPad. Zwei Frauen wechseln sich vereinzelt ab und betreuen ihn zeitweise, weil ich noch berufstätig bin.

Sind Gespräche mit ihm noch möglich?

Nicht groß. Er sagt immer die gleichen Sätze; Sachen aus der Jugend vor allem. Ihm ist es sehr wichtig, mir immer wieder die Modelle zu zeigen, die er gemacht hat und er redet von den Professoren an der Uni. Es sind meistens sehr ähnliche Sätze. Häufig sagt er ja, wenn ich ihn auf etwas hinweise, aber ich weiß nicht, ob es bei ihm angekommen ist oder nicht.

Interessiert ihn das Tagesgeschehen noch?

Mehr als man denkt. »Hat die Ukraine den Krieg gewonnen?«, das ist eine seiner Standardfragen. Er nimmt doch noch etwas wahr, aber er kann nicht mehr darüber diskutieren. Die »NZZ« war eine ganz wichtige Zeitung für ihn, die wir seit Jahren abonniert haben. Ich hole sie und lege sie ihm hin, doch er schlägt sie oft gar nicht auf. Manchmal kann er noch querlesen oder die Übersichten und die Schlagzeilen, aber wirklich detailliert lesen kann er wohl nicht mehr.

Und wie ist der Umgang zwischen Ihnen beiden?

Er ist trotz allem mein Partner, und ich bin seine Partnerin, die sich zugleich um ihn kümmert. Er macht vieles, was ich sage; sofern ich die Geduld aufbringe, zieht er den Pyjama aus und anständige Kleider an. Von ihm aus könnte er den ganzen Tag im Pyjama bleiben. Die Mitarbeiter von der Spitex schaffen es hingegen manchmal nicht, ihn zu duschen; die haben auch nicht so viel Zeit. Er selbst bringt die Motivation dafür nicht auf, obwohl er es noch könnte. Bei der ganzen Körperpflege wie duschen muss ich ihm helfen, und das ist für mich in Ordnung. Die Haare wäscht er noch selbst.

Was ist für Sie das Schwierigste im Umgang mit ihm?

Man muss verkraften können, dass sich alle Pläne in Luft auflösen. Und das Schlimmste ist, dass ich niemanden habe, mit dem ich etwas teilen oder besprechen kann – man ist allein zu zweit. Kinder können die Zweisamkeit nicht ersetzen und Freunde eigentlich auch nicht.

Sie erwähnten, dass Sie noch berufstätig sind. Ist das eine Insel für Sie, auf der Sie aus dieser permanenten Betreuungsrolle herauskommen?

Ja, auf jeden Fall, und das ist mir extrem wichtig.

Können Sie Ihren Mann noch alleine zuhause lassen?

Er schläft jetzt viel, auch wenn ich da bin, und er ist zufrieden. Ich glaube, er ist wirklich sehr gern daheim. Ich probiere jetzt einfach weiter, ihn zu Hause zu betreuen; auch wenn mir wahrscheinlich wieder eine Frau abspringt, weil die Betreuungsaufgabe zu schwierig ist.

Daheim ist er nicht so aggressiv wie manchmal in der Institution?

Weniger, aber es kommt vor, wenn man ihn zu etwas drängt. Dann duscht man ihn eben nicht. Noch zum Thema Angst, ihn allein zu lassen. Ich habe gelernt, mit allem umzugehen. Eine Zeit lang hat er im Internet viel bestellt, Uhren oder Wein zum Beispiel; inzwischen hat er keine Kreditkarte mehr. Eine Weile hat er noch telefonisch Dinge bestellt und die Firmen haben etwas geschickt; daraufhin haben wir vereinbart, dass sie nur etwas schicken, wenn zuvor bezahlt wurde, und seither macht er das nicht mehr.

Was fehlt Ihnen an Unterstützung?

Es bräuchte mehr Institutionen, in denen Menschen wie mein Mann zwei, drei Tage pro Woche betreut werden könnten. Das war das Ideal für mich: ich konnte machen, was ich wollte und vor allem auftanken, um ihn wieder zu übernehmen.

Von solchen Einrichtungen gibt es viel zu wenig; gerade FTD-Patienten benötigen fast eine Eins-zu-Eins-Betreuung und diese Betreuungspersonen müssen speziell geschult werden, wie man zum Beispiel mit herausforderndem Verhalten umgeht.

Sie haben gesagt, Sie möchten ihn nicht mehr in eine Einrichtung geben. Wer hilft Ihnen denn, wenn es schwieriger wird? Machen Sie sich darüber schon Gedanken?

Es bleibt mir nichts anderes übrig. Ich kann ihn schon bei uns im Dorf im Alterspflegeheim unterbringen, wenn es ganz schlimm wird, er nicht mehr so viel wahrnimmt und es für ihn dann nicht mehr darauf ankommt, wo er betreut wird.

Medikamentös ist auch noch nicht alles ausgeschöpft. Die Abend-Tabletten gebe ich ihm gar nicht, denn er ist ja eh immer im Bett und es geht eigentlich gut. Demnächst verbringt er drei Wochen in einer Institution in Wetzikon, und ich fahre in dieser Zeit in die Ferien nach Zimbabwe.

Ich habe mir diesen Ort angeschaut, kann ihm aber leider nicht viel davon erzählen, denn er nimmt es kaum auf. Das ist schon ein komisches Gefühl.

Ich nenne Ihnen einige Begriffe und bitte Sie uns zu sagen, was Ihnen dazu in den Sinn kommt. Beginnen wir mit Trauer.

Die ist immer da. Alles ist schwer und trist. Nicht, weil es uns passiert ist, sondern weil es nun so ist. Man ist eigentlich immer in Tauer.

Wut

Die gibt es auch, vor allem wenn ich merke, er versteht mich nicht. Da kann ich manchmal wütend werden und Sachen sagen, die ich gar nicht sagen wollte. In solchen Momenten bin ich wütend, bis ich dann wieder realisiere: Oh, er versteht es ja nicht, er kann nichts dafür.

Hoffnung

Die Hoffnung, die ich auf mich beziehe, bedeutet, dass ich das alles gut überstehe und dennoch irgendwie Freude finde und mein Leben leben kann.

Freude

Ja, die gibt es auch immer wieder. So ein Bespiel ist das Thema SBB-Generalabo; ich wusste genau, dass es sich nicht lohnt, doch er wollte es unbedingt behalten. Deshalb habe ich es nicht gekündigt respektive neu bezahlt, und während ich die Zahlungen durchführe – er hilft mir bei den Rechnungen und liebt es, mir Zahlen zu diktieren – sagt er: »Danke, dass du mir das GA zahlst.« Das hat mich sehr berührt und mir sehr gutgetan.

Liebe

Ja, die ist einfach da, sonst könnte ich das alles nicht machen.

Dankbarkeit

Die ist auch da. Das habe ich ihm gerade heute Morgen beim Duschen wieder gesagt, dass ich dankbar bin, dass wir es so gutgehabt haben und so eine schöne Liebe leben konnten.

Physiotherapie bei FTD-Betroffenen

Durch die FTD ist das Nervensystem betroffen, kognitive Defizite sind vorhanden oder eine sensomotorische Verlangsamung, die sich in verlangsamten Bewegungsabläufen äußert. Zu den für die Physiotherapie relevanten kognitiven Fähigkeiten eines Menschen zählen:

- die Aufmerksamkeit
- die Erinnerung
- das Lernen
- das Planen
- die Orientierung
- der Wille.

Die Ziele der Therapie sind:

- Erhalten der allgemeinen Ausdauer und Kraft
- Erhalten der Mobilität der Gelenke
- Erhalten der Koordination, Propriozeption, Sensomotorik; Sturzprophylaxe
- Aktivierung des Stoffwechsels
- Hilfe zu Tagesstruktur, sozialer Kontakt und Beziehung pflegen, Eigenaktivität beibehalten

Sinnvoll wäre 2 × wöchentlich Physiotherapie; diese Therapie gilt als aufwändig, weshalb ein höherer Tarif zur Anwendung kommt.

Ich hoffe und wünsche mir sehr, dass viele FTD-Betroffene in der ganzen Schweiz das Physiotherapie-Angebot in Anspruch nehmen dürfen.

Ehefrau eines Betroffenen und Physiotherapeutin

»Ich wusste: Diese Frau muss ich kennenlernen«

Fünf Jahre dauerte die Krankheitsphase von Maja Bitter, mit 49 Jahren stirbt sie 2020 an einer Infektion. Ihr Mann Thomas Bitter, die gemeinsame Tochter Lea Bitter und seine Mutter Erika Bitter sind sich einig: Maja Bitter war nicht nur ausgesprochen fröhlich, sondern auch extrem klug. Sie konnte selbst die Ärzte verwirren und sich recht lange im Beruf durchlavieren.

Woran ist Ihnen aufgefallen, dass mit Ihrer Frau etwas nicht mehr stimmt?

TB: Meine Frau war 46, als 2017 die Diagnose gestellt wurde. Die ersten Anzeichen gab es bereits zwei Jahre vorher. Sie gab Aufgabenhilfe in der Schule, dafür engagierte sie sich mit Leib und Seele, und sie machte immer mehr, als sie musste. Irgendwann drehte sich das; sie sagte: »Diese Kinder gehen mir so auf die Nerven.« Ich fiel aus allen Wolken. Das war nicht sie, so was hätte sie nie gesagt, nie im Leben.

Fiel Ihnen das auch auf oder haben Sie andere Sachen bemerkt?

EB: Sie äußerte plötzlich seltsame Ansichten über Frauen, wie dumm die seien und was sie alles falsch machen würden. Zum Beispiel, wenn man mit ihr zum Einkaufen ging und andere Frauen im Geschäft waren.

LB: Sie hat angefangen, sich anders auszudrücken. Meine Mutter hat nie geflucht oder schlecht gesprochen. Und auf einmal sagte sie Sachen wie: »Das ist Scheiße«; »schau mal, wie der aussieht.« Damals war ich 17 und wohnte während meiner Lehre noch zu Hause. So richtig merkte ich es, als sie zum Beispiel vergaß, dass ich arbeiten gehen muss. Wenn ich über Mittag von der Arbeit kam, hatte sie nichts gekocht, es einfach vergessen.

TB: Oder sie hat nur für sich gekocht.

LB: Mit Käse überbacken, alles war mit Käse überbacken.

TB: In dieser ersten Phase, wenn man nicht wirklich weiß, was los ist – es kann eine Phase sein, es kann eine Midlife-Crisis sein oder man ist einfach nicht mehr zufrieden mit dem Leben – doch als sich das häufte, habe ich irgendwann mal festgestellt: Etwas stimmt mit Maja nicht. Neben allen anderen Problemen gibt es noch irgendetwas anderes, von dem ich keine Ahnung habe.

EB: Für mich war es jener Moment im September 2016 – Thomi, du kannst dich vielleicht noch daran erinnern –, als wir einmal alle zusammensaßen, es war ein Sonntag, und Maja hat etwas behauptet, was absolut nicht stimmte.

LB: Damals im September hatte sie innert drei, vier Wochen extrem abgebaut, es war offensichtlich, dass irgendwas nicht mehr gut ist.

Können Sie dieses »Abbauen« näher beschreiben?

TB: Wir fuhren nach Florida in die Ferien und haben uns davor völlig sinnlos über das Kofferpacken gestritten. Es gab immer wieder solche Missverständnisse, man hat aneinander vorbeigeredet.

Auch in Florida passierten oft Dinge, die nicht gut waren. Über alles gesehen waren es schöne Ferien, aber es gab Situationen, die grenzwertig waren. Einmal ging sie zum Beispiel verloren, als wir zum Einkaufen unterwegs waren; ich musste sie lange suchen, und sie wusste von nichts, für sie war alles gut. Sie konnte die Situation absolut nicht mehr einschätzen.

Wurde es nach der Rückkehr bemerkbar schlimmer oder verlief die Veränderung eher schleichend?

LB: Ich habe die beiden am Flughafen abgeholt und es war wirklich so: Die Mama, die in die Ferien gegangen war, war nicht mehr die, die nach drei Wochen zurückgekommen ist. Schon bald danach konnte sie nicht mehr richtig sprechen, sie hat oft die gleichen Wörter verwendet, zum Beispiel: »Alles ist schwierig und schwierig.«

Mein damaliger Freund, mit dem ich inzwischen verheiratet bin, kam mit an den Flughafen, ich wollte sie einander vorstellen und dabei kannte ich meine Mama selbst nicht mehr ...

Wie geht es ihr eigentlich heute?

LB: Sie lebt nicht mehr, sie ist 2020 gestorben.

Entschuldigung, das wusste ich nicht. Das heißt, sie hatte offensichtlich eine sehr schnelle, aggressive Form.

TB: Ab Ende 2016, Anfang 2017 ging es massiv bergab. Im September nach den Ferien konnte sie noch arbeiten, aber im Januar 2017 ging das nicht mehr. Doch erst im April, Mai 2017 bekamen wir die Diagnose im Spital Basel. Sie hat sehr, sehr schnell sehr, sehr viel aufgegeben, auch die Hygiene. Sie kam mit der Periode nicht mehr zurecht; da habe ich für sie geschaut. Dass sie aufhören musste zu arbeiten, machte sie sehr traurig, und sie redete noch viel weniger. Im Frühling 2018 kam sie für vier Wochen in die Psychiatrie nach Königsfelden, und von dort ging sie direkt ins Pflegeheim, den Reusspark.

Wer von Ihnen kam auf die Idee, ins Spital zur Abklärung zu gehen und kam sie freiwillig mit?

TB: Sie hatte das Gefühl, gezwungen worden zu sein und ist dann halt mehr oder weniger freiwillig mitgekommen, aber sie hat es natürlich gar nicht eingesehen, dass es notwendig war. Die Abklärung verlief sehr schwierig, vor allem, als sie die Lumbalpunktion machen wollten. Das war eine Katastrophe, es hat dreimal nicht geklappt. Es kamen irgendwelche Hilfsärzte, die an ihr ein bisschen probiert haben, es war furchtbar.

Jemand aus unserer Kirche, eine Logopädin, war die erste, die die Vermutung geäußert hat, dass es sich um FTD handeln könnte. Ich hatte keine Ahnung, was das ist, und habe dann auf YouTube Sachen dazu angeschaut. Dort fand ich eins zu eins genau das, was mit meiner Frau passiert.

War es für Sie eher ein Schock oder eine Erleichterung, dass Sie eine Diagnose hatten und wussten, Ihre Frau »spinnt« nicht, sondern sie hat eine Krankheit?

TB: Es wäre ein größerer Schock gewesen, wenn man von Anfang an gewusst hätte, was es für einen Ausgang hat, das Ganze. Man konnte dem einen Namen geben, mehr nicht.

Wie zeigte sich die Zunahme der Erkrankung.

EB: Mir gegenüber ist sie immer mal ausgerastet und hat mir tierische Namen gegeben, ich war ein ganzer zoologischer Garten. Und ab und zu hat sie mich auch geboxt, doch ich konnte von Anfang an damit umgehen.

Was gab Ihnen die Kraft dafür?

EB: Der Glauben, ohne ihn wäre es nicht gegangen. Mein Glaube hat mich durchgetragen.

Wem aus Ihrer Umgebung haben Sie die Diagnose mitgeteilt?

TB: Wir haben es der Verwandtschaft und der Nachbarschaft mitgeteilt, weil es ja offensichtlich war.

EB: Man musste das offen sagen, denn wenn sie ausgerastet ist oder man mit ihr zum Einkaufen ging und sie so schimpfte – das hattest ja du erlebt, wie sie zu der Verkäuferin war oder zu den Leuten im Laden halt ...

TB: Grenzwertig, oder sie hat Sachen geklaut, und ich finde heute noch Dinge zu Hause. Ich weiß nicht, wo das alles herkommt. Es ist unglaublich, das kann man sich nicht vorstellen.

Wie haben die Leute aus der Umgebung reagiert, nachdem Sie es gesagt hatten?

EB: Nicht sehr stark. Sie können ja nicht wirklich darauf reagieren, weil sie nicht wissen, was eine FTD eigentlich ist. Mir kommt es so vor, dass man es ein bisschen wegschiebt.

Aber Sie hätten etwas darüber erzählen können.

EB: Damals wusste ich selbst noch nicht so viel, das ist es ja. Ich habe über die Jahre in der Selbsthilfegruppe viel darüber gehört, was man hätte weitergeben können. Im Moment war man einfach schon ...

TB: ... aufgeschmissen. Wir mussten uns das Wissen von Null an aneignen.

Mit wem konnten Sie darüber sprechen?

LB: Mit der Familie, und mein Freund bekam es natürlich eins zu eins mit. Aber sonst ... Im Freundeskreis habe ich es einfach erzählt, aber wie schon erwähnt: Man sagt »FTD, Demenz ...« – »Ah, sie ist aber noch nicht alt.« – »Nein, ist sie nicht, aber trotzdem.« Ich kann nicht sagen, sie hätten es mir nicht geglaubt, aber die Vorstellung ist schon automatisch, dass man so was ab 80 bekommt. Das ist das Bild, das man hat.

Einige denken, da vergisst man halt ein paar Sachen. Doch es ist weitaus mehr, als nur ein paar Sachen zu vergessen. Wie ich meine Kollegen einschätze, außer eine, die in der Pflege tätig ist und mal auf einer Demenzstation gearbeitet hat und somit Bescheid wusste, wollte einfach niemand etwas Falsches sagen. Darum haben sie lieber gar nichts gesagt.

Hat man Ihnen im Spital Hinweise gegeben, was Sie machen, wie Sie damit umgehen können?

TB: An Tipps vom Spital kann ich mich nicht recht erinnern. Ich konnte mich mehr auf das verlassen, was ich von Margrit Dobler erfahren habe, als wir am Anfang viel telefonierten, und von der Gruppe. In der Gruppe hörte man genau das, was man selbst erlebt, dort fühlte ich mich ernst genommen. Diese Leute wissen, was ist, weil sie es selber erleben. Wer das nicht selbst erlebt hat, kann es nicht wirklich verstehen.

EB: Dazu möchte ich noch etwas anfügen. Mein Sohn hat seine Frau zu den ersten Tests im Spital begleitet. Er kam heim und erzählte, dass die Ärztin behauptet habe, Maja würde sie veralbern. Kannst du dich noch daran erinnern?

TB: Am Anfang damals? Ja; sie sei quasi eine Simulantin. Man muss natürlich sagen, dass meine Frau extrem schlau war. Sie hat alle aufs Äußerste getäuscht. Sie machte das überall, auch in ihrem Job. Sie konnte Ihren Job ja noch bis zum Frühjahr 2017 ausüben, obwohl ihre Veränderung vier, fünf Monate vorher schon extrem war, aber sie hatte sich dort durchgemogelt.

Sie sagten, es wurde schnell schwieriger, Ihre Frau kam bereits ein Jahr nach der Diagnosestellung in ein Pflegeheim, den Reusspark im Kanton Aargau. Wie hat sie das aufgenommen?

TB: Sie reklamierte nie. Sie reklamierte auch nie gegenüber diesen vier Wochen in der Psychiatrie in Königsfelden. Das war recht schlimm, aber sie ertrug es irgendwie. Es war schwierig, die Medikamente einzustellen; das war jedoch die Voraussetzung dafür, dass sie überhaupt in einem Heim aufgenommen wurde. Es ging darum, ihre Ausbrüche mit dämpfenden Neuroleptika ein bisschen unter Kontrolle behalten zu können. Sie wurde nicht körperlich ruhiggestellt, aber geistig schon.

EB: Dieser Tag, als sie dort hingehen musste, ist immer noch in meinem Kopf. Wir haben noch bei uns zusammen Mittag gegessen, danach ging mein Sohn mit ihr nach Hause, das Köfferchen holen ... [Stimme versagt] Das war endgültig, danach kam sie gar nie mehr nach Hause. Zum Glück haben wir den Glauben, sonst hätten wir das als Familie nicht geschafft.

Wo bekamen Sie, außer von Margrit Dobler und der Gruppe Unterstützung?

LB: Ich habe mir professionelle Hilfe geholt, um mich darauf vorzubereiten, was ist, wenn sie nicht mehr da sein wird. Dafür hat es mir wirklich viel gebracht. Und ich würde das sofort wieder tun ...

EB: Der Partner von Lea ist immer zu ihr gestanden. Ich habe es bewundert, dass er das so mitgetragen hat; das ist nicht selbstverständlich.

Gab es einen Hausarzt oder sonst jemanden, der Sie in dem Ganzen begleitet hat? Ich realisiere, ich muss die Frage gar nicht vertiefen, denn ich sehe ein klares Nein in Ihren Gesichtern.

EB: Für den Hausarzt war es nicht einfach, die Situation zu beurteilen, da Maja immer sagte, sie sei nicht krank.

TB: Er meinte wirklich, ich sei derjenige, der das Problem hat, nicht meine Frau. Sie konnte es gut so präsentieren, dass der Stein auf mich geworfen wurde.

Wer hat Sie unterstützt bei der Arbeit?

TB: Von Anfang an wurde ich von allen im Geschäft unterstützt. Auch aus dem Grund, weil ich sofort offen meinem Chef und dem Team gegenüber kommuniziert habe, was los ist bei uns, selbst als ich die Diagnose noch nicht kannte. Wir hatten immer ein sehr gutes Verhältnis im Geschäft, schon vor der Erkrankung meiner Frau.

Ende 2016 hatten wir im Geschäft einen Anlass, bei dem wir die Frauen mitnehmen konnten. Zuerst gab es ein feines Abendessen und danach besuchten wir den Zirkus Conelli. Ich erklärte meinem Chef, dass ich meine Frau gerne mitnehmen würde, aber nicht wisse, wie sie sich verhalten werde. Er sagte, kein Problem, bring sie mit. Es wurde ein sehr schöner Abend.

Hat Ihre Frau je akzeptiert, dass sie diese Erkrankung hat?

TB: Das hat sie gar nicht gewusst.

Haben Sie es ihr nicht gesagt?

TB: Ich habe es ihr schon gesagt und auch versucht, es zu erklären. Aber wenn man realisiert, die Partnerin merkt gar nicht, dass sie etwas hat, dann muss ich sie nicht in etwas reinzwängen, das sie total verängstigt.

Welche Art der Unterstützung finden Sie in der Gruppe, abgesehen davon, dass man sich ernst genommen fühlt?

TB: Gelegentlich haben wir zusammen ein Wochenende verbracht hat, fernab vom Ganzen, auch thematisch; einfach mal zusammen zu sein, gut zu essen, das bleibt. Das sind auch sehr schöne Momente. Man ist in einer total beschissenen Situation, aber kann einfach so mit Leuten zusammen sein, man muss gar nicht darüber sprechen. Man kann ein Wochenende lang zusammen loslassen.

Hatten Sie je das Gefühl oder die Angst, dass Sie die Krankheit von Ihrer Mutter erben?

LB: Ja, ich glaube, ein Stück weit ist es normal, dass man das automatisch denkt. Ihre Mutter und ihre Schwester hatten auch eine FTD. Die Tante ist ebenfalls bereits gestorben. Logisch, dass einem das ein bisschen Angst macht, aber ändern kann man's nicht.

Würden Sie sich testen lassen und das auch anderen jungen Frauen oder jungen Männern empfehlen, bei denen eine FTD in der Familie vorkommt?

LB: Das muss jeder selbst wissen, ob er sich testen lassen will oder nicht. Ich sehe keinen Sinn darin, viel Geld zu zahlen, um nachher sagen zu können: Ja, ich habe das Gen, aber es ist nicht so, dass ich zwangsläufig die Krankheit bekomme. Es kann sein, dass ich es habe, aber ich kann damit sterben, ohne dass es ausbricht. Wenn dir jemand sagt, du hast das, und du vergisst mal was, denkst du, fängt's jetzt an? Und wenn ich es nicht habe, kann ich noch so viele andere Sachen bekommen ...

Wenn ich das bei meiner Mama anschaue: Ihr ging es eigentlich nie sehr schlecht, sondern den Leuten um sie herum. Und ich dachte mir, wenn ich es bekomme, ist es für mich selbst nicht so schlimm.

Ich habe mich lediglich unter anderem aufgrund der Situation meiner Mutter, der Großmutter und der Tante entschieden, keine Kinder zu bekommen.

Wie entwickelte sich die Situation für Ihre Frau, Ihre Mutter im Pflegeheim?

TB: Zu diesem Zeitpunkt war sie sehr schwach, auch körperlich. Alle zwei Monate ging wieder etwas weniger. Sie hatte oft Blasenentzündungen und bekam eine Infektion. Dann stellte sich im Herbst die Frage nach einer

Magensonde und künstlicher Ernährung, denn seit dem Sommer 2018 aß sie nicht mehr; damals hat man festgestellt, es geht in Richtung Palliative Care.

Sie haben sich gegen eine Magensonde entschieden.

TB: Ja. Ich hatte das bei meiner Schwiegermutter erlebt, durch die Magensonde wurde sie noch fünf, sechs Jahre am Leben gehalten, und das wollte ich meiner Frau ersparen.

Es war eine sehr schwere Entscheidung. Ich mache meinem Schwiegervater keinen Vorwurf, er ging in der Aufgabe, seine Frau zu pflegen, auf. Ich habe mit der älteren Schwester meiner Frau darüber gesprochen, dass das für mich nie infrage käme.

Die ältere Schwester ist nicht betroffen?

TB: Sie ist nicht betroffen, sie ließ sich testen; sie hat das bestimmte Gen nicht.

Konnte Ihnen, Lea, die professionelle Unterstützung beim Abschiednehmen helfen?

LB: Es ging mehr darum, dass ich auf mich werde schauen müssen; ich werde noch da sein und sie nicht. Ich weiß nicht, ob das mental so viel gemacht hat bei mir, keine Ahnung, aber als sie starb, hatte ich mich – ich will das nicht sagen, aber … – auf eine Art gefreut, dass sie gehen konnte. [Stimme versagt] Man ist auch erleichtert, man kann sagen, sie hat es geschafft.

EB: Es ist auch ein Trost, dass sie gehen durfte. Es ist ein Trost, dass sie jetzt gut aufgehoben ist, und das alles nicht mehr mitmachen muss.

Die Schwester starb bald darauf?

TB: Sechs Wochen später. Bei ihr ging der ganze Prozess etwas über zwei Jahre, mehr als doppelt so schnell, wie bei meiner Frau.

Haben Sie noch Kontakt mit Mitgliedern der Gruppe?

TB: Es gab noch einige Momente danach, aber jetzt nicht mehr.

EB: Ich gehe ab und zu noch hin, weil es mir guttut.

Ich möchte Ihnen zum Abschluss einzelne Wörter nennen und Sie um Ihre Empfindung dazu bitten. Das erste Wort ist: Liebe

LB: Ich habe in dieser Zeit, als das war, gesehen, wie sehr mein Papa immer zu meiner Mama gehalten hat, und das ist für mich Liebe. Das ist für mich ein ganz großes Vorbild. Das ist das, was man sich wünscht.

EB: Ich kann das nur unterstützen. Ich habe all die Jahre gestaunt, wie er das trägt.

TB: Bis zuletzt, in jeder Phase, war die genau gleiche Liebe da. Man hat einfach das Beste herausgeholt, aus der Situation, die man hatte.

Wut

TB: Habe ich nicht.

EB: Hatte ich eigentlich nie.

LB: Also ich schon. Man fragt sich halt, warum. Warum meine Mama, warum wir? Nicht, dass es andere eher verdient hätten; man fragt sich das einfach, weil wir gerade in jener Zeit viele Beerdigungen hatten. Mein Großvater, meine Mama, ihre Schwester. Irgendwann denkt man: Warum? Und es macht einen hässig, weil man keine Antwort bekommt. Man steht da und muss es hinnehmen, und dann kommen Leute und sagen, es werde alles gut, oder das wird schon. Und du denkst: A...

TB: Das ist reine Unbeholfenheit, aber in solch einem Moment verletzt es einen halt. Das ist nicht das, was man braucht.

Trauer

TB: Dauert bei mir immer noch an, auch wenn Maja uns schon eine Weile verlassen hat.

EB: Ja, die ist immer noch da.

Dankbarkeit

EB: Für die schöne Zeit, die ich mit ihr hatte. Mit euch natürlich auch ... Aber wir hatten ein besonderes Ding, Maja und ich. Wir wohnen nur ein paar Meter auseinander und am Morgen kam sie meistens zum Kaffee rüber. Sie hatte einen guten Draht zu meinem Mann und half ihm immer. Wenn ich ab und zu mit ihm schimpfte, hat sie immer zu ihm gehalten. Ich glaube, er litt am meisten, als sie nicht mehr da war.

Hoffnung

EB: Dass wir sie wiedersehen. Beim Herrn, das ist meine Hoffnung.

Freude

TB: Zu sehen, zu erleben, wie man in all den Situationen immer wieder mit kleinen Sachen glücklich war, auch wenn es ganz schwierig, schier aussichtslos war. Und nachher erlebt man, nach dem Tod des geliebten Menschen, dass es noch viel schwieriger wird, zurückzufinden.

Wie haben Sie Ihre Frau eigentlich kennengelernt?

TB: Sie saß an einem Sonntag in der Kirche eine Reihe vor mir mit ihrer Familie, und da wusste ich, diese Frau ist interessant, die muss ich kennenlernen.

Sogar von hinten?

TB: Von hinten!

»Liebe darf man nicht verleugnen, wenn einen das Schicksal trifft«

Sie sind ein elegantes Paar, der großgewachsene und gutaussehende Albert (59) und seine eher zierliche Frau Andrea (53). Der ehemalige Kaderangestellte eines mittelgroßen Unternehmens weiß sich gut auszudrücken, bis auf eine nervöse Unruhe merkt man ihm die Schwere seiner Erkrankung nicht an. Als das Gespräch von Albert zu Andrea wechselt, verabschiedet sich Albert und verlässt den Raum *[→ Gespräch mit Albert: S. 278ff.].*

Wann ist Ihnen aufgefallen, dass sich bei Ihrem Mann etwas verändert?

Es war im Juni 2020, als ich merkte, dass sich etwas verändert hat. Es kam vor, dass er im Restaurant bereits die Rechnung bestellte, während wir noch beim Hauptgang saßen; und als ich sagte, dass ich das nicht so toll fände, wurde er wütend und meinte, ich könne ja danach trotzdem noch Kaffee und Dessert bestellen. Meine Strategie hieß dann, jedes dritte Mal noch ein Dessert zu wählen, sodass er erst dann die Rechnung verlangen konnte.

Abends ging er immer früher ins Bett. Wenn wir bei Bekannten waren, ist er einfach aufgestanden und gegangen; zuvor war ich diejenige gewesen, die um 23 Uhr müde war und heim wollte, nun stand er um 21 Uhr auf und bestand darauf, zu gehen.

Zuerst dachte ich, er habe vielleicht ein Burnout, weil er relativ viel arbeitete, oder eine Depression, und dass es sicher an seinem Alkoholkonsum liege, denn der ist zu diesem Zeitpunkt stark gestiegen. Er hat immer mal ein Bier getrunken, aber nie daheim, nie alleine. Und auf einmal fing er an, am Abend Bacardi zu trinken.

Haben Sie ihn darauf angesprochen?

Ja, ich habe ihn darauf angesprochen, und ich habe auch mit Freunden darüber diskutiert. Wir versuchten, ihn zu einem Arzt zu bringen, aber das ging überhaupt nicht.

Wie hat er reagiert, wenn Sie etwas gesagt haben?

Er ist wütend geworden, hat mich verbal angegriffen und behauptet, das stimme alles nicht, nur ich würde solchen Blödsinn erzählen; und ich hätte seine Kollegen gegen ihn aufgehetzt.

Von da an war mir klar, dass etwas wirklich nicht mehr stimmt, es wurde extrem mühsam und immer schlimmer. Es gab sicher vorher leichte Veränderungen, doch die konnte er gut kaschieren.

Wie zeigte sich das konkret?

Er war nicht mehr der Mensch, den ich kannte. Sein seltsames Benehmen, Sachen, die er sagte, Wörter haben ihm oft gefehlt, dann sagte er stattdessen »sowieso, sowieso«; und weil ich wusste, um was es ging, weil es Dinge betraf, die wir gemeinsam erlebt hatten, fiel es anfänglich nicht auf.

Die Diagnose bekam er zufällig wegen eines Unfalls?

Das kann man nicht so sagen. Er hatte diesen Unfall, aber angefangen hat es schon vorher; am 17. Juni 2022 wurde mein Göttibub 18 und ich war bei ihm. Da mein Mann nicht gut alleine sein kann, ging er zu einem Kumpel, der mein Problem auch schon gesehen hatte und ihn auch zu einem Arzt bringen wollte. Als dieser gefragt habe, wo ich denn sei, sagte er »Andrea ist da hinten in M, in M« – er konnte es nicht sagen.

Am Abend riefen sie mich an und überredeten mich, auch zu kommen. Kaum war ich dort, fing mein Mann an rumzunörgeln und dann sagte er, er gehe jetzt. Ich gehe davon aus, dass er so müde war, dass er unbedingt nach

Hause wollte, was für Franz, den Freund, in Ordnung war.

Am 28. Juni waren die beiden zusammen bei einem Psychiater, den ich auch kenne. Albert kam heim und sagte zu mir, es sei alles in Ordnung und dass ganz klar wäre, dass ich nicht ganz dicht sei. Eigentlich müsse man mich in die Psychiatrie bringen.

Am Mittwoch, 29. Juni, war er mit meinem Vater zum Mittagessen, wo sie zusammen eine Flasche Weißwein und eine Flasche Rotwein getrunken haben. Beim Mittagessen, etwa um 3 Uhr nachmittags! Wir hatten natürlich ziemlich Zoff deswegen, als ich sagte: »Weißt du was, ich gehe.« Ich habe mein Zeug gepackt und bin mit dem Auto weggefahren. Als ich wieder zurückkam, war mein Mann mit dem Velo unterwegs, und ich ging am Abend ins Turnen.

Als ich dann um 21 Uhr nach Hause kam, war die Kantonspolizei am Telefon: »Wir haben ihren Mann bewusstlos auf der Straße gefunden. Wir sind jetzt im Kantonspital, und wir können ihn nicht beruhigen.« Meine Tochter ist gefahren und ich rief von unterwegs meine Schwägerin an; sie sagte ganz klar: »Jetzt kannst du alle Untersuchungen in die Wege leiten lassen.« Im Kantonsspital bat ich darum, dass alle notwendigen Untersuchungen gemacht werden, denn ich hätte das Gefühl, dass mit meinem Mann etwas nicht stimme.

Um 2 Uhr morgens hieß es, man könne mich beruhigen, er habe keinen Hirntumor. Zwei Tage später sind wir zusammen mit der Tochter für zwei Wochen nach Kroatien in die Ferien geflogen. In beiden Wochen trug er eine Jacke und lange Hose und sah uns beim Baden zu.

Wieder zu Hause bestand ich darauf, dass wir alles aufarbeiten müssten, und wir gingen wieder zu diesem Psychiater nach Lenzburg. Ich durfte dabeibleiben, wir haben geredet, und am Schluss – Albert hatte alle meine Hinweise bezüglich seiner Veränderung, verneint – ging ich zuerst raus und Albert sagte: »Siehst du? Die ist völlig durchgeknallt. Die müssen wir dringend einliefern.« Das war sein Fazit.

Das sagte Ihr Mann zum Psychiater?

Zum Psychiater, ja. Dieser sagte damals schon, er [Albert] müsse unbedingt seinen Kollegen aufsuchen, ebenfalls ein Psychiater, der eine Koryphäe für Demenz/Alzheimer sei. Am Dienstag haben wir noch zusammen geschaut, wo wir hinmüssen, und am Mittwoch, als ich mich bereit machte, sagte mein Mann, er gehe alleine, ich müsse nicht mitkommen.

Als er von dem Termin zurückkam, erzählte er mir, dass auch dieser Arzt gesagt habe, er sei völlig gesund. »Es ist alles in Ordnung, du bist krank.«

Haben Sie ihm das abgekauft?

Nein. Ich schrieb dann diesem Psychiater, was mir mein Mann gesagt habe und fragte, ob das wahr sei. Er schrieb mir zurück – am 18. August, das ist unser Hochzeitstag –, ich dürfe um halb drei anrufen, dann könnten wir miteinander sprechen, Albert habe sein Einverständnis dazu gegeben. So habe ich dort angerufen und er sagte zu mir er habe noch nie einen solch intelligenten Mensch gesehen, der nicht hört, was man ihm sage – er hatte die Unterlagen von dem CT nach dem Unfall aus dem Spital, dort sehe man, dass er irreparable Schäden am Hirn habe. Uns hatten sie im Kantonsspital nichts davon gesagt.

Daraufhin habe ich meinen Mann bekniet, zur detaillierteren Untersuchung nach Zürich zu gehen, um herauszufinden, was die Ursachen sein können. Der Spezialist meinte, es könne verschiedene Ursachen haben, von denen gewisse eventuell wieder rückgängig gemacht werden könnten.

Also behandelbare Ursachen?

Genau. Wir sind also ins Unispital Zürich; als er rauskam, hat er getobt, was denn das für Idioten seien, nun habe er also einen Hirnschaden und dieses Pfeifen im Ohr und weiß nicht was … Wir sind dann heimgefahren; an einer Raststätte haben wir einen Kaffee getrunken, und ich sagte zu ihm, irgendetwas stimme nicht. Ich glaube, da hörte er das erste Mal richtig zu. Kurz darauf kam eine Nachricht des Psychiaters wegen eines Termins, zu dem wir beide erscheinen sollten, es betreffe uns beide … Am Dienstag, 22. September 2022, um 14 Uhr. Es gab da zwei Stühle, auf denen Albert und ich Platz nahmen, und etwa vier Meter Perserteppich, auf dessen anderer Seite saß der Psychiater, der uns in zehn Minuten die Diagnose um die Ohren gehauen hat.

Erklärte er Ihnen auch, was nun auf Sie zukommt?

Er sagte, hier ist eine Broschüre. Und ja – that's it.

Er hat Ihnen nicht erklärt, was die Diagnose für Sie beide bedeutet?

Er sagte lediglich, ihr Mann hat eine Frontotemporale Demenz und gab uns diese Broschüre, also »help yourself«. Nach zehn Minuten sind wir aufgestanden und gegangen. Wir waren völlig erschlagen; am Abend gingen wir mit unserem Freund Franz, der mich im Ganzen unterstützt hatte, noch etwas trinken und essen. Dieser Freund hat eine eigene Firma, er kennt sich besser in diesen Dingen aus und betonte, dass man es dem Arbeitgeber melden muss.

Albert ist ein sehr offener Mensch, er findet nichts Schlimmes an seiner Erkrankung; er ging am nächsten Tag zum CEO und erzählte ihm von der Diagnose. Dieser fragte, ob man den Psychiater kontaktieren dürfe. Das war am Donnerstag, ein wunderbarer Herbstabend, auf der Lenzburg gab es ein Konzert, ein Kundenanlass ... An diesem Abend rief gegen 18 Uhr der Psychiater bei uns an und sagte, er habe Albert ab der kommenden Woche auf Wunsch seines Arbeitgebers 100 % krankgeschrieben. Vor all diesen Leuten habe ich geheult, ich habe den CEO gepackt und gesagt: »Das machst du nicht.« So was macht man nicht, wenn ein Mitarbeiter so lange und so viel für das Unternehmen getan hat.

Der Personalchef hatte den Psychiater angerufen und von ihm eine 100%ige Krankschreibung verlangt. Sie behaupteten später, das stimme nicht, das habe der Arzt gemacht. Aber ein Arzt schreibt keinen Mitarbeiter oder Menschen von sich aus krank, wenn nicht dieser sagt, er wolle ein Zeugnis, oder der Arbeitgeber.

Führte das dazu, dass Ihr Mann nicht mehr gearbeitet hat?

Er musste dann drei Wochen lang, jeden Tag von morgens um 8 bis abends um 17 Uhr jeden seiner 300 Kunden anrufen und ihnen am Telefon sagen, dass er nicht mehr arbeiten dürfe und dass sie jetzt einen neuen Kundenberater bekämen.

Sein Arbeitgeber sagte, er dürfe mit zehn Kunden »noch ein bisschen« kommunizieren. Und dann hat er mich aufgeboten und mir gesagt, ich müsse alle drei Monate herkommen und mit ihnen darüber diskutieren.

Das heißt, Sie hatten eine ziemliche Wut auf den Arbeitgeber.

So geht man nicht mit den Leuten um. Wenn Mitarbeiter am Boden liegen, setzt man sich zuerst mit ihnen zusammen und findet eine Lösung. Man hätte meinen Mann auch noch zwei Wochen später krankschreiben können.

Was hätten Sie sich gewünscht?

Einen Monat mehr Zeit. Da hätte ich unsere Angelegenheiten nach unseren Vorstellungen regeln können, aber dadurch, dass der Arbeitgeber es so gemacht hat, regelte er unser ganzes Leben.

Was hätten Sie in der Zwischenzeit regeln wollen?

Wir haben unser Leben lang unser Geld in die Pensionskasse eingezahlt, das hätte ich korrekt rausnehmen wollen; eine Lösung finden, so dass es für uns nachher gestimmt hätte. Wenn man bei der Invalidenversicherung angemeldet ist, kann man nicht mehr darüber entscheiden, dann wird alles für einen bestimmt. Man bekommt bereits nach zwei Monaten die Aufforderung, dass man das angesparte Kapital weiterleiten muss.

Ihr Mann hat vorher noch die Genetik erwähnt. Ist Demenz in seiner Familie schon mal aufgetreten?

Seine Großmutter hatte Altersdemenz, und er hat das von dort. So, wie er es erzählt, ist es für ihn eine Art Schutz, der Unfall und die Genetik. So kann man das irgendwie anderen und sich selbst begreiflich machen. »Es ist jetzt so, es ist scheiße, ich darf nur noch zwei Stunden arbeiten«, so erzählt er es. Quasi: Ich bin nicht schuld. Und: »Ich kann nichts mehr machen. Ich darf ja nicht, obwohl ich ja will.« Ganz klar, er will noch 100 % arbeiten. Er hat gerne gearbeitet.

Häufig trennen sich Paare, weil sie nicht verstehen, warum sich ihre Partnerin, ihr Partner so massiv verändert.

Das wäre bei uns wahrscheinlich auch so gekommen; ich stand sehr kurz davor und wollte am 1. Oktober ausziehen. Doch im September haben wir die Diagnose bekommen, und dann war für mich klar, ich kann ihn nicht verlassen, das macht man nicht.

Ihr Mann macht einen eleganten Eindruck, er ist ein gutaussehender Mann, der sehr überzeugend wirkt. Wahrscheinlich legen Sie ihm morgens alles zurecht?

Nein, nein; aber er weiß unterdessen, dass er nach einer Woche die Hose wechseln muss, sonst hätte er immer die gleiche an. Heute trägt er immerhin die grüne Hose, sonst immer die braune. Unter der Hose trägt er eine Trainerhose, weil er sonst friert. Und oben zieht er immer diese Skipullis an.

Lange hat er eine Jacke getragen und dann ist der Reißverschluss – den nennt er Seil – kaputtgegangen. Er fand, das spiele keine Rolle, man könne ja die Knöpfe schließen ...

Man spürt seine Wortfindungsstörungen eigentlich nicht, er spricht flüssig.

Das sind seine Geschichten, die er natürlich jetzt so erzählt. Die sind verinnerlicht, die sind da, aber wenn es um irgendwas sonst geht, dann weiß er es nicht mehr ... Er war im September zehn Tage mit einem Kollegen – ein Verkehrspolizist, mit dem er auch oft auf ein Bier geht – auf einer Schiffsreise. Er kam heim und sagte: »Weißt du, dort waren wir in Athen und da sahen wir uns diese Hallen an.«

Die Akropolis.

Für ihn sind alles Hallen, es sind Kistchen, es sind ... Und er sagt ganz oft: Sowieso sowieso. Wenn wir miteinander reden, weiß ich meist, wovon er spricht, oder ich gebe ihm Wörter, und er spricht dann weiter.

Haben Sie das Gefühl, das Tempo der Veränderung nimmt zu?

Am Anfang, als er keinen Alkohol mehr trank, da hatte ich das Gefühl, die sekundäre Demenz ging dadurch weg – darunter versteht man auch reversible Demenzen, die Folge einer anderen Grunderkrankung wie Stoffwechselerkrankung, Vergiftung durch Medikamente oder Alkoholmissbrauch, Hirntumore etc. sind. Das hatte sich erholt. Das war sicher einen Monat lang so, wir hatten wirklich das Gefühl: Wow, da kommt etwas vom alten Albert hervor. Ja, da war ich wirklich erstaunt. Doch inzwischen verschlechtert sich sein Zustand rapide.

Mein Mann isst jeden Tag Toast Hawaii, in einem Restaurant vielleicht noch eine Pizza, im Schützen vielleicht noch Fischknusperli, aber das ist schon alles. Er trinkt viel Milch und isst diese Kinder Buenos, und zwar kiloweise. Ich denke manchmal, dass ich gar nicht so viel anschleppen kann.

Wenn man ihm so auf der Straße begegnet …

Sieht man es nicht. Nein, man merkt nichts. Auch wenn das, was er erzählt, sehr repetitiv ist, bekommt er doch noch einen Erzählstrang hin. Das erzählt er überall, er weiß, dass er eine FTD hat, er liest es immer nach, aber die Einsicht, dass sich bei ihm etwas verändert hat, ist gleich null. Er hat das Gefühl, er funktioniert noch gleich wie zuvor, er merkt nichts von dieser Erkrankung, nur diese extreme Unruhe. Er war schon früher auf Zack und unruhig, aber jetzt ist es noch viel schlimmer. Er steht um vier Uhr morgens auf und geht duschen, dann löst er geräuschvoll den Schleim im Hals, bis ich wach bin.

Als wir die Diagnose bekamen, startete ich völlig blauäugig in das ganze Abenteuer. Ich meldete mich zu einem Informationsseminar an, wo ich dann ziemlich erschrocken bin. Eine Frau erzählte, ihr Mann ginge mit dem Gehstock auf sie los, eine zweite, dass ihrer stehle, eine dritte, dass ihr Mann ein Verhältnis mit der Freundin habe und splitternackt ums Haus herumrenne. Da dachte ich, da bin ich ja noch gesegnet, am Anfang. Wenn das alles auf uns zukommt ... Deshalb beschloss ich, noch eine Reise mit ihm zu unternehmen, solange es noch ging. Im Dezember fuhren wir nach Cortina d'Ampezzo zum Skifahren, und als es anfing zu schneien, wollte er wieder nach Hause; da fuhren wir halt wieder heim.

Im Dezember 2022?

Ja. Wir waren dann noch im Engadin zum Skifahren, haben das eine oder andere gemacht. Im Sommer 2023 waren wir drei Wochen in Japan, eine Woche auf Hawaii und sind über New York zurückgeflogen, fünf Wochen unterwegs. Beide Kids waren dabei. Das war noch witzig. Für mich war diese Reise eine Entspannung, weil die Kinder dabei waren, und die auch mal sahen, wie das Leben mit Albert überhaupt ist.

Wie alt sind die Kinder jetzt?

21 und 23.

Wer hilft Ihnen, wer unterstützt Sie?

Zwei, drei Freunde und meine Familie. Vor allem mein Vater, meine Mutter ist im letzten November gestorben. Die meisten Freunde und Bekannten haben sich von ihm abgewendet, weil es sie nervt, immer das Gleiche erzählt zu bekommen.

Wie nehmen es Ihre Kinder? Akzeptieren sie die Diagnose?

Der Sohn schon. Er sagt, er verstehe es, wenn ich nicht mehr mag. Für ihn ist klar, solange der Vater ihn erkennt, ist es für ihn in Ordnung. Die Tochter ist ziemlich auf Konfrontation aus. Früher wollte sie Wirtschaft studieren und hat inzwischen zu Psychologie und Pädagogik gewechselt. Sie findet, wir müssen ihn aktivieren. Er soll zum Beispiel seinen Toast Hawaii selber machen und solche Sachen, wo ich manchmal denke: uff ...

Haben Sie fachliche Hilfe?

Ich gehe alle zehn Tage zur Kinesiologie und seitdem geht es mir besser. Am Anfang dachte ich, probiere ich das halt mal. Ich kam dort rein und die Chemie stimmte. Die Therapeutin hielt mich an den Füßen und sagte, ich solle sie auf die Reise mitnehmen, und ich merkte, wie mir heiß wurde, und dann kam alles raus. Ich mache das seither im Anderthalb-Wochen-Rhythmus.

Was ist für Sie das Schwierigste am Ganzen?

Das Alleinsein. Ich habe keinen Mann mehr. Wenn wir rausgehen, läuft er voraus oder hinterher und spuckt alle paar Meter auf den Boden, geht zu fremden Leuten, erzählt irgendwelche Geschichtchen, warum man noch raucht oder so. Mir ist das oft peinlich. Und eben: Ich habe niemanden mehr, mit dem ich über das Ganze sprechen könnte. Und wenn etwas ist, hängt alles an mir. Auch die Kinder, der Haushalt, tutti quanti.

Machen Sie noch Pläne für die Zukunft?

Jein. Derzeit mache ich Pläne, im Sommer, Herbst 2024 vielleicht nach Südafrika zu reisen, Tiere schauen, das gefällt meinem Mann. Mein Vater und die Kinder kommen mit. Aber nichts darüber hinaus.

Wenn Sie einen Appell an die Gesellschaft richten könnten: Was würden Sie uns mit auf den Weg geben?

Dass alles, so wie man ist, irgendwann auf einen zurückkommt; und man soll doch schauen, dass man einem Menschen, von dem man ein Leben lang profitiert hat, irgendwann auch etwas zurückgibt. Und dass man nicht immer nur für sich selbst schaut.

Ich habe noch drei Wörter für Sie, das erste wäre Schicksal.

Sch…! [lacht bitter] Ich dachte immer, ich hätte schon genug Schicksalsschläge erlebt. Unser Sohn hatte ein Schädel-Hirn-Trauma mit Schädelbruch; meine Mutter bekam 2018 Krebs, ich habe zwischen meinen beiden Kindern eins verloren, und jetzt das. Manchmal frage ich mich, ob man darauf vorbereitet wird, dass man das Ganze tragen kann. Und: Ist es irgendwann nicht genug?

Trauer.

Ich bin im Moment gerade in dieser Phase und kann nicht trauern. Es geht nicht. Es ist vielleicht einfach noch nicht die Zeit dafür.

Liebe.

Ist sehr schön, wenn man sie genießen kann, wenn alles da ist. Ich denke, Liebe darf man nicht verleugnen, wenn einen das Schicksal so trifft. Da muss man vielleicht auch zurückdenken an die schönen Momente zuvor. Und dafür auch etwas zurückgeben.

»Insgesamt habe ich sicher gegen 300 Kunden betreut«

Albert (59), ein ehemaliger oberster Kadermitarbeiter eines Unternehmens, erzählt, wie er seine Situation mit der Frontotemporalen Demenz erlebt. Er ist zwar unruhig, doch seine Sprache ist flüssig und er erzählt in schnellem Tempo. Seine Frau Andrea (53) ist bei diesem Gespräch dabei und muss lediglich zwei Jahreszahlen präzisieren. *[→ Gespräch mit Andrea: S. 264ff.]*

Sie hatten einen Velounfall. Was ist damals passiert?

Das war am 29. Mai 2022. Der Sturz passierte wegen eines Kätzchens, das vor mir vorbeilief; ich bin ausgewichen und habe gebremst. Auf den Fußgängerstreifen gibt es diese Metallabschrankungen, deswegen hat es mich dort überschlagen, dann lag ich ein wenig bewusstlos auf der Straße. Das hat natürlich jemand gemeldet. Als erstes war die Polizei da, die hat mich ins Spital gebracht, und sie wollten auch eine Blutprobe haben, und weil der Alkoholpegel deutlich zu hoch war, gab es ziemlichen Ärger. Da muss man aber nicht verrückt sein, um Blödsinn zu machen. Der einzige Vorteil ist, dass ich nun seit dem 29. Mai 2022 keinen Tropfen Alkohol mehr trinke; denn der Alkohol hat mich so verrückt gemacht.

Sie haben sofort aufgehört, Alkohol zu trinken?

Ja. Im Spital hat sich herausgestellt, dass mir nichts passiert ist. Sie haben eine Schädel-Hirn-Kontrolle gemacht und empfohlen, einen Monat später zu einer Nachkontrolle zu kommen – in dieser Röntgen-Maschine, die so einen Lärm macht. Waren Sie schon in einer solchen? Ja, genau, ein MRI. Dabei ist herausgekommen, dass es auf der rechten Seite eine leichte Hirnschmelzung gibt, die nichts mit dem Velosturz zu tun hatte, sondern eine genetische Übertragung ist. Meine Großmutter hatte das, als sie etwa 70 war, eben diese Frontotemporale Demenz.

Haben Sie bei dem Sturz einen Helm getragen?

Nein, weil es warm war, nicht. Es wäre zwar Helmpflicht gewesen, aber ich habe keinen getragen. Ich hatte eigentlich Glück, dass nichts passiert ist. Wenn ich jetzt Velo fahre, trage ich immer einen Helm. Es war einfach ein bisschen Pech, aber man darf sich nicht ärgern, wenn man einen Blödsinn macht; der Alkoholpegel war 1,61 Promille, aber ich hatte nicht das Gefühl, besoffen zu sein, sonst wäre ich sicher nicht mit dem Velo gefahren, das ist klar. Darum habe ich alle informiert darüber, passt auf, wenn ihr mit einem Velo oder mit einem Auto fahrt. Mit einem Auto wäre ich natürlich nicht gefahren, das kann heftigen Ärger geben. Ich musste zur Protokollierung bei der Kantonspolizei erscheinen, dort musste ich über Lohn und Vermögen und so weiter Auskunft geben. Das gab dann eine riesige Buße, ohne dass etwas beschädigt worden war oder ich jemanden verletzt hätte.

Was mussten Sie bezahlen?

Ein Drittel musste ich bezahlen und zwei Drittel bleiben zwei Jahre lang auf Bewährung. Wenn ich in den nächsten zwei Jahren noch einen Blödsinn mache, muss ich diese zwei Drittel zusätzlich zu dem normalen Bußgeld bezahlen. Allein ein Drittel war 5210 Franken; zweimal 5210 Franken sind eben offen, die muss ich erst bezahlen, wenn ich noch einen Blödsinn mache. Das Problem war nun, dass ich so Dings machen musste, und ich dachte, das muss so kompliziert sein, dass man keine Chance hat, das zu bestehen, so ein neuropsychologischer Test im Kantonspital. Wenn ich jetzt zu arbeiten aufhören würde oder müsste, dann bekäme ich eine IV-

Rente bis 65, und dann hätte die IV das dem Straßenverkehrsamt melden müssen. Da gab es eben diesen neuropsychologischen Test im Kantonspital, völlig verrückt, zweieinhalb Stunden lang und so kompliziert gemacht. Da hast du keine Chance, den zu bestehen.

Und ein paar Wochen später ist vom Straßenverkehrsamt ein Schreiben gekommen, dass du den Fahrausweis abgeben musst. Als ich den abgegeben habe – ich habe ihn nicht nur geschickt, ich bin hingegangen –, da haben sie gesagt, wenn ich den Ausweis noch einmal wolle, dann müsse ich nochmals den Frontotemporalen-Test machen; da sagte ich, diese Scheiße mache ich sicher nicht noch einmal, das ist so kompliziert. Und dann haben sie sogar gewusst, dass ich noch einen Bootsausweis habe, dann musste ich den Bootsausweis auch noch abgeben.

Das ist alles beim Straßenverkehrsamt hinterlegt, nicht wahr?

Ja, denn die Meldung kam von der IV und für das Straßenverkehrsamt musst du diesen neuropsychologischen Test machen. Das ist völlig verrückt, es wäre gescheiter, wenn sie das Gefühl haben, dass du nicht mehr gut Auto fährst, dass sie einen Fahrtest machen.

Einen praktischen Test mussten Sie nicht machen, oder mit einem Fahrlehrer fahren?

Nein, nur diesen neuropsychologischen Test.

Wollten Sie nach dem Unfall nicht mehr weiterarbeiten?

Ja, doch, es ist einfach, weil wegen dieser Meldung die Lohnzahlung jetzt über die Versicherung läuft, da müsstest du gar nicht mehr arbeiten. Ich arbeite aber gerne. Und wenn ich jetzt noch arbeiten will, dann darf ich das maximal zwei Stunden am Tag.

Wieso nur zwei Stunden? Weil Sie sonst zu müde sind, oder zu erschöpft vom Ganzen?

Eben weil die Lohnzahlung über die Versicherung läuft. Und Dings ... Eben diese zwei Stunden. Ich bin meistens so früh da, wie man überhaupt in die Bank reinkommt. Ich bin meistens schon vor Viertel vor sechs da.

Und dann bleiben Sie bis etwa neun?

Nein, Viertel vor sechs geht bis Viertel vor acht. Rechnen kann ich immer noch.

Sind denn auch schon andere vom Team da zu dieser Zeit?

Nein, die, die früh kommen, die kommen normalerweise etwa um Viertel vor sieben oder erst um acht. Das hat natürlich auch viele Kunden frustriert, ich habe das ja aus Sicherheitsgründen gemeldet, wenn du da jetzt plötzlich Gaga wärst, dass du nicht einen Blödsinn für den Kunden machst. Ich war Kundenbetreuer und der Chef vom Team. Jetzt kann ich nur Dings eingeben, zum Beispiel. Ich schaue meine Mails an, die reinkommen und neue Produkte.

Sie sagten, Sie haben Kunden und Mitarbeiter selbst über das Ergebnis des MRI informiert. Wie spüren Sie diesen Zustand? Hat die Frontotemporale Demenz irgendeine Konsequenz für Ihr Leben?

Ich habe alles nachgelesen. Darum ist es auch gut, dass du idealerweise keinen Alkohol trinkst. Da steht auch, wie lange es geht; das ist unterschiedlich, zwischen 2, 8 und 16 Jahren, bis du gaga bist und weg.

Wie lange haben Sie es?

Am 22. September 2022 ist das rausgekommen.

Das ist jetzt etwas mehr als ein Jahr.

Ja, aber du kannst es auch schon zwei Jahre vorher gehabt haben. Ich habe alles nachgelesen; wenn du so etwas bekommst – es ist grundsätzlich ja eine genetische Übertragung –, dann ist man meistens im Alter zwischen 45 und 60. Ich werde bald 59.

Konnten Sie mit Ihren Kindern darüber sprechen? Wie haben sie darauf reagiert?

Ja, die sind natürlich ein bisschen gefrustet. Ja, und ich habe alle meine Kundenberater informiert. Und auch die Kunden selber. Es gab ein Schreiben, das die Firma allen Kunden geschickt hat, sie haben mich gefragt, ob sie das dürfen. Ich hatte sehr viele Kunden. Viele sind etwas frustriert, weil ich sie nicht mehr beraten darf.

Wie viele Mitarbeiter haben Sie geführt?

Hm, wie viele waren das insgesamt ... Ich glaube, es waren sechs. Insgesamt habe ich sicher gegen 300 Kunden betreut. Das Volumen, das ich hatte, war über eine Milliarde.

Seit wann sind Sie in dem Unternehmen?

Seit dem 2. Juli 96.

Sind Sie gern hier? Ist die Atmosphäre gut für Sie?

Jaja. So ich muss jetzt gehen, ich habe mit meinem ehemaligen Chef abgemacht.

Andrea: Nein, Albert, er ist noch beschäftigt, du kannst noch ein bisschen erzählen.

War das für Sie ein Schock, als man bei diesem Kontroll-MRI sah, dass etwas in Ihrem Kopf nicht mehr in Ordnung war?

Nein, weil ich jetzt noch nichts merke. Das Einzige, was schockierend war, ist all der Ärger, den du deswegen hast. Also wenn ich das gewusst hätte, ich habe es ja aus Sicherheitsgründen gemeldet, wenn du da plötzlich »durch« wärst. Aber wenn ich all den Aufwand vorausgesehen hätte, hätte ich es sicher nicht gemeldet.

Sie merken nicht, dass sich etwas verändert hat?

Nein, noch nicht groß.

Wie geht es Ihnen denn? Wie fühlen Sie sich?

Ich bin früh müde am Abend, aber das hat nichts mit dem Dings zu, das haben ja fast alle, haben Sie das auch? Dieser verdammte Tinnitus-Mist, das Pfeifen im Ohr. Nein. Das haben aber extrem viele. Darum hast du, wenn du schlafen gehst, meistens extrem Mühe gut zu schlafen, obwohl du müde bist, weil du das Pfeifen im Ohr hast. Das hat ja nichts mit der Frontotemporalen Demenz zu tun, aber ich kenne extrem viele, die das haben. Man weiß ja nicht, woher man das Zeug bekommt. Nein, sonst ist nichts. Aber können Sie jetzt die Fragen noch stellen?

Was sind Ihre Pläne für die nächste Zeit? Haben Sie Reisen geplant oder andere spannende Sachen?

So, wie ich es jetzt beim Dings habe, kann ich höchstens bis September arbeiten. Dann werde ich wieder Hobbys anfangen. Das habe ich zwar schon ewig lange nicht mehr gemacht, aber ich werde sicher wieder Tennis spielen, und ich werde sicher auch Dings nehmen. Das gefällt mir eben auch sehr gut, Klavierunterricht.

Haben Sie schon mal Klavier gespielt?

Nein, Klavierdings hatte ich noch nie. Zwei komische Dings kann ich zwar spielen, aber nicht so wie richtig.

Welche Musikrichtung möchten Sie spielen, klassisch oder eher Pop, oder Rock?

Eher Klavier, eher klassisch. Aber eben beim Dings zum Beispiel, lustige Soundtexte, wenn ich die höre, dann weiß ich es auch immer gerade sofort auswendig.

Und Tennis haben Sie früher gespielt?

Ja, aber ich habe mit 14 aufgehört. Meine Mutter spielte noch mit über 80 Tennis, und sie geht auch heute noch, wenn sie einkaufen geht, nimmt sie immer noch das Velo; und sie ist ja schon 87.

Vielen Dank. Alles Gute Ihnen.

Merci.

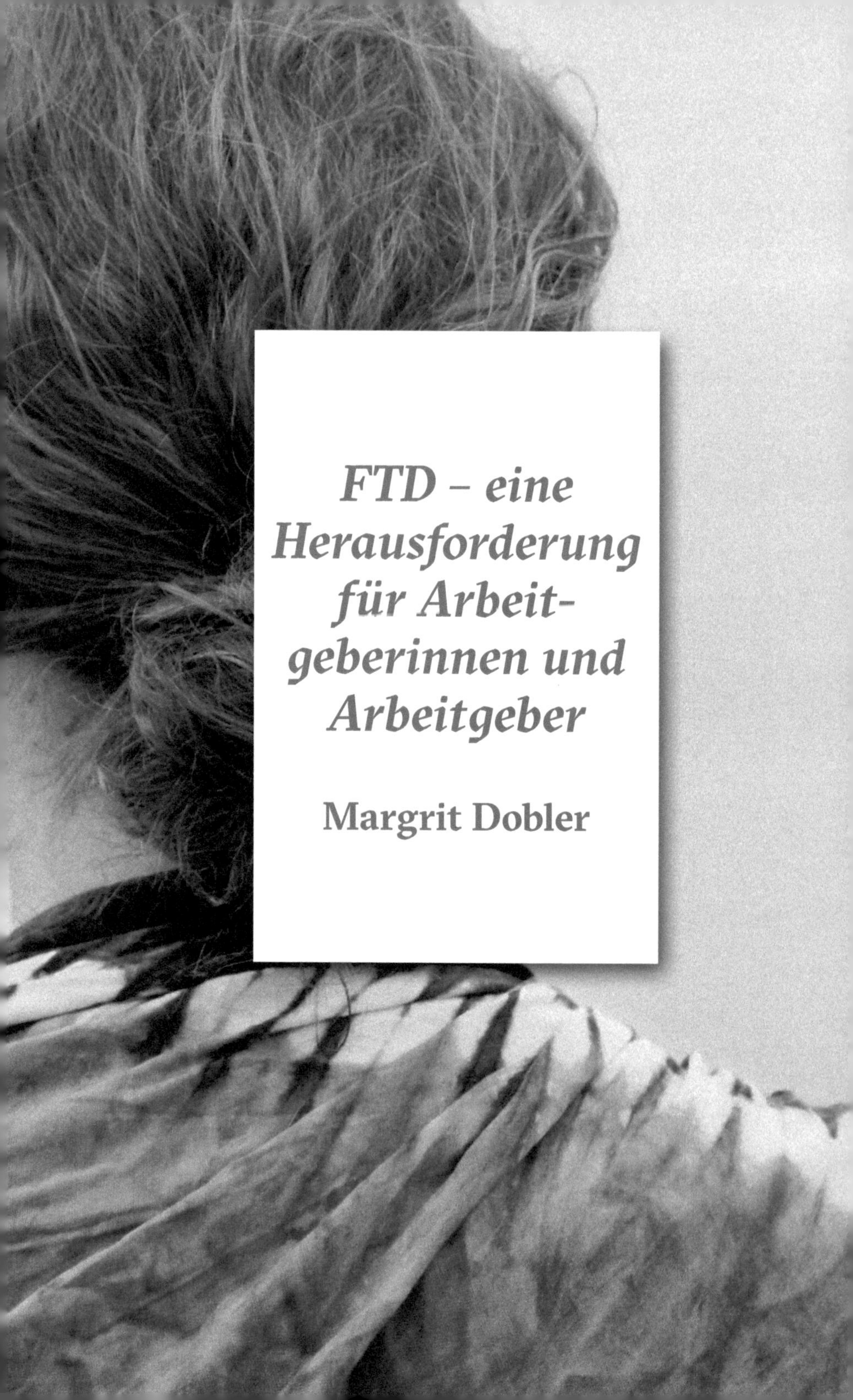
FTD – eine Herausforderung für Arbeitgeberinnen und Arbeitgeber
Margrit Dobler

Ist ein Mitarbeiter oder eine Mitarbeiterin von einer FTD betroffen, stellt dies auch den Arbeitgeber vor einige Herausforderungen. So lange noch keine Diagnose vorliegt, man jedoch zum Teil starke Veränderungen beim Mitarbeiter feststellt, ist es besonders schwierig. Abmahnungen werden zu Hause meistens nicht mitgeteilt und manchmal kommt es zur Kündigung; die Partnerin oder der Partner erfahren erst dann von den Schwierigkeiten im Betrieb. Ist eine Kündigung bereits ausgesprochen, kann dies enorme Konsequenzen und Einbußen geben bei den Sozialversicherungen. So wird zum Beispiel das BVG-Guthaben (berufliche Vorsorge) auf ein Freizügigkeitskonto bezahlt und eine Rentenzahlung entfällt. Wären der Mitarbeiter oder die Mitarbeiterin noch im Betrieb angestellt und es käme zu einer Krankschreibung sowie einer IV-Anmeldung, würde von der Pensionskasse eine Rente bezahlt. Nach einer Kündigung muss der Arbeitnehmer jedoch zur Regionalen Arbeitsvermittlung (RAV) und eine neue Stelle suchen, was letztlich wieder zum Scheitern verurteilt ist.

Eine Diagnose bedeutet Klarheit und es ist durchaus möglich, dass die von einer FTD betroffene Person weiterhin im Betrieb bleiben kann. Vielleicht wird ihr ein anderes Arbeitsgebiet angeboten oder sie bekommt internen Support.

Wichtig ist, dass es eine Zusammenarbeit zwischen Betrieb, wenn möglich der betroffenen Person und den

Angehörigen gibt. Und wenn die Angehörigen und der Betroffene oder die Betroffene dies befürworten, ist es sinnvoll die Mitarbeitenden über die Krankheit zu informieren.

Es gibt in der Schweiz verschiedene Anlaufstellen für Arbeitgeberinnen und Arbeitgeber, Mitarbeiterinnen und Mitarbeiter sowie für Angehörige. Es lohnt sich, in schwierigen Situationen möglichst frühzeitig Fachpersonen von außen beizuziehen, gerade auch für die Arbeitgeberin/den Arbeitgeber. Nachstehend drei ausgewiesene Anlaufstellen:

Mitarbeiter Beratung

Mitarbeiter Beratung ist eine Dienstleistung
der Krisenintervention Schweiz
Neumarkt 4, 8400 Winterthur
+41 52 208 03 20
info@kriseninterventionschweiz.ch
www.mitarbeiter-beratung.ch

Pro Mente Sana

+41 44 456 55 00
kontakt@promentesana.ch
https://promentesana.ch

Movis

Anbieter von externer Mitarbeitenden-
und Fachberatung (auch für Firmen)
+41 848 270 270
info@movis.ch
www.movis.ch/kontakt-standorte.ch

»Nach 45 Jahren bei uns sind wir ihm das schuldig«

Der Mitarbeiter Franz S. arbeitet seit vielen Jahren in der Abteilung Frischsalate der Migros. Im April 2022 wurde bei ihm eine Frontotemporale Demenz diagnostiziert. Die Familie hat daraufhin das Gespräch mit dem Vorgesetzten gesucht, weil es in der Zwischenzeit zu Abmahnungen wegen des Verhaltens von Franz S. gekommen war. Sein Arbeitgeber hat sich nach dem Gespräch mit der Familie entschieden, den mittlerweile 63-Jährigen im Team zu behalten. Die Fragen, wie es dazu gekommen ist, beantwortet Afshin Teymouri, Produktionsleiter in der M-Industrie.

Sie beschäftigen einen Mitarbeiter, der die Diagnose Frontotemporale Demenz bekommen hat. Welche Aufgaben erfüllt er seither und wie begleiten Sie ihn dabei?

Nach langem Überlegen, was Franz S. überhaupt machen kann, haben wir ihn im Wareneingang eingesetzt. Dort muss er die angelieferten Rohstoffe auf Vollständigkeit und Qualität überprüfen und diese im System einbuchen. Anhand der Lieferscheine kann er die einzelnen Positionen durchgehen und bearbeiten. Zusätzliche Aufgaben, die anfallen und die er erfüllen muss, werden ihm schriftlich mitgeteilt. Nach Erledigung des Wareneingangs hat er gewisse »Standardaufgaben« wie Rohstoffe auspacken und vorbereiten zu erledigen sowie diverse Reinigungstätigkeiten

Hat sich Franz S. verändert und woran haben Sie das bemerkt?

Ich kenne ihn jetzt seit zehn Jahren, und sein Charakter war schon immer ein bisschen »rüpelhaft«, vor allem gegenüber Mitarbeitern, die nicht so funktioniert haben wie erwartet. Ich muss ehrlich gestehen, dass uns nichts an Vergesslichkeit oder ähnlichem aufgefallen ist. Erst als uns seine Frau kontaktiert und die Situation geschildert hat, gab das Gesamtbild einen neuen Sinn.

Wissen die Arbeitskolleginnen und -kollegen über die Diagnose Bescheid und wie wurden sie darüber informiert?

Ja, alle wissen Bescheid. Sie wurden im Rahmen einer wöchentlichen Teamsitzung über seinen Zustand informiert und um Rücksichtnahme gebeten. Er war damit einverstanden und mir schien es sehr wichtig, dass es alle wissen und nicht ständig eine Beschwerde über ihn einreichen.

Wie gut ist Franz S. integriert und wie gut kann das Umfeld die besondere Situation akzeptieren?

Die ihm zugeteilten Aufgaben erledigt er zu unserer Zufriedenheit. Er hat seither auch neue Tätigkeiten, die in bestehende Prozesse integriert werden mussten, angenommen, erlernt und setzt diese auch um. Die Teamarbeit ist ein anderes Thema, er macht sein »Ding«, also seine Aufgaben, doch er hört nicht immer darauf, was die Teammitglieder ihm auftragen. Die Teammitglieder »vergessen« in diesen Momenten scheinbar seine Situation und beschweren sich. Wenn ich ihm als Vorgesetzter etwas auftrage, dann erledigt er dies.

Was hat Sie motiviert, Franz S. weiterhin zu beschäftigen und wie verlief der Entscheidungsprozess?

Ich habe versucht, mich in seine Situation zu versetzen. Ich hoffe, dass ich nie an dem Punkt bin wie er jetzt und wenn doch, hoffe ich, dass mein Vorgesetzter die gleiche Geduld und die Empathie aufbringt, mich zu unterstützen wie mein Team und ich es jetzt tun. Zudem bin ich der Meinung, dass wir das als Unternehmen einem Mitarbeiter, der seit 45 Jahren bei uns tätig ist, auch auf eine gewisse Art schuldig sind, und solange keiner verletzt wird oder in Gefahr ist …

Stehen Sie regelmäßig mit den Angehörigen von Franz S. in Kontakt und tauschen Sie sich über Veränderungen in seinem Verhalten aus?

Nein. Meiner Meinung nach ist zumindest bei der Arbeit keine deutliche Verschlechterung zu erkennen.

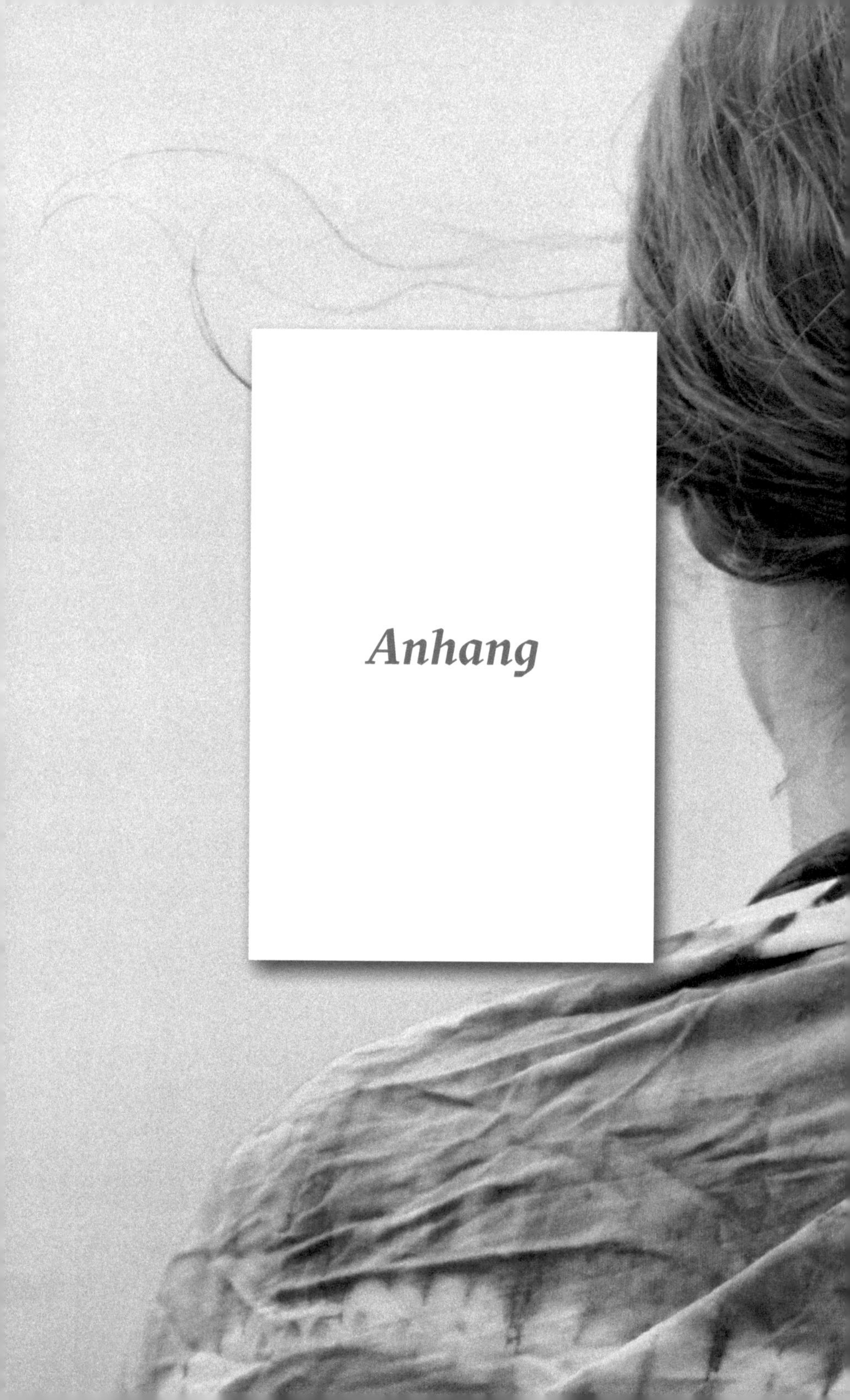

Anhang

Hilfreiche Unterstützung erhalten Sie bei den folgenden Stellen:

Alzheimer Schweiz: www.alzheimer-schweiz.ch

Careum Hochschule Gesundheit und die von ihnen eingerichtete Website für Young Carers: www.feel-ok.ch/young-carers vermittelt Unterstützung in vielen Kantonen; in Basel engagiert sich zudem das Schweizerische Rote Kreuz besonders für die jungen Angehörigen: www.youngcarers.ch

Pro Infirmis: www.proinfirmis.ch

Pro Senectute Schweiz: www.prosenectute.ch

Procap: www.procap.ch – insbesondere für juristische Fragen

Wer mit Margrit Dobler Kontakt aufnehmen möchte, kann dies über folgende E-Mail-Adressen tun: *ftd.margrit.dobler@hotmail.com | margrit.dobler@gmx.ch*

Dank

Die Autorin und der Verlag bedanken sich für die großzügige Unterstützung bei:

Aargauische Kantonalbank

Alzheimer Aargau
Alzheimer Bern
Alzheimer Graubünden
Alzheimer Luzern
Alzheimer Solothurn
Alzheimer St. Gallen/beider Appenzell

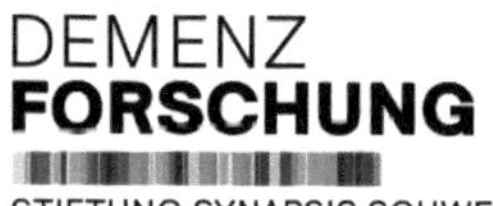

PAULIE UND FRIDOLIN DÜBLIN STIFTUNG
MIT DEMENZ ZUHAUSE

Ria & Arthur
Dietschweiler
Stiftung

sowie bei weiteren Personen und den zahlreichen Angehörigen, die das Buch in der einen oder anderen Form unterstützt haben.

Biografie der Autorin

Margrit Dobler, 1954, ist Sozialarbeiterin. Schon früh hat sie sich in der Begleitung von Angehörigen engagiert, die ihre von FTD betroffenen Familienmitglieder betreuen. Sie gründete die ersten Angehörigengruppen in der Schweiz – in Chur, Olten, Zürich und Basel; inzwischen gibt es sechs Gruppen.

Der Autorin ist es ein großes Anliegen, diese Form der Demenz bekannter zu machen, damit die Erkrankten auf mehr Verständnis und die Angehörigen auf mehr Unterstützung zählen können.

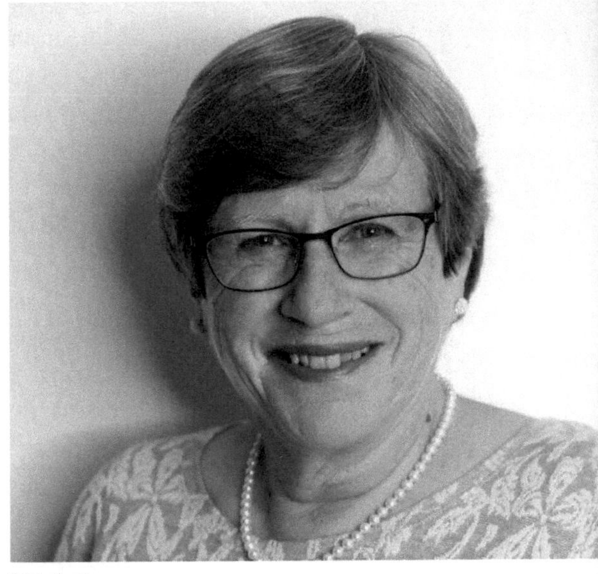

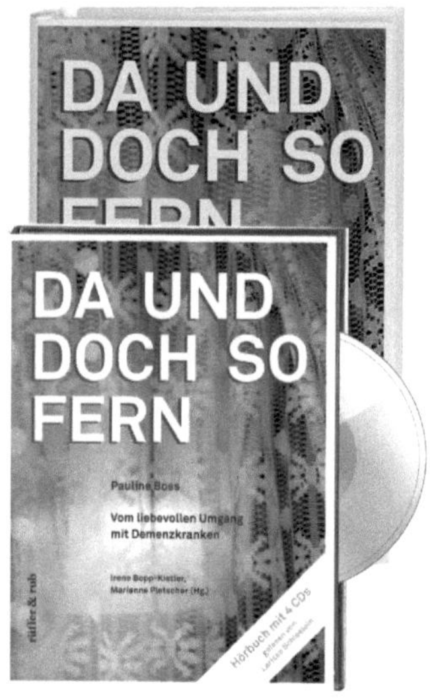

Pauline Boss

Irene Bopp-Kistler, Marianne Pletscher (Hg.)

Da und doch so fern
Vom liebevollen Umgang mit Demenzkranken

240 Seiten | Hardcover | 2014
ISBN 978-3-907625-74-3

Auch als Hörbuch, gelesen von Larissa Schleelein
4 CDs | 264 Min.
ISBN 978-3- 907625-92-7

Gespräch mit Irene Bopp-Kistler zum Buch »Da und doch so fern«

Eine Demenzerkrankung ist nicht nur für die Betroffenen selbst, sondern insbesondere für die Angehörigen eine starke Belastung. Oft übernehmen sie jahrelang die Betreuung einer geliebten Person, die physisch zwar präsent, psychisch aber abwesend ist. Gerade dieser »uneindeutige Verlust« (ambiguous loss), das »Da und doch so fern« ist schwer zu verkraften.

Mit Empathie und didaktischem Geschick geht die Familientherapeutin Pauline Boss auf die Anliegen der Angehörigen ein und hilft ihnen zu einzusehen, dass sie nicht alles unter Kontrolle haben müssen und auch negative Gefühle und Trauer zulassen dürfen.

Das Buch hilft Angehörigen von Demenzkranken dabei, Zuversicht und seelische Widerstandskraft zu gewinnen, die eigene Trauer und Widersprüchlichkeiten im Leben mit Demenzkranken zu akzeptieren; die Themen »Beziehung« und »Abschiednehmen« werden dabei besonders stark gewichtet.

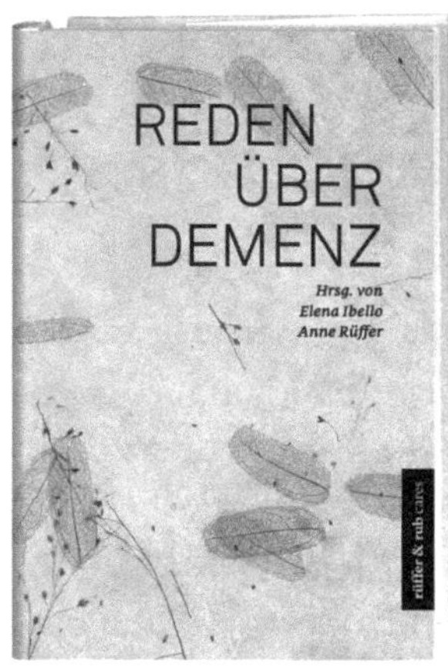

Elena Ibello,
Anne Rüffer (Hg.)

Reden über Demenz

168 Seiten | Broschur | 2017
ISBN 978-3-906304-29-8

In »Reden über Demenz« steht die Kommunikation mit Demenzkranken und ihren Angehörigen im Mittelpunkt. Fachleute wissen heute, was Menschen mit Demenz und ihre Angehörigen empfinden und welche Art der Anteilnahme eine wertvolle Unterstützung bedeutet. Für die bestmögliche Lebensqualität ist es essenziell, einfühlsam zuzuhören und zu reden. Man soll die Betroffenen nach ihren Ängsten und Wünschen fragen, ihre Worte jedoch nicht immer wörtlich nehmen. Damit die Betroffenen möglichst Halt im Leben haben, müssen auch die Angehörigen ohne Scham oder Schuldgefühle über die Krankheit sprechen können. Das Buch richtet sich an Angehörige von Demenzkranken, an Gerontolog:innen, Pflegefachleute sowie Ärztinnen und Ärzte. Das Thema wird von Fachleuten aus verschiedenen Perspektiven beleuchtet. Ein Porträt und eine Reportage sowie Stimmen von pflegenden Angehörigen zeigen den alltäglichen Umgang mit Demenzkranken.

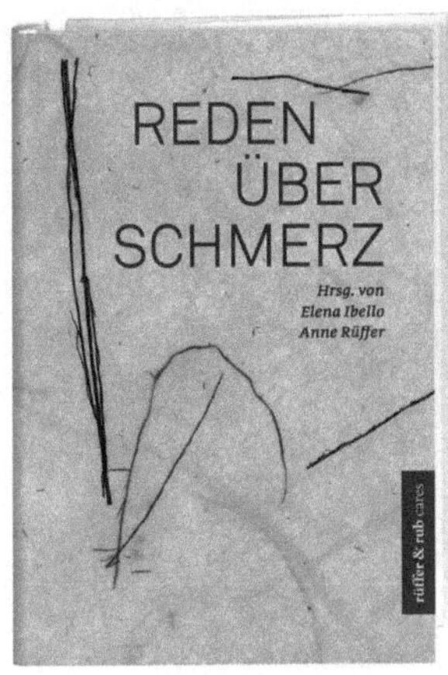

Elena Ibello,
Anne Rüffer (Hg.)

Reden über Schmerz

144 Seiten | Broschur | 2018
ISBN 978-3-906304-22-9

Kaum jemand, der nicht Angst vor Schmerzen hat. Doch was für den einen großen Schmerz bedeutet, ist für andere lediglich eine Bagatelle. Wie unterschiedlich Schmerz wahrgenommen wird, zeigt sich allein daran, dass man sich in Fachkreisen darüber einig ist, dass Schmerz subjektiv ist. Im vorliegenden Buch werden die vielen Facetten des Schmerzes – ob körperlicher, seelischer, psychischer oder spiritueller Natur – vor allem aus der Sicht der Palliative Care beleuchtet.

So vielfältig die Arten des Schmerzes sind, so unterschiedlich sind die Formen der Beiträge des Buches: Als Sachbeitrag, Interview, Porträt oder Reportage kommt das Thema Schmerz zur Sprache.

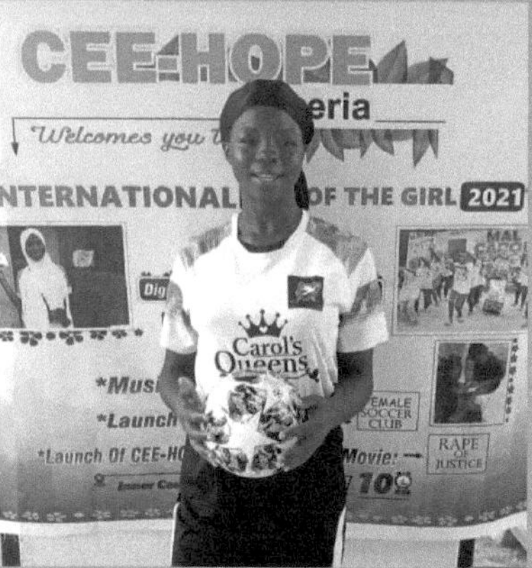
CEE-HOPE
eria
Welcomes you
INTERNATIONAL
OF THE GIRL 2021
Carol's Queens
FEMALE SOCCER CLUB
RAPE OF JUSTICE

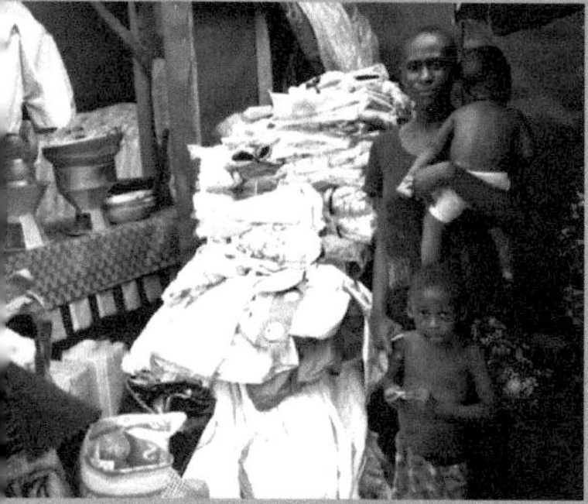

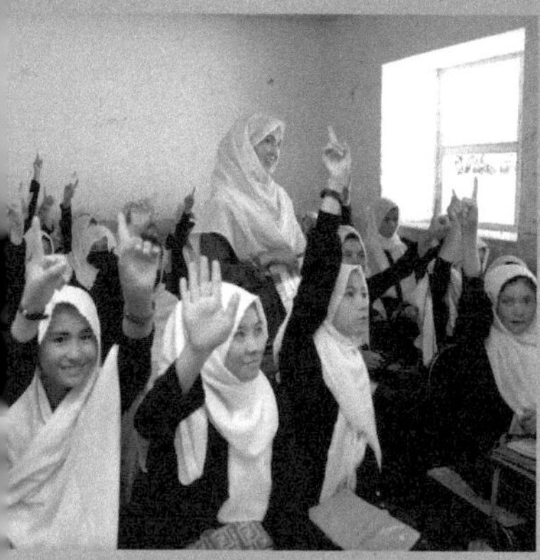

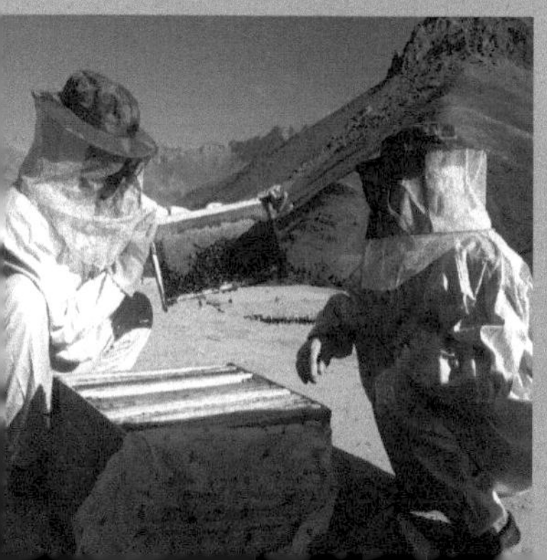